醫林纂要探源（下）

清・汪紱 輯
婺源縣衛生和計劃生育委員會 整理

上海大学出版社

醫林纂要探源卷五目錄

方劑

寒部

瓜蒂散　梔子豉湯

大黃黃連瀉心湯　附子瀉心湯

大陷胸湯　大陷胸丸

小陷胸湯　葛根黃連黃芩湯

桂枝加大黃湯　葛根湯

黃芩湯　升麻葛根湯

黃連湯再見　白虎湯

大承氣湯　小承氣湯

調胃承氣湯　豬苓湯

真武湯　附子湯
四逆散　桃花湯
赤石脂禹餘糧湯　麻黃附子細辛湯
當歸四逆湯　烏梅丸
白頭翁湯　炙甘艸湯
神术散　白术湯
九味羌活湯　再造散
大羌活湯　益元湯
四神丸　感應丸

凡六十八方　内再見二

風部

甘草附子湯　越婢湯

防已黃芪湯　獨活湯

天麻丸　順風匀氣散

四君子加竹瀝湯　四物加竹瀝湯

胃風湯東垣　胃風湯易老

清空膏　通用痛風丸

蠲痺湯　史國公藥酒方

三生飲　稀涎散

星香散　大續命湯

凡三十六方

醫林纂要探源卷五

婺源汪　紱雙池輯

後學　單芳宗香輪梓行
董鴻起靜菴
程鸞池愚亭仝校

方劑

寒部

寒淫於內。治以甘熱。佐以苦辛。以鹹瀉之。以辛潤之。以苦堅之。按治以甘熱者。以土勝水。以熱勝寒。此治邪也。又用鹹瀉辛潤苦堅。此則仍然治腎之法。以寒水同氣。乘於腎也。邪乘腎則有餘。故先言鹹瀉。而非補正無以去邪。故卒言辛潤苦堅。此可知治法矣。然經為寒淫於內言也。而人身陽也。邪來自外。陽必忿爭。故凡六淫之侵。必皆作熱。作熱者。吾身之陽激於鬱耳。而能鬱陽者莫寒為甚。欲使無鬱。則以辛潤爲先。及夫展轉忿爭。釀亂益甚。則外來之寒。亦作爲熱。且其入裏者。或不必外邪。而即吾忿憤之陽。即皆無制之卒。至此則非寒淫。反成熱淫矣。是又宜鹹潤苦降。不得復執治以甘熱之言也。若乃內不勝外。展轉益深。則又寒熱交爭。又宜補正以安集之。非可以强力勝矣。至或本元虛弱。正不勝淫。則淫極於內。復爲清寒。所謂治以甘熱。佐以苦辛者。其在是也。亦有本體熱多。而熱邪因以入內者。此又宜於斂補其陰。治法固非一例。治寒之法。仲景一書爲詳。其方未能徧述。茲大約雜錄之。法可類推。

桂枝湯 仲景

治太陽中風。陽浮而陰弱。發熱頭痛自汗惡風惡寒。鼻鳴乾嘔。及陽明病。脈遲汗出多者。微惡寒。表未解也。可發汗。按內經曰。傷寒一日。巨陽受之。太陽經脈循腰脊行頭項。故頭項痛腰脊强。凡傷寒。有頭痛皆邪在太陽也。仲景著書。本論傷寒。而此言中風者。以傷在衛分爲陽。則以風言耳。冬月之風。要必挾寒。是風即寒也。且傷寒中風。往往互言。惡風惡寒。亦往往兼舉。人而惡寒。則無風且畏。況有風乎。乃區區置辨於傷寒傷風之異。而謂傷寒惡寒。傷風惡風。其皆謬見也。陽浮陰弱。謂診脈輕按見浮。而沈指則見弱。是衛分有邪。而榮分不能勝。況榮出而爭於衛分。則榮分益虛。邪正方爭。故熱大作而腠理大開。腠理開則榮分之液自出矣。太陽經浮而在表。而衛分更在皮毛。皮毛又肺之合也。鼻爲肺竅。邪干於肺。故鼻鳴乾嘔。陽明經本多汗。尚微惡寒。則太陽未解。已多汗矣。而又曰可發汗者。逐寒邪使從汗出也。

桂枝 三兩。當今一兩。色赤入榮分。辛散能助陽氣而除陰鬱。桂枝則能布散於肌表。故以此助榮氣而攻衛分之邪。此爲君藥。

生薑 三兩。桂枝入榮分。挾以生薑。則偕之以出衛分。而寒邪可克。

芍藥 三兩。酸斂以監制桂薑之辛散。使之怒而不暴。是爲節制之師。且以斂過多之汗。以安集流散之

民　甘艸二兩炙○當今六錢七分許　大棗○十二枚

也。○甘以補正。且緩桂薑之急。○甘補脾胃。脾胃者榮衛所由滋。邊境既有不寧。則內宜自強。治內乃可以攘外。故甘棗所以治內。又甘熱亦正所以治寒。

熱服須臾啜稀熱粥。以助藥力。此更見補正之意矣。溫服覆取微汗。使寒從而出。不可令如水淋漓。過多則重虛其榮。汗出病瘥。停後服。服一劑盡。病症猶在者。更作服。

寒之中人。自足太陽。足太陽寒水同氣相乘也。寒陰邪在下。故中足經。太陽經最浮在表。寒自外入。則先中之。太陽經行於脊背頭項。故病則頭痛項痛而腰脊強。寒外侵故惡風寒。不必分傷風惡風傷寒惡寒。陽與爭故發熱。吾身之氣血皆陽也。寒棲衛分。侵猶淺也。經脈所行曰榮。氣行於經隧之外。而爲外衛者曰衛。邪在衛分則未入榮分。故曰淺也。不必如寒傷榮風傷衛之說。冬月之風卽寒。戰於衛分。則腠理不能固。而熱作。則津液流。此所以自汗也。外爭則脈浮。津液流則榮虛而內弱。外寇擾邊。守臣力弱。戰未能勝。居民流離。此時命將出師。必得强有力者以救之。後人只用羌活防風。恐未足以當克敵之選也。將以桂枝副以生薑。後人用生薑只用二三小片。謂之藥引。又安望其克敵。節制之以芍藥芍藥非君。曰桂薑二。芍藥一。非能監之。亦參之使輯和而不暴耳。甘棗以和中。以强國本。非徒以行津液之說。文武兼備。內外交飭。而外寇不足平矣。按此方又言陽明病。汗出多。微惡寒者。表未解也。可發汗。是此方固發汗者。然又曰無汗者不得用桂枝。汗多者桂枝湯。是此方又止汗者。夫桂薑之辛散。豈用以止汗者。汗多而用桂枝。亦以邪在衛分。而營與之爭。故助營分之陽。以去衛分之邪。邪去則營衛平而汗自止。非桂枝能止汗也。若無汗不得用桂枝云者。則以邪入已深。則衛分反爲邪據。而營汗不能出。若不大開其腠理。則邪無從出。而徒以辛熱加之暴。使正氣亦爲陽邪。非治也。況此湯中有芍藥。則尤恐閉門而逐盜。故不可用此方。然而麻黃湯中。又何嘗不資桂枝之入榮分。以任祛寒之責乎。○本方加附子。名桂枝加附子湯。治太陽病發汗遂漏不止。惡風。小便難。四肢微急者。此爲陽欲散於上。而用附子以復其陽於下。本方加芍藥生薑各一兩。人參三兩。名桂枝新加湯。治傷寒。汗後身痛脈來沈遲者。此用芍藥爲君以歛陰。加人參大補其中。爲脈來沈遲身痛而設。仍以薑桂去未出之邪也。本方加大黃。名桂枝加大黃湯。治表症誤下大實痛者。此表裏兼治也。本方加厚朴杏仁。治太陽病。下之微喘。表未解者。此因氣逆而降其氣也。本方去芍藥生薑。名桂枝甘草湯。治發汗過多。叉手捫心。心下悸。欲得按者。此因津液已耗。

而意重和中。本方去芍藥加附子，治傷寒八九日，風濕相搏，身體煩痛，不能轉側，不嘔不渴，脈浮虛而濇者。此因濕則不欲斂，而以附子之辛行其濕也。本方減甘艸一半，加芍藥一倍，名桂枝加芍藥湯，治太陽誤下太陰分而腹痛者。此因太陰受病，不欲其緩，而以芍藥和其陰也。本方去桂枝加白朮茯苓，治服桂枝湯或下之而頭仍痛，發熱無汗，心滿微痛，小便不利者。此因熱邪已傷內，故不用桂枝而重和其中，且導其小水也。本方去芍藥生薑，加茯苓，用甘瀾水煎，名茯苓桂枝甘艸大棗湯，治汗後臍下悸，欲作奔豚者。汗為心液，汗過心虛，腎水陵之，故加茯苓以寧心而滲腎邪，仍以桂枝益心血也。此皆仲景加減法，可以悟用藥之道。後世陶節菴乃盡易仲景原方，治法雜亂而不可訓矣。

又按桂枝麻黃二方，皆補肝藥也。辛以補之，甘以緩之，酸以瀉之。肝主發生之氣，行命門之陽，陽為寒淫所遏而不得舒，生意不遂矣，故必用辛以暢遂之。邪方

在太陽陰加陽上於象爲夬陽必決陰佐以甘緩酸斂則所謂健而悅決而和也澤決下下剛長乃終矣此如汗既透而邪退氣血和也

麻黃湯 仲景

治傷寒太陽症邪氣在表發熱頭痛身痛腰痛骨節痛項背強惡寒惡風無汗而喘脈浮而緊亦治太陽陽明合病喘而胸滿按緊者陽爲寒氣所束而不得舒之脈脈浮而緊邪尚在表邪已束於經脈而脈緊則榮分之津液不得外行故無汗也陽不得舒作熱愈甚內迫於肺故喘陽明胃輸氣於肺陽明熱作則肺受迫故胸滿而喘此不獨寒淫爲邪即吾身之陽亦亂作而爲熱邪矣

麻黃去節三兩○當今一兩○辛溫升散輕虛上行開徹腠理以通暢陽氣本補肝而瀉肺之主藥肺合

皮毛太陽經行於表。亦在皮毛腠理之間。故欲祛太陽外束之寒。則以此爲君藥。

麻黃今六錢七分○麻黃能開腠理行津液。而助榮分之陽。以作其津液者。則仍藉桂枝之用。作其榮分。汗而發之。使寒外出。亦猶鼓舞其士民。以攻敵而逐之於塞外也。

桂枝二兩○當

杏仁七十枚去皮尖○辛苦甘潤。以保肺降逆氣。補之潤之而去其喘也。

甘艸一兩○當今三錢三分零○此以和中而固內治。

先煮麻黃數沸。去沫。此用生麻黃。不當以醋制。麻黃味薄其汁難出。故宜先煮數沸。去其沫者恐濁沫足以滯其升散也。**納諸藥煎熱服。覆取微汗。中病即止。不必盡劑。**愼之恐過汗也。**無汗再服。**

脈浮而緊。則寒傷榮分。寇已深矣。腠理之間。皆寒所據。寒氣閉塞。則汗不得出。榮分已傷。則不能汗而使之出。

此所以無汗也。熱鬱於內。外不得泄。則反成內亂。熱爍肺金。壯火食氣。此所以喘也。然寇由外作。靖寇爲先。凡太陽病未除。而兼有裏症者。亦必先治太陽。故麻黃以解其圍。以通其塞。而窮逐之於外。所謂元戎十乘。以先啓行。而桂枝繼之。以壯吾兵力。以固其守。以爲後勁。固守謂固其榮分。此克敵之師也。此亦用桂枝。可見桂枝本作汗者。非止汗者。杏仁以潤肺降逆氣。甘草以和中。杏仁去皮尖。全非滋其發散。此則所以安靖吾民。而加之厚德。此安內之道也。人見太陽傷寒。則肺亦兼病。遂疑傷寒傳足不傳手之非通論。抑思傷寒所傳六經。本於內經。而六經皆有見症。此亦何足復疑。而一方用兵。近其地者必擾。且朝廷亦爲之焦勞。而安得不俱受病。然經自經。腑臟自腑臟。

須分别言之。如頭痛項强畏風寒、發熱此自是經病。不得謂爲膀胱病。肺逆而喘。自是肺兼受病。又不得謂爲手太陰經病。○本方除桂枝加石膏。名麻黄杏仁甘艸石膏湯。治汗下後。不可更行桂枝湯。汗出而喘。無大熱者。按已汗已下。無大熱而喘且汗出。此非復外閉之寒邪。而内熱之作。倘留於肺者。肺受熱。則腠理不能閉。故汗出。麻黄之辛以瀉肺邪。杏仁甘苦以泄肺逆。甘艸以和胃氣。石膏以清肺熱。此耑以治肺也。桂枝之辛熱不可用矣。麻黄本肺藥。可以治哮喘。哮喘症用麻黄。能去寒熱而不發汗。**其有不當汗者人自當臨症辨之。**如陰虚者不可汗。尺脉遲者不可汗。咽燥喉乾者不可汗。咳而小便利或失小便者不可汗。下利者不可汗。淋家不可汗。衄家亡血家不可汗是也。

桂麻各半湯 仲景

治太陽症。如瘧狀。熱多寒少。按言太陽症。則頭痛項强腰背皆痛之症具在也。又言如瘧狀。則又寒熱往來也。寒熱往來。似少陽症而非少陽者。無胸脅痛耳聾之變見也。非少陽而如瘧狀者。邪正爭於榮衛間。而衛傷榮弱。邪入而爭於榮。則衛分空虛而寒。榮猶能爭。正出而爭於衛。則衛分外實而熱。惟其熱多寒少。故病猶在太陽。若寒以漸多。則踰入而合少陽矣。

桂枝二兩半　麻黃一兩半　芍藥一兩半　生薑一兩半　甘艸一兩半　杏仁去皮尖三十五粒　大棗六枚

榮已弱有時而寒。故重桂枝。衛方實邪在衛分而外閉。故謂之實。榮且作熱。故仍麻黃。此用桂枝麻黃各半也。若太陽病已大汗形如瘧而日再發者。則用桂枝二分麻黃一分治之。名桂枝二麻黃一湯。以汗雖已發。而衛未和。又不可以重大汗故也。竊謂此方可以通治暑瘧。

大青龍湯 仲景

治太陽中風。脈浮緊。身疼痛。發熱惡寒。不汗而煩燥。又治傷寒。脈浮緩。身不痛但重。乍有輕時。無少陰症者。按此脈浮緊不汗。即麻黃湯之症。所加者煩燥耳。煩燥者。其熱內甚。胃氣併熱。上迫心肺。心熱火妄。故煩。肺燥而水不生。故躁。又言脈浮緩者。浮在太陽。緩則見陽明之兆。陽明即土。主肉。故或外不痛而內重。然未入陽明也。其經腑未病。故暫重而有輕時。要其乍輕則身必仍痛矣。其言中風傷寒。則互言之。但中猝而傷以漸。冬月之風皆寒。其互言之。則以見其同治也。又言無少陰症者。煩燥有太陽煩燥。此是也。有入裏而煩燥者。即陽明也。有汗下後陽虛病未除而煩燥。此虛熱也。有少陰煩燥。則必吐利厥逆。見少陰脈症也。有少陰症而煩燥。則不可服此湯。故言無少陰症而後可服此湯。成無已注釋。全失仲景之意。喻嘉言所見略是而未詳。又按桂麻各半湯。乃太陽症之將併少陽而未入者。此方所治。乃太陽症之將併陽明而未入者。

麻黃六兩〇當今二兩〇太陽無汗症具。仍以麻黃爲君。**桂枝**二兩〇當今六錢七分。

甘艸炙二兩〇同上**杏仁**四十粒去皮尖〇此減於麻黃湯。以不喘而燥。肺弁有火也。

生薑二兩〇此減於桂枝湯。以桂枝已從減。故亦減之。慮其過熱也。**大棗**十二枚〇此不得減。與甘艸同。以治內爲本也。**石膏**雞子大塊〇此須椎碎入煎。石膏淡而微甘微辛。色白氣輕。上浮入肺。以瀉肺中之邪熱。以生水。質重下沈。入胃。以和胃氣之鬱。且清肌熱。肺胃之熱散。則膻中清肅。而煩燥可除。且以斷其入陽明之路。此仍是麻黃湯。而用麻黃更重。正以寒邪之勢深入尤盛。正氣不勝。而反內訌。故重麻黃以逐寒邪。而即麻黃湯中加甘棗以安內。治然後加石膏以靖內訌之熱而除煩燥。治法甚明。而或謂爲合用麻黃桂枝二湯。以風寒兩解。且置煩燥二字於不言。失之遠矣。

先煮麻黃去沫。納

諸藥煎。得汗則止

脈浮而緊。邊圍方急。或浮而緩。身重。敵騎內略。內地且不安。訌亂愈熱。陰燥陽煩。血熱水枯陰燥。氣熱火妄陽煩。榮衛俱熱。迫而內向。煩燥皆作。邪盛亂大。故重麻黃以攘外。加甘棗以安內。仲景方分兩加減皆有深義。後人多不知省察。然後靖其內訌之陽。卽內熱煩燥。方曰青龍。奮然除暴安民。時雨之潤也。抑青龍肝木也。大補其肝木。使之暢茂條達。而外至之寒邪。不得以閼鬱其生機。麻黃桂枝生薑石膏杏仁皆味辛而能潤腎補肝也。其劑較麻黃桂枝二湯爲愈重。邪勢更盛。故其劑亦愈重。故曰大青龍也。喻氏謂石膏一物。入甘溫隊中則爲青龍。從清涼同氣則爲白虎。此不識仲景之意者。

小青龍湯 仲景

治傷寒表不解。心下有水氣。乾嘔發熱而咳。或噎或喘。或渴或利。或小便不利。少腹滿。短氣不得臥。按表不解者。太陽症具也。表不解而心下有水氣者。寒邪之內軼。汗既不得出。則內遏而停聚於中。寒復遏之水寒相搏也。水氣即不得出之汗液。其曰心下。概言之耳。水潰胃脘。即乾嘔。水上射肺則咳喘。水積不行則反作渴。水潰於腸則下利。水蓄膀胱則小便不利。水積下焦則少腹滿。水溢上焦則短氣不得臥。此流民無定居。而隨在爲害者。大青龍症爲火之內訌。衛之遏而爲邪。此症爲水之內訌。榮之遏而爲邪也。此太陽症之將作結胸而未甚者。

麻黃三兩 ○ 太陽不汗之症具。則仍用之。

桂枝三兩 ○ 榮分已弱。且不得出。故仍重之。

芍藥酒炒三兩○卽榮分之氣而斂萃之。使不過散。細辛一兩○辛以去寒行水。潤腎補肝通徹上下。無所不到。乾薑三兩○不用生薑而用乾薑。不欲過散。且以克內軼之寒。而行內聚之水也。甘草炙三兩○賴以和中。此非可減。半夏半升○滑通關隙。以去積水。五味子半升○芍藥以斂其氣於榮分之中。五味子以斂其氣於清虛之府。誠恐水從氣散。故辛以行之。使無妄聚。又酸以集之。使無妄行。調劑之道也。

渴去半夏加天花粉慮半夏之過於行水。故易用天花粉之甘苦。以去熱生津。喘去麻黃加杏仁慮肺氣之虛。故去麻黃加杏仁以順氣。形腫去麻黃噎去麻黃加附子附子以去寒。溫經。小便祕去麻黃加茯苓以便閉忌發汗也。○按此加減法。似非仲景本文。且亂本方之意。

太陽有汗。榮氣之外溢也。太陽無汁而煩燥。衛氣之內軼也。無汗而心下有水。榮液之內軼也。氣陽也。不得外達而內逆。則內熱盛而煩燥。液陰也。不得外泄而內壅。則熱不盛而爲積水。此因其人之陰陽有偏。抑飲食失宜。而變症所以不同也。外邪未解。則麻黃桂枝之用。必不容已。而寒水已搏於內。則內消其水之治。尤不容緩。失時不治。爲痞爲結胸爲鼓脹。其變害無窮矣。辛以行之。細辛乾薑半夏以流盪之。使不至蓄聚。湊於所虛而爲害也。酸以集之。芍藥之酸。以靖榮血之妄散。五味子之酸而斂肺氣。使氣不妄散。則血脈亦各循其經。而水氣順道矣。此猶人民離散。而急爲勞來還定安集之也。甘以厚之。甘艸以和中。外內交飭。而不敢大肆兵威。要以安內爲重。主於行水。所謂小青龍也。

在外未解之邪。乃令以汗而散。在內之水。則行之安之而已。又辛味皆以補肝。而水即木中津液也。

茯苓甘草湯 仲景

治傷寒水氣乘心。厥而心下悸者。先治其水。卻治其厥。不爾。水漬入胃。必作利也。亦治傷寒汗出不渴者。亦治膀胱腑欬。欬而遺溺。按太陽傷寒。多有水氣為病。以太陽膀胱經。固津液所行。而太陽作熱。則每多引飲。其汗不得外行。則反而浸漬於內矣。小青龍湯以統治水氣之溢內者。此方則以治水氣乘心。厥而心悸者。悸症不一。有過汗而悸者。心液竭而虛也。有吐下而悸者。逆亂而神不定也。有氣虛而悸者。神不足也。此水氣而悸者。心受水漬。形蕩漾而神亦以不安也。其有厥者。則又因偎過於表。而陽氣虛則厥寒水反以相搏。得入於裏而乘心也。厥則邪之深者。乃先治水而後治厥。以水氣不急治。則傳變害大也。其傷寒汗出而不渴者。亦用此湯。既已汗之矣。而小便不利。熱未盡除。但不渴則熱未入裏。惟是水氣未盡。

而入裏。而渟蓄於
腑。故以此湯行之。

生薑三兩○辛以勝寒行水。發越陽氣。使水仍從汗出。　**桂枝**二兩○專行榮分太陽之水。

茯苓二兩○桂枝治外。茯苓治內。此以滲其內乘於心之水。　**甘艸**一兩○厚其土。使不至受濕也。濕家忌甘。而此行水之劑。乃每用甘艸何也。曰濕家忌甘。爲脾土已濕者言。則不欲緩之。以益其濕也。然脾土惟厚。乃不畏濕。則凡恐水濕之漬於脾土。又不可不用甘。以先厚其土也。

此仍是桂枝湯。但水氣已入內。則不用芍藥之酸收。而重生薑以宣氣行水耳。用茯苓以滲內水。用桂枝以達榮汗。外內交飭也。所異於桂枝湯者。以茯苓易芍藥。故湯以茯苓甘艸名。本方去生薑。君白朮。名茯苓桂枝白朮甘艸湯。治傷寒吐下後。心下逆滿氣上衝胸。起則頭眩。脈沈緊。發汗則動經。身爲振搖者。此亦寒飲上逼胸膈。而不可再汗。故去生薑用白朮。爲之和中去濕也。

乾薑甘艸湯 仲景

治太陽傷寒。脈浮自汗。小便數。心煩。微惡寒。脚攣急。用桂枝湯誤攻其表。得之便厥。咽中乾。煩燥吐逆。與此湯以復其陽。按此症其陽虛而不可汗者。用桂枝以作汗。是重虛其陽。故厥。太陽經津液所行。津液非陽。乃陽之陰也。然津液之行。實陽爲行之。故過汗則陽氣外泄而亡陽矣。

甘艸四兩○補土和中。爲滋生氣血之本。古人之重用甘艸如此。乾薑二兩○此以復其陽也。生薑則行表以發汗。乾薑則內守而溫中。今人第以爲薑而混用之。可乎。

陽氣不得外泄。則水氣內溢而寒從之病也。其陽本虛而過爲外泄。則津液從之外竭。而陽亦亡。尤病也。陽欲竭於外。則急爲復其中。甘艸君之。乾薑輔之。地中有雷。所以爲復。

芍藥甘艸湯 仲景

前症既復其陽。厥愈足溫。乃更作此湯以和其陰。其脚卽伸。按前此誤汗。以致津竭。則陽散而陰亦虧矣。故急以此斂其陰。

芍藥四兩○凡辛味皆補肝者。辛而氣味輕。及生用之者。則升而行肝氣於表。辛而氣味重沈。則守而補命門。以復陽氣於中。凡酸味則瀉肝者。故芍藥所以斂其過散之陽。斂陽卽和陰也。 甘艸炙四兩○復陽斂陰。要皆恃甘艸之和中以爲之主。

急爲先復其陽陽生之本也繼必爲和其陰陰陽之輔也不斂其陰則恐中不和而有燥痛之疾則何不加芍藥於前方之中曰陽氣未復陰不可得而和也舊加減法脉緩傷水加桂枝生薑脉洪傷金加黄芩大棗脉濇傷血加當歸脉弦傷氣加乾薑此用治雜症腹痛者非治傷寒云

桂枝二越婢一湯 仲景

治太陽病發熱惡寒熱多寒少脉微弱者此無陽也不可發汗用此湯按太陽症具而有寒乃熱多寒少此即桂枝各半之症榮之陽已不足矣乃脉且見微弱則是其外雖尚勉與邪爭而其中實已無陽如國内空虛民離財匱而猶欲强戰於外不復内顧則一發而民盡散國且亡矣顧邊境不可不飭而用武亦

不可過。要急以內治爲本。此方未嘗不發其汗。然汗而有節。不使津液過散。而陽隨以亡也。越婢湯見濕部。

桂枝二兩　芍藥二兩　生薑三兩　甘草三兩半　大棗十八枚

麻黃二兩　石膏三兩

表症不可不汗。而脈微弱則不可汗。故調劑其間。重甘棗以安養吾身之陽。陽卽吾身之正氣。氣血皆可謂陽。對寒邪之陰言也。甘棗補脾胃滋氣血。是所以安養吾身之陽。如所謂胃氣爲本。故治脈之微弱者如此。喻氏以無津液爲無陽亦未是。而生薑石膏佐之。生薑行氣血以禦外。石膏清肺胃以安內。仍用桂枝麻黃。以表散外淫之寒。但輕其分兩而芍藥節之。邪可去而液不過耗陽不散亡調劑之宜也。

十棗湯 仲景

治太陽中風。下利嘔逆。表解者乃可攻之。其人漐漐汗出。頭痛心下鞕痞。引脇下痛。乾嘔短氣。汗出不惡寒。表解而裏未和。邪熱內蓄有伏飲者。按汗出不惡寒。是表已解矣。而利且嘔逆。此裏未和也。表解而裏未和。則非復外淫之寒邪。而吾身憤張之氣血。未能自平。釀而內亂。而太陽經本津液所行。所謂熱邪內蓄有伏飲也。其汗出頭痛。皆太陽餘熱所爲。其脇痛鞕痞下利嘔逆。皆邪熱之挾伏飲而憤張未靖也。故可攻之。

芫花 炒黑○苦溫。功專行水。　甘遂 苦寒。攻水濕。能偏達經隧。　大戟 苦寒。攻水濕。能偏搜臟腑。　大棗 十枚先煮棗去滓內前藥末强人服一錢虛人五分病不除者再服得快下後糜粥自養按强人服一錢虛人五分二語乃後人所改非仲景原文仲景時數銖不數錢分然服此方則大約止可以五分一錢爲止不可過也又虛人五分下有或棗肉爲九一句亦必非仲景原文蓋以十棗煎湯調五分藥末則棗得爲君而三藥不至過峻若和棗爲丸則棗與三藥力均不能君三藥而有害矣

此外邪已去而吾身之氣血猶憤張未平悍將拔劍斫柱不可復輯韓彭葅醢非漢高之過邪熱挾水氣而伏也大攻其水而去之使從二便出而甘緩以行之三藥皆反甘草故易用大棗亦調劑之道水去而熱亦以平矣

五苓散

方已見三焦部。此以治太陽發汗後。大汗出。胃中乾。煩躁不得眠。脈浮。小便不利。微熱消渴者。按脈浮則表邪未退。而胃乾煩躁不得眠小便不利消渴。則太陽之邪熱。由經而入於腑也。熱邪既入膀胱。則宜因而下之。使從小便以出。餘已見三焦部中。

太陽邪在表則汗之已入腑則下之　循經而入腑。與傳經而入裏者不同。

傳經而入裏。與自上而誤下者又不同。

〇邪入陽明腑亦下之。承氣湯是也。

抵當湯　仲景

治太陽病。六七日表症仍在。脈微而沈。反不結胸。其人發狂者。以熱在下焦。少腹當鞕滿。小便自利者。必有畜血。令人善忘。所以然者。以太陽隨經。瘀熱在裏故也。按脈沈宜結胸。而不結胸者。其表症仍在。乃隨經而入腑。非由悞下重汗故也。隨經而入。則本身熱邪。而非外入寒邪。自經而下。不由胸膈胃腸而下也。膀胱在下焦。熱邪入膀胱。小便當不利。如五苓症是。今小便自利。則非水氣之畜。而血畜也。血蓄者。血爲熱所爍而成瘀也。如狂善忘。皆瘀血之症。心用血者血熱。則神亂而如狂。恍惚而善忘矣。此有經症而非可表。有腑症而非可下。則

抵當之。使之自散而已。

水蛭 三十個豬脂熬黑○苦鹹。能輭堅滲血。又居水中吮人血。膀胱稍水之腑。故入膀胱除瘀血。

蝱蟲 三十個去頭足翅○此牛蝱。大如蜜蜂。狀如蠅。好攢聚牛身吮其血者。今人以爲蚊蟲悞矣。此方既用水蛭。又用此者。水蛭潛而咋血。除在腑之瘀。蝱蟲飛而咋血。除逐經之瘀。其苦鹹則同也。

桃仁 二十個去皮尖研○甘苦辛。潤。苦辛行瘀血。甘潤生新血。

大黃 酒浸四兩○苦辛。善攻。蕩除積熱。以泄而下之。用酒浸者。使入血分。且能上升以蕩在經之邪熱。而消之於下也。

五苓散治水氣之畜於膀胱抵當湯治血瘀之畜於膀胱皆隨經入腑之熱邪也五苓散症脈浮則猶有寒邪在表雖汗出而陽氣未快氣熱挾水而下畜於腑故用桂兼以祛寒此症脈沈則其表症之未解者亦憤熱未解耳熱盛而逼榮血血瘀隨經隨經入腑故專治其熱消其瘀則表症亦自除此方實以大黃爲君桃仁爲佐而虻蛭爲之用也湯除其熱爲主所以使血不復瘀其已瘀者則蛭虻以消之耳

瓜蒂散 仲景

治傷寒如桂枝症頭不痛項不強寸脈微浮胸中鞕痞氣上衝喉不得息者胸有寒也當吐之按頭不痛項不強則所謂如桂枝症者其發熱畏寒自汗同耳脈浮則邪在表此脈微浮則不全在表不全在表故頭不痛項不強非經病也然究有浮象則邪又未入裏而當表裏上下之間故胸中痞鞕氣上衝喉故微

浮獨見於寸也。此症必由桂枝症而轉。陽氣方憤張於榮衛之間。而陰寒已間入於膻中之境。膻中者氣之所會。故衛氣踈而寒。遂得間入之。成痞之漸也。以其猶近上。故可越而吐之。此非傳經。亦非入腑。

甜瓜蒂 炒黃○ 苦主降泄。又能湧吐。此如以石擊水。石沈而水湧。且瓜蒂氣惡也。 **赤小豆** 甘酸微鹹。瓜豆性皆斂聚水液。與辛之行水不同。故膻中有所阻。則能斂聚而上越之。 **為末熟水或酸虀水調下。** 亦取其酸能斂聚水氣。且能補肺而不傷肺氣也。今人但知言苦以越之酸以湧之而已。抑思若酸。豈主涌越者乎。 **量人虛實服之吐時須令閉目。** 勿使上暈。 **緊束肚皮。** 勿令傷下焦。 **吐不止者。葱白湯解之。** 二藥皆斂。故以辛散之則安。 **良久不出者。含沙糖一塊。即吐。** 酸勝甘。以甘引之。則隨而上。 **諸亡血家者。老人產婦血虛脈微者。俱不可服。** 此不可吐者也。或謂非尺脈絶者。不可便服此。按此爲風痰雜症言之可耳。若傷寒。而尺脈絶。則又安得復服此也。

此衛氣疎而寒。遂閒入氣分。客於胸中也。中陽猶盛。邪入未深。因可涌之使從吐出。凡在表則汗之。在上則吐之。在腑則下之。仲景之法也。

梔子豉湯　仲景

傷寒。汗吐下後。虛煩不眠。劇者反覆顛倒。心下懊憹。及大下後。身熱不退。心下結痛。或痰在膈中。按此已經汗吐下後。則其虛煩結痛。皆非寒邪。而吾身餘熱之邪。身熱未退。則熱邪未全入裏。若全入則結胸矣。熱邪游散。未至於結。故虛煩。此亦非傳經。非入腑也。

梔子十四枚　○苦酸。能瀉心及三焦之火。斂心之散而治虛煩。又酸能斂聚水氣。以涌而上之。其氣亦令

(人吐。故有痰則可使之吐。)

淡豆豉(四合○當今一合有三○甘苦。能堅腎行三焦之水。而治相火之躁。)

服令微吐。(此二物。一赤一黑。能交心腎而濟水火。本非吐藥。實以平膻中餘熱之正治也。但邪熱近上。當令之微吐而出耳。急服之則吐矣。今以此爲吐劑則非也。)**病人舊微溏者不可服。**(大便微溏者。其內虛寒。非蘊熱也。)

此寒雖已去而氣之餘熱未平。遂游行而客於胸中也。未離於表。(身熱未退)**熱入未深。引腎水交於心。泄心火而下之餘熱自平。但火性炎上。故微吐而愈。**(胸中心肺所居之位。)**凡浮熱者腎陰不足也。腎精游行而上行。則煩躁平矣。**(本方加甘艸。治前症兼少氣者。本方加生薑。治前症兼嘔者。本方除淡豉加乾薑。治傷寒醫以丸藥大下之身熱不去微煩者本方去淡豉加厚朴枳實治傷寒下後心煩腹滿本方加大黃枳實治傷寒食復本方加枳實治傷寒勞復本方加薤白治傷寒下利如爛肉汁赤滯下伏氣腹痛要皆所以平餘熱也

大黃黃連瀉心湯 仲景

治傷寒心下痞按之濡關上脈浮按痞者心下鞕滿而不痛痛則爲結胸矣心下痞而按之輭是氣痞也結胸氣痞關脈當沈此關上脈浮只虛熱也又按仲景云病發於陽而反下之熱入因作結胸病發於陰而反下之因作痞然此所謂陰陽仲景未及說明而成氏則以發熱惡寒者爲病發於陽無熱惡寒者爲病發於陰顧寒之傷人未有不發熱者安得有無熱惡寒下之而成痞之症成氏之說不可通喻氏則謂風傷衛爲病起於陽寒傷榮爲病起於陰然安見中風之變必爲結胸而傷寒之變則止爲痞乎喻氏之說亦不可通周揚俊曰如成氏說無熱惡寒則中寒矣下之有不立斃者乎如喻氏說則仲景書中風傷

寒。每每互言。未嘗分屬。不知發於陰者洵是陰症。但是陽經傳入之邪。非中陰之謂。陽經傳入。原爲熱症。至於陰經。未有不熱深於內者。此所以去熱入二字。而成千載之疑也。愚按周氏之說。大畧得之。但陰字以陰經言。則未見熱邪已入陰經。又悞下而只成痞者。蓋熱邪入陰經。其症自尤重於痞也。然則如何。曰陽者吾身之生氣。榮衛皆陽也。陰者外淫之陰邪。冬月風寒。皆陰也。外邪在表。吾身之陽作而與爭。於是外惡風寒。而榮衛皆作熱。外邪已退。內熱未平。熱猶在表。未可下而下之。則熱邪因以入內。而客於心胸之際。是爲實熱。爲結胸。此病發於陽之謂。若吾身之陽。或有不充。榮衛之防。有所踈失。而外之寒淫。乘間入內。內陽猶盛。邪入不深。亦客於心胸之際。是爲虛熱爲痞。此病發於陰之謂。曰既由寒淫。何以爲虛熱。曰人身陽也。膻中心肺所處。氣之大會。又陽之陽。故雖寒淫。入此亦轉而爲熱。如冷水入熱鍋。冷水激沸。亦成熱水。如膻中之陽。不足以轉寒爲熱。則寒淫且直入三陰。不留胸膈。痞輕於結胸。陰卒未能勝陽。外卒未能勝內故也。

大黃二兩○苦微辛。主瀉脾胃之火。而胃氣升於膻中。病起於陰。入客胸中而成痞者。以胃氣格之不得下。故激而成火。因用大黃下之。

黃連一兩○苦瀉心火。諸瀉心湯皆以治痞。而皆用黃連。以黃連主瀉心火。故湯名瀉心。治痞而瀉心。心可瀉乎。且虛熱而何以遽用此苦寒。不益之寒邪耶。曰心非可瀉。瀉心者瀉火也。心為火之主。而膻中者。心之所居。胃氣之會。病雖起於陰。然悞下而客於膻中。胃氣之陽拒之。則不得下。心君之火拂鬱。併而成熱。以其併居。故只成痞。且心火固虛火也。苦以泄之。則上下通而邪亦散矣。瀉心湯本以黃連立名。謂黃連瀉脾而非瀉心。立言雖似而未當。然此湯實君以大黃。則以治胃氣之上鬱而逆。胃氣不逆。而後膻中之虛熱可平。

陰寒未盡除而誤下之。陰從所下而併居內地。下之者。本下其陽。然未盡之邪、已從而入矣。內地陽也。拒不與通外之遺邪。非能大害。以作而爭。然非族類。其心必異。內治之梗也。故爲痞。痞只是隔異不通。心下鞕滿謂梗也。梗則不靖。鬱鬱成熱。心君失治。久必釀亂。故不如勿拒。因逐而下之。苦以泄之。平其不靖之意而已。此瀉心之大概也。本方大黃用酒浸。更加黃芩名三黃瀉心湯。治心下痞熱。心氣不足。吐血衄血。蓋心下虛痞。只是誤下者。未遂其下耳。其作熱未甚。若至於吐血衄血。則阻於下者。更逆而上。作熱且爍肺矣。故加黃芩。

附子瀉心湯 仲景

治傷寒。心下痞。而復惡寒汗出者。按。心下痞。則陰邪已入於內。而外復惡寒。則陰寒未解於外。此而汗出。

則陽復外泄而內不繼矣。內外有邪。陽將不繼。此非細故。內邪外邪之固。內陽外陽之本。故瀉虛熱以三黃。而補元陽以附子。皆治內爲本也

大黃二兩　黃連一兩　黃芩四兩○苦瀉肺火。蓋汗出惡寒。是外寒未盡。亦肺受火爍。而皮毛不能斂固也。故加黃芩。　附子一枚炮去皮破則煮取汁○已汗下後。而復惡寒。是陽弱也。汗出是陽散於外。而內不繼。故附子以補元陽。陽氣足則陰寒退。且附子合黃連能平陰陽而交濟水火也。

陰邪內梗成熱。而獨泄其熱者。恃內盛耳。此大黃黃連之治也。外復惡寒汗出則陽虛。眞陽益虛。虛熱益盛。故三黃加附子。眞陽足而虛熱除。仲景曰。傷寒大下後。復發汗。心下痞。惡寒者。表未解也。當先解表。乃可攻痞。解表桂枝湯。攻裏大黃黃連瀉心。按此論則分二治。而此方則合一治。是宜審之。蓋表症多則分二治

而有先後。裏症多則可合一治而有重輕。又曰本以下之故。心下痞。與瀉心湯。痞不解。口渴而煩燥。小便不利者。五苓散主之。

此有停飲故也。

大陷胸湯 仲景

治傷寒下之早。表邪入裏。心下滿而鞕痛。或重汗而復下之。不大便五六日。舌上燥渴。日晡潮熱。從心至小腹鞕滿痛不可近。或無大熱。但頭微汗出。脈沈。爲水結胸。按心下滿而鞕痛。此陽邪已因下而內結矣。又重汗而復下之。則寒邪雖已散。而憤怒之陽氣未平。强抑而下之。所以熱結於中。而津液枯竭。三焦皆火。而水道不通矣。其日晡潮熱者。胃熱鬱甚。以賁門之氣不獲舒也。陽結爲實熱。故痛不可近。異於陰結之虛熱也。陽結必身熱。必汗。必脈沈而緊滑實大。若無大熱。但只頭微出汗而脈沈者。則是水飲不得外泄。爲水結胸。可用半夏茯苓之類行之。亦有熱已入裏。久不攻下而結胸者。有結而不熱者。可用小陷胸湯。若脈浮大及煩躁者。則皆不可下。

大黃二兩。以蕩三焦之熱。芒硝一升。當今三合有三。鹹苦辛。鹹則能輭其結。苦則能泄其熱。辛則能潤其涸。陰之華也。泄陽邪之已亢。回眞陰於欲絶。非徒取其寒以勝熱而已。甘遂一錢爲末。漢時不數錢。此必後人所改。或是二銖半。甘遂行水破堅。此取其破堅。非取其行水也。以爲使耳。或謂此爲君藥。大非。

先煮大黃。去滓。內芒硝。煮一二沸。內甘遂末服。

忿爭之餘。陽氣方悍。不以漸平其氣而抑而下之。倒戈內嚮矣。熱未平而遽下之熱邪內結矣。重耗其液。熱鬱血乾。重汗而復下之。下之熱鬱。重汗血乾。重陽憤張。未由宣暢。故結胸。榮衛憤爭之陽。旣抑而不能平。以結於心胸之間。而胃氣上升之陽。又遏於內結之陽。而不能上達。故自心下至少腹。皆鞕滿而痛不可近矣。旣**結於胸。非鹹無以輭之。**芒硝為君**非苦無以泄之。**大黃為臣**非辛無以潤之。**燥渴不大便。以液耗也。大黃朴硝皆辛而能潤。**非悍無以行之**甘遂**輯亢陽之悍。而承以晏陰。當可而施。則勿疑其過峻也。**脉浮大者不可下。浮大仍宜表。煩躁不可下。縱見結胸症。亦宜大青龍湯。傷寒論中有謬誤。而未必為仲景本文者。宜愼參之。勿輕用此。

大陷胸丸 仲景

治傷寒結胸。項強如柔痓狀。按此言結胸同。而項強如柔痓狀則稍不同。項強似表症未除。然不言頭痛。而言如柔痓狀。則非表寒在經。而胸膈實滿。熱中挾濕也。濕熱相挾。身重而強。汗以熱而外泄。則內不得行。此與津液枯竭者異。則治主去結濕。濕行而熱亦消矣。

大黃八兩○蕩脾胃之濕熱。 芒硝半升○輭堅泄熱行水。 葶藶炒半升○辛苦能決上焦之水。而達之下焦之下。 杏仁去皮尖半升○甘苦辛潤。降泄逆氣。且能消堅去結。

合研。取如彈丸一枚。別搗甘遂末一錢。白蜜二合煮服。甘遂引諸藥而遂達之經隧。無所不至。以濕熱相挾。胸結而項强。則濕在經隧間。非此莫達。白蜜甘潤以去熱。且甘以緩之。行而有補也。

大青龍症之煩躁。熱獨擅而將內逼者也。熱獨擅而內逼則結胸而便閉燥渴矣。大陷胸湯治之。芒硝爲君。以定晏陰而抑陽之已亢也。小青龍症之挾水。熱挾濕而將內逼者也。熱挾濕而內逼。則結胸而如柔痓狀矣。凡痓症以風濕相搏。此則以熱濕相搏。故似之。大陷胸丸治之。大黃爲君。分兩輕重不同。主治遂異。今人於此等處。全不理會。以清瀉熱而決三焦之瀆也。且使溝壑積水。皆注三焦。太陽經本津液所行。太陽之榮不得舒。則內多挾濕。

小陷胸湯 仲景

治傷寒。誤下。小結胸。正在心下。按之則痛。脈浮滑者。及熱痰塞胸。按正在心下。異於上下鞕滿。按之乃痛。未若大結胸之實。亦非如痞氣之虛。結胸脈沈緊實。或寸浮關沈。此脈浮滑。熱雖內結而未深也。或熱而挾痰。痰亦濕之聚。此必熱不大逆不甚者。故其結亦小。

黃連一兩。以泄結熱。半夏半升。以通陰陽。瓜蔞大者一枚。甘寒潤滑以清心肺之熱。以蕩上焦垢膩。胸中熱必傷肺。此實以瓜蔞爲君。

熱結未深。獨在上焦。未近陽明之分。此以陽明腑言。非以經言。則無庸芒硝大黃之下達。保肺去熱。潔其膻中。無使陰陽扞格而已。此方亦以除痰。然痰只結胸一端。結胸不專繫此。結胸症皆由吾身之陽方張。而逆其勢而下之。則反爲邪矣。但逆有重輕。則結有深淺。大陷胸症結而下逼陽明者。此小陷胸症結而未逼陽明者。王海藏分大陷胸爲太陽本藥。大陷胸丸爲陽明藥。小陷胸湯爲少陽藥。非是。

葛根黃連黃芩湯 仲景

治太陽桂枝症。醫反下之。利遂不止。脈促者。表未解也。喘而汗出者。此湯主之。按此則誤下而入陽明腑矣。然未全入腑。而表症猶未解。則熱不結。熱挾濕而泄瀉不止。其下通也。促者脈數而時或一止。陽不暢也。陽不暢而脈促。榮分未平。知表猶未解。喘者火食氣也。因喘而汗出。內熱迫之。亦表未解而腠理張也。

然此症內熱多而表症少。

葛根 半斤。當今二兩七錢少。辛甘輕潤。能達肝木生氣於脾胃之中。以升進膻中。且逐外閉之清寒。而解肌肉之鬱熱。脾胃外合肌肉。而陽明經亦行於肌肉。故葛根能兼主陽明腑經。爲散胃熱解肌熱之專藥。又能升提胃之清氣。故主治瀉泄也。

甘艸 炙二兩。厚脾土。和胃氣。

黃芩 二兩。降逆氣。泄肺熱。解腸胃熱。

黃連 三兩。瀉心脾火。

先煮葛根。後內諸藥煎。

葛根味薄。故先煮之。

葛根陽明主藥。太陽誤下。陽明表症未解。此舍太陽而

專陽明解肌者。陽明經脈處太陽經之次裏。故太陽傳經則入陽明。陽明胃腑處心肺之下。湯藥之自口入者。必先入胃腑。故凡誤下者。由痞及結胸而下則入胃腑。此症因誤下而入腑者。然表症未除。因從經熱入已深。宜自陽明提之。內可外達。不然。恐遺內治。且上下判也。陽明鮮專病。多連太陽。陽明淺則治太陽。陽明病自已。陽明深則治陽明。太陽邪亦自散。既達其外。復和其中。甘艸乃清其內熱。黃連上清心火。下清小腸火。且厚腸胃。黃芩上清肺火。下去大腸火。心肺之火除。則榮衛和。脈可不促。氣可不喘矣。腸胃之火除。則中氣和。熱不下迫。而利亦止矣。內外兼治。上下和矣。

桂枝加大黃湯 仲景

治太陽誤下。轉屬太陰。腹滿大實痛者。按腹滿而大實痛。則脾家實熱也。腹滿而痛。有實熱者。有虛寒者。

然虛寒之痛不實。而脈必沈細。此大實痛則非虛寒而實熱矣。脾之實熱。由太陽誤下。而陽邪內陷。然何以不屬陽明而屬太陰。曰寒傷於榮。榮分熱作則液枯。逆而入內。燥在陽明。則承氣症也。寒傷於衛。衛分熱作則津溢。逆而入內。濕在太陰。此桂枝加大黃症也。腹大實痛。而不發熱。不自汗。不譫語。則是太陰。

即桂枝湯加大黃一兩。〇蕩其實熱。芍藥三兩。〇瀉肝火故能和脾土。

凡榮衛之作熱以生氣鬱於寒而憤張也。生氣即肝木之氣。肝木之氣即相火。憤張之勢未已而更從而逆之。熱鬱土中。木生於土。而木克土。生意不遂。則熱鬱土中。故太陽症誤下。熱邪入裏。必在脾胃。榮熱而液枯則胃燥。承氣症。衛熱而津流則脾脹。此之腹滿大實痛也。燥宜承其陰。承進也。續也。此陰以榮液言。脹宜和其陽。此陽以衛氣言。熱邪逆入太陰故仍用桂枝湯以和之。和榮衛使氣無所鬱則津液亦安流。重平其憤。桂枝湯已有芍藥此復加芍藥，重以瀉肝。而熱可蕩除矣。大黃只輕用。太陰滿實故變友柔克也。此只是和之。若陽明燥熱則彊弗友剛克直用攻之矣。仲景曰太陰病脈弱其人續自便利設當行大黃芍藥者宜減之以胃氣弱易動故也。腹滿而時痛時息者只加芍藥。腹滿而大實痛者乃加大黃此亦如大承氣乃加芒硝。小承氣則去芒硝也。

葛根湯仲景

治太陽病項背几几。音殊無汗惡風。亦治太陽陽明合病下利。按肩背不舒。無汗。此症之似剛痙者。項背不舒。寒挾濕故重著而不柔也。陽明經脈上項交於大陽。然則項固太陽將傳陽明之交。而脾胃主濕。故病併見。抑肝木生氣。重墜於土。而筋不和柔也。然此終是太陽病。若太陽陽明合病。則有頭痛腰痛發熱惡

風寒而又有鼻乾目痛肌熱其脉浮大而又見長也
傷寒有自上而誤下者太陽熱作熱邪入自上焦而
下及中焦下焦如結胸承氣之症是有自陽經而入
於腑者太陽之熱入於膀胱陽明經熱入於胃皆吾
身陽邪之轉變其病因於寒而病非寒也其傳經者
則自經而經不關腹內如自太陽而陽明自陽明而
少陽自少陽而太陰少陰厥陰以經脉之行於身有
淺深故由淺而深在三陽爲表在三陰爲裏其表裏
皆以經言有此經傳彼經而本經未解彼經兼見者
謂之併病如此之項背几几亦是太陽病而已併見
陽明也有二經皆病者則謂之合病寒邪勢盛也有
越經而傳者如太陽不傳陽明而越入少陽也有陰
陽兩感者如太陽病而少陰亦病陽明病而太陰亦
病也凡傳經之病皆寒邪勢盛吾身之陽力不能勝
轉戰而却寒入漸深但在陽經則陽能與爭而作熱
若深入陰經則陽愈衰敗而寒症見矣其有在陰經
而愈熱者則究是腑邪併臟非傳經所及而或分傳
經陽邪直入陰邪者其說大非二陽合病多自下利

下利者。以陽方併於經。津液不得周行。熱復逼之於下。則因而下利也。

葛根四兩○升舉陽氣。湊理肌熱。爲陽明經專藥。此用之爲君。以寒邪既自太陽而入陽明。則逐之者要必自陽明逐之。使出太陽而後出之於外。且升舉陽氣。則兼以治自利也。

麻黃三兩○開腠理。行津液。使寒濕皆由汗而出。

生薑三兩○徹衛分之寒濕而行津液。

桂枝二兩○徹榮分之寒濕而作津液。

芍藥二兩○二陽合病。熱方大作。是不可不斂其陰。以固其內也。

甘艸炙二兩

大棗十二枚○內固其本。且以補脾。不使陽明之邪得而犯之。○論者皆謂此方於桂枝湯內加入葛根麻黃而已。細按之不然。桂枝湯以桂枝爲主。生薑助之。此以治衛分之寒。寒入猶淺者。及寒入榮分。則寒入漸深。易麻黃爲君。而桂枝只以助麻黃。此方更君以葛根。正以寒犯陽明。故以治陽明之寒爲主。且麻黃生薑皆用三兩。而桂枝只用二兩。則是重兵鎮於內。以過其內侵。銳師戰於外。以逐之外境。桂枝芍藥。但游兵中通道路爲應接耳。藥味雖同。而制方之意大異。安得謂其以桂枝湯爲主。而加葛根麻黃哉。

此以治太陽陽明傳經之寒邪。寒入轉深肌肉皆病。謂項背几几

升陽不遂濕熱下流。謂合病下利。凡外束之病。寒束之也。內逼之病。則熱逼之。太陽病熱多上迫於心肺。加陽明病則下迫於脾。

升提胃氣以助陽。葛根

大啓鬼門而逐賊。鬼門腠理也。邪所從入。此言麻黃生薑也。

桂芍以輯和其外。此輯和吾身之榮衛。非和親匈奴也。

甘棗以厚固其中。邪雖盛可平矣。今人見此必謂爲漏底傷寒。不知其病不在下利。但使升陽氣遂。外邪既去。而脾胃自平。○本方去麻黃名桂枝加葛根湯。治前症汗出惡風。以有汗故仍主桂枝。本方加半夏名葛根加半夏湯。治太陽陽明合病。不下利但嘔者。嘔者胃氣有扞格。故加半夏以通利之。而仍主葛根也。

黃芩湯 仲景

治太陽少陽合病自下利者。按太陽少陽合病，謂有太陽之發熱頭痛腰痛，又有少陽之耳聾脇痛嘔而口苦，此皆不必全見，但有一二端，即爲兼病。太陽與少陽，中隔陽明，而太陽得合少陽者，此以經言也。少陽經行於陽明之裏，而時交出於陽明之外，其交出陽明之外，則與太陽分位相近，而太陽之寒邪得併入之。其亦自不利者，少陽木也，木鬱而乘於土，則亦利矣，又非必膽無出入之謂。

黃芩三兩○太陽鬱熱，則上爍肺而下遺熱大腸，故用黃芩以除肺腸之熱。**芍藥**二兩○少陽鬱熱，則木乘土，故用芍藥以瀉相火而和太陰。**甘艸**二兩○寒淫於內，治以甘熱，是炙甘艸正是治寒之藥。寒淫干及少陽，可謂於內矣，故即甘艸大棗以治寒，且以厚脾胃，生氣血，而治自利。凡寒邪干少陽，則不復用表，如邊境已虛，則不可重虛其外，內寇已急，當清野而固守其中，是以麻桂皆非所用，而芩芍以輯吾衆。使之不亂。甘棗以勵吾衆。固我守禦。使敵不能勝我。則我勝敵矣。雖有太陽之外邪。亦不逐而自退。此非和解之說。亦非舍外邪而只治自利之說。

大棗十二枚○以協助甘艸。

此以治併入太陽少陽之寒邪也。寒邪益深。陽氣內鬱。不能上升。以外行。而反內遁以下逼。故自利也。裏宜自實。表難再虛。不可用發表之藥。輯吾衆而安之。黃芩芍藥固吾圉以守之。此內地也。外淫寧能久居。吾之氣血日滋。則寒淫亦自散矣。此方後人主之以治熱痢。痢固暑邪。然非清淫過之。亦不成痢。則芩以去大腸之熱。芍以靖肝脾之火。甘棗以勝外過之清。固其治也。因症而加減之。應變可無窮矣。○本方加半夏生薑。治前症兼嘔者。以陽氣猶欲上。則加生薑以宣其陽。

升麻葛根湯 錢仲陽

治陽明傷寒中風。頭痛。身疼。發熱。惡寒。無汗。口渴。目痛。鼻乾。不得卧。及陽明發斑。欲出不出。寒暄不時。人多疾疫。按內經曰。傷寒二日。陽明受之。陽明主肌肉。其經脈挾鼻絡於目。故陽明病則鼻乾目痛身熱不得卧。又三陽經脈皆上於頭。故三陽經皆有頭痛。但太陽頭痛在項。陽明頭痛在頭角及額。少陽頭痛在耳前目後。厥陰脈亦上巔頂。故厥陰亦有巔頂痛也。寒之外束者深。則惡寒無汗。熱之內作者盛。則口渴壯熱。胃氣逆故不得卧。此皆陽明經病。熱鬱則有發斑發黃者。

升麻三錢。○甘辛直達。行肝氣於脾胃。以升達膻中。而散布肌表。發鬱散寒。爲陽明經發表專藥。

葛根二錢。○亦陽明專藥。而兼能生津液。止煩渴。

芍藥二錢。○陽明之熱最盛。熱盛恐陰耗。用此以斂其陰。且以節升麻葛根之過散也。

甘艸炙一錢。○以安內治。

加薑煎薑以壯陽氣。行津液。○頭痛加川芎白芷。身痛背強加羌活防風。熱不退則春加柴胡黃芩防風。夏加黃芩石膏。頭面腫加防風荆芥連翹白芷川芎牛蒡石膏。咽痛加桔梗。斑出不透加紫草茸。脈弱加人參。胃虛食少加白术。腹痛倍芍藥。此加減亦甚有法。陽明經少專病。每兼太陽。而仲景亦鮮陽明經專方。故以錢仲陽此方補之。凡陽明經症分多者。則視此方爲加減可也。

寒邪自太陽經漸入肌分。則傳足陽明。陽明經稍次太陽之裏。故由淺而深。亦漸及此。非土過寒而拆裂之說。亦不可謂之微邪。陽明經行於頭面挾鼻絡目。故病則鼻乾。陽明氣燥故鼻乾。目痛肌熱。陽明經行於肌肉而陽明多氣多血。故熱在肌肉而最盛。寒外束故惡寒。熱內爭則熱甚。寒入陽明經。則寒已內逼而陽明多氣血。則爭益力。陽明非力不足者。鼓舞以行之。作其氣而已。升麻葛根生薑。皆鼓舞陽氣。而葛根生薑。又皆能作津液以濟陽明之燥。慮其內竭也。故酸以斂之。芍藥甘以厚之。甘艸此補肝木而達生氣於土中也。

黃連湯

已見三焦部。此以治傷寒胸中有熱而欲嘔。胃中有寒而腹痛者。按胃中何得有寒。其寒者。中陽素衰。卒遇外警。國空虛而不能應敵。虛則寒矣。然而胸中有熱者。胸中賁門胃之上關。氣之大會。故眾萃於此。將以黽勉殺敵。然氣逆亂而外有所畏。中不能治。則逆而欲嘔。此胃寒非外邪。成無已舊說皆出勉强。

此爲內不足者設。內不足而外虛囂。急於內治而撫綏其眾。內和而後可以外禦。故乾薑甘艸人參大棗以治內。黃連以靖眾心。半夏以和陰陽而通眾志。於此而鼓之以桂枝可以勝敵立功矣。桂枝行榮分。作津液而祛寒邪。非但拘拘謂爲太陽經藥。

白虎湯　仲景

治陽明病。脉洪大而長。不惡寒。反惡熱。頭痛自汗。口渴舌胎。目痛鼻乾。不得卧。心煩躁亂。日晡潮熱。或陽毒發斑。胃熱諸病。通治三陽合病。脉浮大。腹滿身重。難以轉側。口不仁。面垢譫語遺溺。汗之則譫語。下之則頭上生汗。手足逆冷。自汗出者。又治傷寒。脉浮滑。表有熱。裏有寒者。按此爲陽明經病。與升麻葛根湯所治宜同。然脉洪大而長。則陽勝矣。陽明經本氣血皆盛。故寒注及此。未能勝內。則邪已衰。而陽盛憤張。爭戰之餘。不能遽靖。故反作盛熱。不惡寒。而自汗。其頭猶痛。外邪猶未盡降。其口渴舌胎煩躁。則內熱也。內熱不惡寒。有輕敵之志焉。此必其人之陽素盛者。與黃連湯所主正相反。與升麻葛根湯所治亦有不同。至若三陽合病。則又寒淫甚盛。勢迫入深。而陽亦非衰。憤與拒戰。但未能外勝。則憤鬱於中。身重難以轉側。三陽皆爲寒所束。口不仁而面垢。陽之鬱怒於中。肝情怒而胃主多言。故譫語。熱逼於下。溺乃自遺。陰陽之邪皆盛。故汗下皆不可施。然此雖三陽皆病。而要主陽明爲多。故亦主以白虎湯治之

石膏一斤。當今五兩三錢零。辛則能表。甘則能補。寒可勝熱。宣散胃氣之鬱。亦陽明經主藥。是能上清肺金。下瀉膀胱之熱。而靖肝膽之急。

知母六兩。當今二兩。苦以堅腎水而安相火。辛以補肝木而潤肺金。石膏知母二藥皆寒。而有能去表寒之功。其性浮游而條達升散。非徒以寒治熱云。

甘艸二兩。當今六錢七分。以厚脾土。以緩肝木。以滋氣血。以保肺金。

粳米六合。當今二合。甘以補脾胃。酸能斂肺氣。

先煮石膏數十沸。石膏味淡難出。**再投藥米。米熟湯成。溫服。**乘熱服之。使不與熱邪扞格。

寇入已深。犯陽明經内兵大出。陽明氣血皆盛巨鎮捍敵不患力屈。慮其因亂肆横反以殘民。内熱大作氣耗血涸煩躁口渴則償敗矣安和綏靖緩戰徐行使寇退而吾民不傷。石膏知母之辛皆能表寒邪而不使内傷氣血。兵力亦以不屈。甘艸粳米以緩而補且甘能勝寒也方曰白虎以義興師。威而不害也。白虎騶虞也白質而黑文不食生物者故曰威而不害。抑白虎肺金也胃輸氣於膻中而肺爲氣主陽明熱則胃熱胃氣熱則膻中熱壯火食氣熱爍肺金肺不能斂邊關不守。肺主皮毛肺不能斂氣則腠理不密猶邊關之不守也。寇之出入益以自如。汗自出而寒邪不退此方清胃而保肺。石膏爲清胃保肺之主甘艸粳米爲補土生金之佐。

知母入此方。亦以清金而生水制火。其能戰故使。如不欲戰。矯之以緩帶輕裘。內外寧謐。而難平矣。本方加人參三兩。治傷寒渴欲飲水。無表症者。亦治傷寒無大熱而口渴心煩。背微畏寒者。此方以壯火傷氣之甚。故加人參。然表皆有寒邪。故用石膏知母。此方本發表藥。兼可治暍症。消症中暍消渴。亦欲其升散去鬱。非徒以寒治熱云

大承氣湯 仲景

治傷寒陽明腑症。陽邪入裏。胃實不大便。發熱譫語。自汗出。不惡寒。痞滿燥實堅全見。及雜病三焦大熱。脉沉實者。亦治陽明剛痓。按此言陽明腑者。見病在腑而非在經也。言陽邪入裏。見此乃吾身之陽。慣作而爲邪。非復外至之寒風也。凡寒邪只行於經。不入於腑。其有候下而入者。亦止於虛痞。故陽明雖熱。而仍見太陽經病者。則仍宜從表而不可下。見陽明經病亦然。其有兼見少陽者。則又表下皆不可施矣。以

寒猶在經也。惟無經症而獨見腑症。則是外寒已盡。而入裏者乃熱邪矣。熱爍液枯。故胃實不大便。痞者胸悶不食。滿者腹中膨脹。燥謂大便枯濇。腹滿不便爲實。按之鞕硬爲堅。其自汗者內熱爍而液外流也。液外流則內愈涸矣。熱盛火妄故譫語。說者謂譫語由於大腸有燥糞。抑知燥糞亦因胃熱而結。下窒而上妄。譫語非由燥糞也。大抵熱塡於胃。則上而賁門吸門。皆火所熏炙。下而幽門闌門。皆火所逼涸矣。是三焦皆大熱也。陽明腑症。有因太陽病。汗下之過。津液外竭。而熱因以內盛者。有因發汗未透。熱氣內鬱而入腑者。其無表邪。則皆自上焦之熱。益深益下。而不由經傳。其有自陽明經而入腑者。則不更傳少陽。亦有自少陽及三陰而轉入胃腑者。胃固吾身之陽所鍾聚。而氣血所由滋。要之入胃腑者則皆熱邪而無復經邪。故可攻可下也。

大黃 酒洗四兩。〇以蕩胃熱。用酒洗者。欲其因酒氣而游衍於上。併去膻中熱邪也。

芒硝 三合

○以輭堅潤燥泄火逆承陰氣然結胸用硝甚重而承氣用硝反輕者熱結於上以輭之而後能降故芒硝爲主熱盛於中熱消則自輭故硝只以佐之

厚朴 半斤○苦辛溫厚脾胃降逆氣和中氣消實積大抵承溽暑之後而濟以淸明開豁爲脾胃去邪之主藥此方實用之爲君非用以佐大黃也

枳實 五枚○苦酸辛功專降泄以破堅結然泄而能斂以斂微陰而行秋令消外爍之流散而使津液內存也

先煎朴實將熟內大黃煮二三沸傾碗內和芒硝服得利則止 得利則止愼於下也下豈可過過下則陰竭矣仲景曰欲行大承氣先與小承氣若腹中轉失氣者有燥屎也可以大承氣下之若不轉失氣者此但初鞕後溏不可攻也攻之必脹滿不能食也又曰陽明病脈遲汗出多微惡寒者表未解也可發汗宜桂枝湯陽明病脈浮無汗而喘者發汗則愈宜麻黃湯又曰陽明病應發汗醫反下之此爲大逆凡此皆愼下之意然先與小承氣云者可下而未可大下以結熱未甚也可汗而

不可下者。以仍見經病。則不可下也。此云得利則止者。已下則無過下也。其慎下之意同。然宜分别觀之

凡經病。寒邪也。内熱雖盛。非可攻下。下之而寒邪間入則痞。下之而内熱獨入則結胸。寒邪間入爲虛痞。治痞皆寒藥者。以入居陽分。則轉爲虛熱也。内熱獨入則結於胸。結者實熱也。誤下爲逆。胃氣拒之而不受。則結於胸。此其以逆而結。則甚堅而難破。故大陷胸君芒硝。然凡不可下者。皆以寒邪猶在經故也。陽方志與敵戰。而遽抑之使歸。則憤激而逆結矣。

腑病。則熱邪也。熱邪内亂。不可不攻下。非有外患矣。而不鋤强梗。何以安善良。無經病而獨見腑病。如壯熱譫語自汗不惡寒痞滿燥實堅全見者。是腑病也。君厚朴以宣其熱鬱。臣枳實以降其逆亂。大黄以蕩滌其穢濁。芒硝以潤而行之。謂之承氣者。承

陽以陰也。

小承氣湯 仲景

治傷寒陽明症。譫語便鞕。潮熱而喘。及雜病上焦痞滿不通。按此乃熱邪之入胃腑。而熱結未甚者耳。喘則其熱近上而逼於肺。

大黃 四兩○此以大黃爲君。

厚朴 二兩薑炒

枳實 三枚麩炒○厚朴消滿。枳實降逆。此只從臣分。且加製炒。以熱鬱未甚。入腑未深。不欲其過爲破散耳。

熱邪之入腑。每自上而下。逆愈甚則結愈實。如入腑而未大實則痞鞕燥實。未全見而喘則猶干上焦。故不用芒硝。結胸且大用芒硝。此不用芒硝。非恐其傷下焦。以其未大實則無庸鹹輭耳。而君大黃以蕩其熱。君大黄則通上下。其辛自能瀉肺。其苦自能降逆。無庸大爲消破也。

厚朴枳實。只從臣分。

調胃承氣湯 仲景

治陽明症。不惡寒。反惡熱。口渴便閉。譫語腹滿。中焦燥實。及傷寒吐後。腹脹滿者。及陽明病不吐不下而心煩者。亦治渴症。中消善食而溲。按此言中焦燥實則熱獨在陽明。其因吐而熱入陽明者。寒邪雖出而熱反失歸。此皆因汗吐下之過。而轉致胃熱津液枯涸。亦逆熱而未甚者。故用藥甚輕。調其胃氣而可已。故仲景收入太陽門。

大黄酒浸一兩。○用酒浸者。欲其游衍升散。以兼除在經之餘熱。　芒硝一兩。○芒硝與大黄均重者。其逆熱雖輕。其堅燥已甚。　甘艸炙五錢。○熱由經逆而入府。未至大實。恐大黄芒硝攻伐正氣。故用甘艸和之。以厚脾土。使無受傷。此所以言調胃也。

少少溫服。亦不欲急攻之意。

此承氣湯之又輕者。由太陽經而致則熱微。太陽經本寒水。故其作熱輕於陽明。**由陽明經而致則熱盛。**陽明經本燥金。又多氣多血。故其作熱盛於太陽。

調胃承氣熱之微者。胃非盛熱大實。則毋傷其氣。故不用厚朴枳實。而甘艸以調之。厚朴枳實之破氣。甚於大黃芒硝。今人毋敢於用厚朴枳實。而深忌大黃芒硝。則已傎矣。而此方不用枳實。則陶節菴所云。大黃無枳實不通者。亦妄語也。

小承氣胃熱已實盛矣。用厚朴枳實。而不用芒硝。則以實熱未深。而不欲遽下也。昔人多以小承氣爲少陽陽明之治。亦不盡然。然自少陽而轉屬陽明腑症。則固有之。如謂少陽不可瀉。故去芒硝。則大黃亦何嘗不瀉也。

豬苓湯 仲景

治陽明病。脈浮發熱。渴欲飲水。小便不通。及少陰病。下利六七日。欬而嘔渴心煩不得眠。通治濕熱黃疸口渴溺赤。按陽明病而脈浮。蓋未離乎經。而小便不利。則病關太陽腑。其熱渴飲水。則陽明腑之熱盛矣。此亦太陽陽明之症。而三焦併熱也。但其症有異於承氣者。太陽津液之府。而陽明亦多汗。此以津液不得外泄。則熱挾水氣而成濕。濕壅於熱。故渴而小便不通。陽明之熱關於膀胱也。其少陰嘔渴心煩不眠。則又陽邪之干少陰者。少陰而有熱邪。則自其腑瀉之。王肯堂因其通治少陰。而疑脈浮浮字之誤。蓋不然也。

豬苓一兩○甘淡微苦色黑。主入膀胱滲濕行水。

茯苓一兩○淡以滲濕。有白赤二色。此似宜用赤者。以滲小腸之濕。合豬苓以通闌門之關。而交濟水火也。但古人多不分用。

澤瀉一兩○鹹

以瀉腎。合二苓以去下焦濕熱。下焦水道之委也。與之以出路。

滑石二兩。色白入肺。甘淡滲濕。此乃決上焦之源而下之。

阿膠一兩。甘鹹潤滑。益肺滋陰。澄清水道。此又以去水中之濁熱。

自汗汗下之過。而熱入陽明腑。則津液內涸。而鞕滿燥實。承氣症也。無汗不汗之失。而熱入陽明腑。則熱濕相挾。而煩渴溺閟。豬苓症也。然此不治陽明腑。而治三焦。三焦水道而相火所行。水道中梗。則上下不行。水道行而陽明之熱亦息。五苓散主治太陽經熱遺膀胱腑。故君澤瀉而佐以朮桂。太陽本寒水。故朮桂之溫以鼓舞之也。此方主治陽明腑熱濕壅於上下。故君滑石而佐以阿膠。陽明之熱盛。故去熱爲主。然滑石過燥。而阿膠以潤之也。本君滑石而主言豬苓。豬苓豬窪下也。濕熱所由去也

桃仁承氣湯 仲景

治傷寒外症不解。熱結膀胱。小腹脹滿。大便黑。小便利。燥渴譫語。畜血發熱如狂。及血瘀胃痛腹痛脅痛瘧疾實熱夜發痢疾畜血急痛。按此言外症不解。結熱膀胱。則是太陽經熱遺腑也。然少腹脹滿而小便利。似抵當湯症。而大便黑燥渴譫語。則畜血熱甚。病蓋兼陽明腑而不專在下焦。惟陽明腑熱。故燥屎瘀血。得結於腸胃而大便黑。且外症不解而脈不沉微。則太陽經邪未退。其熱必兼陽明。

桃仁 五十枚去皮尖研。苦甘辛潤。抑相火緩肝急。去瘀血。和脾胃。 **大黃** 四兩 **芒硝** 二兩 **甘艸** 二兩。此即調胃承氣湯。以經熱干胃腑。故盛熱如狂也。然特重大黃使爲君。以大黃能逐有形之瘀。 **桂枝** 二兩。外症未解。故必仍用桂枝以去經之寒邪。外邪去則內熱得舒。脾胃和則熱不傷血。大黃芒硝以蕩其熱。乃加桃仁以去其瘀。瘀熱去而太陽經腑之熱自消。此其症在太陽。其治自多主陽明腑也。

熱挾濕。則水蓄而煩渴。小便不通。豬苓湯症熱挾血。則血瘀而燥妄。大便黑閟。桃仁承氣湯症挾濕者。汗不行也。汗未透而閉之則內逆。挾血者。液外耗而外邪不退。陰反內傷也。邪未退而抑其陽。則陽鬱而內逆。有經症而治陽明。內症急也。不治膀胱胃。調邪散。則膀胱之熱自平。桂枝以去太陽經邪。卽可以舒膀胱熱結。膀胱熱結。何以小便反利。而大便反黑。曰火迫水急行也。水益急行而血益瘀矣。膀胱當闌門。闌門在小腸大腸之交。上下熱逼。血瘀二腸。上胃熱。下膀胱熱。

茵陳湯 仲景

治傷寒陽明病。但頭汗出。腹滿口渴。二便不利。濕熱發黃。脈沉實者。按但頭有汗。身無汗也。頭汗熱上蒸。身無汗熱內瘀。汗不得泄。挾熱成濕。濕熱內壅。上渴下閟。乃鬱而發黃。黃脾胃之色。此亦傷寒宜汗。乃不汗而內逆者之過所傳變也。

茵陳蒿 六兩○苦寒。色黃入脾胃。苦能燥濕除熱。而氣輕能宣鬱解表。主治黃疸。 **大黃** 二兩酒浸○酒浸。欲其宣散周布。 **梔子** 十四枚炒○苦酸。抑相火而達三焦水道。

熱濕內鬱。莫之或治。乃有發黃。發黃者。爲宣其鬱而分行其濕。則熱除矣。茵陳能汗能降爲君。大黃以泄其濕熱自大便出。梔子以泄其熱濕自小便出。

导法仲景

導法 仲景

治陽明症。自汗。小便利大便祕者。按言陽明症。則必有熱矣。然無承氣等症。而只大便祕。則其熱固不甚。而津液枯涸。汗愈行。小便愈利。而大便愈祕矣。此不可行攻下。故用導法也。

用豬膽取汁。入醋少許。用竹管長三四寸。以一半納穀道中。將膽汁灌入肛中。頃當大便。膽固相火之腑。而膽汁則苦寒以平相火。醋酸而善入。又以瀉肝。且其汁則能潤燥。此有熱者宜之。又法用蠭蜜以銅器微火熬頻攪。勿令焦。候凝如飴。捻作梃子。頭銳如指。糝皂角末少許。乘熱納穀道中。用手抱住。欲大便時去之。蜂蜜甘潤。皂角通竅。且能輭堅。以潤而通。此津液竭者宜之。

此爲不可攻下者訑然通其下。則熱泄而病除。

代赭旋覆湯 仲景

治傷寒發汗。若吐若下解後。心下鞕痞。噫氣不除。按此以胃氣不和而虛氣上逆也。噫氣噯也。

旋覆花 三兩○鹹苦微辛。輕而上浮。以降最高之逆氣。 **代赭石** 一兩○苦而重沈。色赤入心。降虛逆而養陰血。 **人參** 二兩○補益中氣。 **甘草** 三兩○和中補血氣。 **半夏** 半升○開闔陰陽。通利關節。和調氣血。此方實以此爲君藥。而釋者置之不論。不識用半夏也。 **生薑** 五兩○宜達肝氣。滌盪餘寒。 **大棗** 十二枚○補益脾胃。

寒熱已解。而痞鞕噫氣未除。此大難甫平。干戈初息。而民之生業未復。民氣未靖。民情未安時也。不此時大爲撫定以安厚民生。亂將復起。半夏旋覆花。所以燮理陰陽而平庶政。半夏根生於夏至而成於冬至。旋覆花開於午時而落於子時。俱能達陰氣以出之陽。斂浮陽而納於陰者。故能燮理陰陽也。生薑代赭石。所以宣氣養血而定民心。生薑上行。以宣陽氣而蕩餘寒。代赭石下墜。以降逆氣而養陰血。所以治鞕痞噫氣也。人參甘草大棗。所以培養基本而厚民生也。病初愈之治如此。周揚俊用此以治翻胃噎症。愚謂此惟氣虛逆者。乃或可用。不然則未容以概施。

竹葉石膏湯 仲景

治傷寒解後。虛羸少氣。氣逆欲吐。亦治傷暑發渴脈虛。按解後而虛羸少氣。此必由病時壯火食氣。故病雖已解。而氣未復。氣逆欲吐。餘熱未平也。

竹葉二大把。甘淡。竹震象也。而其葉布散於上。實能宣達陽氣。以暢於四肢。和於身體。蓋陽鬱則生熱。陽氣暢茂條達而不鬱則不熱矣。故竹葉能清餘熱。非寒以勝熱之云。

石膏一斤。氣輕味淡微辛。能升清氣而達之於表。體重質沈。能墜逆氣而降之於下。

人參三兩　甘草炙二兩　培養正氣。

麥冬一升。大熱之後。肺必受傷。故用以清肺。

粳米半升。補斂肺氣。

半夏半升。血氣初安。陰陽未輯。故必用此以通之。不然。恐有心煩不眠。氣逆不順者。不止為豁痰止嘔而已。刻方於本方下有加薑煎三字。愚按仲景方。若用生薑或乾薑。則必著明分兩。列於方內。無加薑作引而列於方後者。此乃後人所加。非其舊也。

寒之傷人也。肝氣必鬱。故辛散以助陽。桂枝麻黃升麻葛根是也。及夫內外交爭。熱必大作。熱氣內逆則肺必受傷故甘酸以補肺人參麥冬甘艸粳米是也病解而少氣或氣逆此肺傷而不能斂氣也此症大概承陽明府病之後蓋傷寒壯熱莫盛於陽明病傳至正陽明亦不復傳他經故愈後而胃有餘熱肺傷未能遽復也徹其餘熱滋其氣血徹餘熱以石膏竹葉滋氣血以人參甘艸清肺金斂肺氣麥冬粳米而調燮其陰陽半夏亦承大難之後而以安靜鎮之所謂解利西南無所往其來復吉有攸往夙吉者也

吳茱萸湯 仲景

治陽明症食穀欲嘔若得湯反劇者則屬上焦少陰症吐利手足厥冷煩躁欲死厥陰症乾嘔吐涎頭痛

按此方可統三症云也云陽明症則蓋有鼻乾目痛身熱之症此必經症而非腑症故有食穀欲嘔者食

穀欲嘔。則胃有寒。陽明皆熱症。惟或胃素有寒。而外寒又犯陽明。則內外皆有寒。雖見身熱。不可以寒藥治。惟陽爭於外。則胃內虛而積寒。見故食穀欲嘔。然嘔症有屬太陽者。太陽嘔屬熱邪而上焦氣逆。故此又言若得湯反劇者。則屬上焦。嘔屬上焦。宜用梔子豉湯及葛根之類。非可與此湯。至若少陰之吐利。手足厥冷。則陰寒上逆。而虛陽煩躁。厥陰之乾嘔吐涎。則陰盛格陽。而胃無氣。陰隨經上逆。而痛在巔頂。皆危候也。急與此湯。以治中寒。無可疑矣。

吳茱萸一升泡○辛苦熱。大補肝虛。疎達陽氣。而去陰寒。然性守於下。去肝腎脾胃及衝任之沈寒。此用以為去中寒之君也。　**生薑**六兩○宣達陽氣於上。且以兼去表寒。　**人參**三兩○補益中氣。中氣足則不寒矣。　**大棗**十二枚○即人參以和胃氣。此方不用甘草。急於助陽。不欲其緩肝也。

陽明多氣血。陰寒犯其經。則多盛熱。熱邪入腑。則盛尤劇。獨是胃素有寒。其陽不足。則有外雖作熱。而中已見寒。食穀欲嘔。與外寒聲氣若連結矣。如俗言裏應外合。此不必問經熱。而當急去內寒。與寒入陰經者。固同治也。吳茱萸生薑皆補肝主藥。復陽氣於沈陰之下。則胃中之陽氣可充。吳茱萸達陽氣於濕土之中。則外來之陰邪可散。生薑佐以參棗。以厚其土。陽氣周洽。生意暢遂。寒不上逆而內外和矣。陰不格陽。則不嘔逆吐利。

大柴胡湯 仲景

治傷寒發熱汗出不解。陽邪入裏。心下痞鞕。嘔而下利。或往來寒熱。煩渴譫妄。腹滿便閉。表症未除。裏症又急。脈洪或沈實弦數者。按三陽皆發熱。此汗出而不解。表症未解也。鞕痞嘔利及煩渴譫妄腹滿便閉。皆陽邪入陽明腑。而裏症又急也。其脈洪則陽明脈也。其或沈實則陽明腑熱結。其弦數則少陽脈。而往來寒熱則外見少陽症。上嘔下利。亦屬陽明熱結者。胃熱上逼則嘔。上有寒遏之也。胃熱下逼則利。脾之濕無所容也。其無津液則便閉。其爲熱結一也。此在外之寒淫。已轉侵而及少陽。而內作之熱邪。又內逆而結於胃腑。內外交急。故治之者。亦宜裏外兼治。

柴胡 八兩○味苦而質輕。氣浮。色紫。入肝。苦堅腎水。而升肝木之氣。以浮游舒散。行於經表。祛凝寒。解熱鬱。爲少陽經表藥之主。

半夏 半升○少陽經脈。或出而行於陽明經之外。則近太陽。或入而行於陽明經之裏。則近太陰。故少陽經受邪。則有寒熱往來。出陽則外實而熱。入陰則外虛而寒。半夏夏至生。冬至成陰生則斂陽於下。陽生則達陽於上。其性辛滑。能通出入而使陰陽無或扞格。實亦少陽經專藥。其生在夏至。則當火暑土濕之間。而陽已復於根。故

黃芩 三兩 ○少陽經脈交於陽明。陽明作熱。則必上爍肺金。而下涸大腸。黃芩苦主降泄。所以保肺而清大腸也。

芍藥 三兩 ○酸以瀉肝而補肺。少陽膽肝腑也。瀉肝即以瀉少陽之妄熱。且以保肺金和脾胃。此少陽熱盛。而逆入於胃。故以芍藥平之。

生薑 五兩 ○表症未除。生薑以佐柴胡之升表。且宣達胃腑之熱也。

大黃 二兩 酒浸 ○熱結胃腑。非大黃無以蕩之。或不用大黃非也。

枳實 四枚 ○非此無以破結氣。此二味即承氣也。但不用厚朴芒硝。以表症未解。不欲過為大破大下之耳。

大棗 十二枚 擘去核 ○略以厚脾土。凡以去胃熱為急。則不用甘艸。

外入之陰邪方深。而陽復內訌。不得不表裏兼治。柴胡

生薑所以祛外侮。柴胡爲少陽經表藥。生薑無專經。以佐少陽也。半夏所以通道。使少陽得以出入自如而不鬱。陽明得以轉輸陽氣而不逆。黄芩芍藥所以輯而和之。平少陽逆怒之氣。使不至於憤張而反暴其內也。大黄枳實以鈕其內逆之甚者。熱之已結於內者。不得不以此攻下之。而大棗又以安厚其內。此從容應變以弭內外之亂而不至偏有所傷也。

小柴胡湯 仲景

治傷寒中風少陽症。往來寒熱。胸脇痞滿。默默不欲食。心煩喜嘔。或腹中痛。或脇下痛。或渴或欬或利或悸。小便不利。口苦耳聾。脉弦。或汗後餘熱不解。及春月時嗽瘧發寒熱。婦人傷寒。熱入血室。亦治傷寒五六日。頭汗出。微惡寒。手足冷。心下滿。不欲食。大便鞕。脉細者爲陽微結。按內經曰。傷寒三日。少陽受之。少陽主膽。其脈循脇絡於耳。故胸脇痛而耳聾。弦木象少陽脈也。少陽脈行出入於陽明之間。出陽明外則近太陽。陽外與寒邪爭。外實而熱作。入在陽明內。則近太陰。寒邪乘虛入爭於內。則外虛而寒作矣。故少陽經有寒熱往來。愚此說略本內經之意。蓋少陽傷寒。寒自外侵而畏寒。陽自內距之而憤鬱作熱。乃陰在外而陽在內。非吾身之外陽而內陰。亦非太陽爲寒。陽明爲熱之說也。若吾身之陰陽則不得有爭。吾身之陰寒自爭。則又何與於傷寒哉。少陽經本行陽明之裏。但有時而行於其外。不得謂少陽行於太陽陽明之間。且太陽受寒則亦作熱。安得謂行近太陽而遂反作寒。此皆由內邪外邪看不分明。而混之之悞也。瘧症之寒熱往來亦然。然瘧症之原。由暑邪積於內。而清邪束於外。暑出與清爭。則外實而作熱。清入與暑爭。則外虛而作寒。此又非必在少陽經。故其發有定時。惟邪所泊。但治之則可通用小柴胡湯耳。少陽膽木也。木鬱傷土。故胃不舒而不欲食。木火之母也。膽熱則心煩喜嘔口苦。膽氣上溢也。或渴或欬。

火侮金也。或利或悸。熱挾濕也。心火妄則悸。心下有濕則亦悸。婦人熱入血室。月經適至。而寒熱之邪湊之。則乘虛而入血分。陽微結者。陽結而未甚。不至爲結胸承氣。然已滿鞕矣。頭汗惡寒。而手足冷。則仍爲外寒。脈細亦近於弦。故與少陽經症同治。

柴胡八兩○人言少陽無表。抑知柴胡生薑。皆表藥也。其經既受寒。非表散何以去之。但他經以辛爲散表。柴胡獨以苦而散表耳。膽固味苦。柴胡以輕虛直達。而能舒布其氣耳。

半夏半斤○助少陽經脈以通行吾身之陰陽。使無滯礙。

生薑三兩○此則辛而行表者。所以亦是表達少陽經而去其寒閉。協助柴胡也。

黃芩三兩○少陽膽火之氣。常多急逆。急而不得遂。則恐逆以侮肺而乘胃。故黃芩以降泄之。

人參三兩

甘艸三兩○膽木熱急則恐乘土。故人參甘艸。以厚固脾胃。且寒邪入深。非大補其氣血。恐不足以勝外侮之邪。

大棗十二枚○以協助人參甘艸○嘔逆加生薑陳

支，爲外寒上遏，陳皮以助肝氣。煩而不嘔，去人參半夏加瓜蔞，爲内熱傷肺，故瓜蔞清肺。渴者，去半夏加花粉，亦以清肺金。半夏之辛，恐其瀉肺。若不渴外有微熱，去人參加桂枝，覆取微汗。咳嗽，去參棗生薑加五味子乾薑。虛煩，加竹葉粳米。齒燥無津，加石膏。痰多，加瓜蔞貝母。腹痛，去黄芩加芍藥。脇下鞕痞，去大棗加牡蠣。脇下痛，加青皮芍藥。心下悸，小便不利，去黄芩加茯苓。本經頭痛，加川芎。發黄，加茵陳。用方固宜臨症加減，但此則覺未盡協，恐非
仲景舊法也。

寒邪自陽明經，又入肌裏，則傳足少陽。少陽經又次陽明之裏。少陽經行於脇，上行入耳，故病則胸脇痛，寒束之不得舒也。耳聾，寒閉之而陽氣窒也。陰寒踰陽明而入，則外虚而寒，陽氣踰陽明而出，則外爭而熱，故疏達陽氣以逐其内犯之陰寒。柴胡

宣達少陽之氣。而半夏生薑佐之。**降泄炎蒸。以平其本經之憤怒。**黃芩以降泄膻中之火。李時珍謂黃芩亦少陽藥。蓋少陽經相火所行。降火卽是瀉少陽。少陽用黃芩。猶太陽之用芍藥也。

治法與他經同。仲景曰。傷寒脈弦細。頭痛發熱者屬少陽。不可汗。汗之則譫語。蓋脈弦細屬少陽。而頭痛發熱。則有似太陽。恐人誤以麻黃桂枝太汗之。則津液亡而熱邪因之入胃。然此方用柴胡生薑。則何嘗不汗。但汗之在少陽而有節耳。又曰。少陽中風。耳聾目赤。胸滿而煩。不可吐下。吐下則悸而驚。蓋耳聾目赤屬少陽。而滿煩則微似太陽。及陽明腑。恐人因誤用吐下。而至驚悸耳。然少陽之煩滿。與太陽陽明腑本不相涉。若使少陽涉陽明腑。則未嘗不用大黃枳實大黃枳實。獨非下乎。說者謂膽爲淸淨之府。無出無入。故汗吐下三法。皆不可施。法宜和解。愚謂膽無出入固也。然經則何嘗無出入。且此病在經不在膽腑也。安得謂膽無出入。故不可汗吐下哉。且寒犯少陽。以有胸脇滿痛目赤耳聾之症。則阻抑吾身之陽。而使不得舒暢者。皆外至之寒淫。而今曰和解。其將使吾身少陽之氣與外至之寒淫和平。則是漢之和親匈奴。宋之納幣遼金也。其謂和吾身之陰陽乎。則外淫方深。斷無舍外淫不攻。而獨言和其內者。而解之一字。又將何說。和之一字。仲景固每言之。然非此方之謂。亦大非如今人和解之說。**但寒淫愈深。吾身之正氣愈弱。故不但用甘棗而重加人參。所以固太陰之守**少陽再傳。則入太陰矣。**而益致內治也。**脾胃後天氣血之本也。本方加桂枝。治傷寒六七日發熱微惡寒。支節煩痛。微嘔。心下支結。外症未去者。本方除黃芩甘草。加桂枝茯苓龍骨牡蠣鉛丹大黃。治傷寒八九日下之。胸滿煩驚。小便不利。譫語。身重不可轉側。按此以膽邪而延及心君也。故加補心之藥。本方去人參薑棗。加桂枝乾薑花粉牡蠣。治傷寒汗下後。胸脇滿微結。小便不利。渴而不嘔。但頭汗出。往來寒熱。心煩者。此亦表裏有邪。而且犯心君。故表裏兼解也。亦治瘧發寒多熱少。或但寒不熱者。按此乃仲景加減之本法。

柴胡加芒硝湯 仲景

治傷寒十三日不解，胸脇滿而嘔，日晡潮熱，已而微利，此本柴胡症，醫以他藥下之，非其治也。潮熱者，實也，先宜小柴胡湯以解外，後以加芒硝湯主之。按十三日則再傳經盡矣，仍見少陽經症，是少陽之寒邪未解，兼見陽明實熱，是由悞下而熱入陽明腑也，故仍用柴胡湯以表之，而後用芒硝以下之。

即小柴胡湯加芒硝。六兩□熱邪入胃腑，至經再周，其熱雖不甚盛，而積久則結矣，故每日晡而潮熱至，非芒硝無以輭其堅而下之，又毋謂病關少陽，則無下法也。

此爲少陽誤下，熱入胃腑，病不即見，然表症猶在，而腑熱以久而結者，故內外兩解，爲輭其堅而下之。其熱不盛，故用

芒硝而不用

大黃枳實。

半夏瀉心湯 仲景

治傷寒下之早，胸滿而不痛者爲痞。身寒而嘔，飲食不下，非柴胡症。又曰傷寒五六日，嘔而發熱，柴胡症具，而以他藥下之，柴胡症仍在者，復與柴胡湯。此雖已下之，不爲逆，必振振而蒸，却發熱汗出而解。若心下滿而鞕痛者，此爲結胸也，大陷胸湯主之。若滿而不痛者，此爲痞，柴胡不中與也，宜半夏瀉心湯。按胸滿喜嘔，不欲食，作寒，柴胡症也。然滿而不痛，身寒，飲食不下，則非柴胡症矣。此亦少陽悞下，而寒邪併入，但寒邪不入胃腑，則客處膻中而成虛熱者，其本已衰，故補土以固其本。

半夏 半升。通理陰陽，調和上下。辛滑以散陰寒而出之，理陽氣而順之。 **黃連** 一兩。降少陽之逆。 **黃芩** 三兩。泄肺之逆，客邪在胸，胃氣拒之，格而成熱，心肺併熱，故用芩連。 **甘艸**

炙三兩　人參三兩○大補其中。與小柴胡湯意同。　乾薑三兩○以誤下者陰寒也。且有身寒之症。恐寒且內侵。故於甘艸人參大棗隊中。加入乾薑。以火煖其中。猶附子瀉心湯之意。　大棗十二枚○以佐人參甘艸。

此方異小柴胡者。以黃連易柴胡。以乾薑易生薑耳。病不在經。無庸柴胡生薑之表。陰陽否隔。故推半夏為君此謂膻中與胃中相拒格耳。非謂內熱與外寒痞隔。惟黃連以泄其虛熱。乾薑以煖其脘中。胃中正氣厚而和。微逆之陰自散云爾。本方除人參再加甘艸一兩。治傷寒中風。醫反下之。下利穀不化。腹中雷鳴。心下鞕痞而滿。乾嘔心煩。醫復下之。其痞益甚。此非結熱。但以胃虛。客氣上逆。故使鞕也。本方加生薑。治汗解後。胃中不和。心下痞鞕。乾嘔噫食臭。完穀不化。脇下有水氣。腹中雷鳴。下利。按此乃胃氣受傷而作虛熱。且協水氣也。加生薑以舒散之。

理中湯 仲景

治傷寒太陰病。自利不渴。寒多而嘔。腹痛糞溏。脈沈無力。或厥冷拘急。或結胸吐蛔。及感寒霍亂。按內經云傷寒四日。太陰受之。太陰脈布胃中絡於嗌。故腹滿而嗌乾。太陰脾經也。其經脈布胃中。故凡腹滿而吐食。不下自利腹痛。皆太陰病。然他經亦有自利。多屬之熱。熱而自利者必渴。此自利不渴。乃陰寒也。胃有寒有熱。皆使氣逆而嘔。三陽經皆有嘔症。此則寒多而嘔。其嘔自覺中寒也。寒熱皆有腹痛糞溏。然熱痛則作止不常。寒痛則常痛不止。又太陰痛在大腹。少陰痛在少腹。厥陰痛當臍下。寒入三陰。則皆脈沈。太陰脈沈緩。少陰脈沈細。厥陰脈沈濇。其無力爲寒。或有沈而實數者。則仍是熱邪也。脾主四肢。寒徹於臟則厥冷拘急。然亦有陽盛格陰而厥者。則必或渴。或小便赤。或脈沈微而數。或六脈不見而衝任太谿見實數。不然則必寒厥也。結胸症多由太陰悞下，而太陰亦有結胸，太陰脈行於胃而上絡嗌，要其結胃必且吐蛔也。要辨之以脈之沈緩爲主。霍亂多暑熱之症。然猝寒亦有霍亂，以其中先有濕熱者。○寒入三陰，寒淫之陰甚烈，而吾身之陽甚衰，以致三陽之經皆不足以拒寒，而寒遂深入。寒在陽經，吾身之陽猶能作熱以與寒爭。至少陽則陽已衰，而寒熱往來。至入三陰，則陰寒同類，不復作熱，而惟見寒病矣。間有熱邪傳入陰經者，要亦潰北之餘，因亂爲冦，故謂之熱邪。治此尤宜急於補正。醫家因三陰症有寒有熱，因分而二之，謂寒者爲直中寒邪，謂熱者爲傳經熱邪。夫寒之傷人，以漸而入，未有升堂而不由門，入室而不由戶者，安得有直中之說。若使果直中寒邪，則中寒而猝死矣，又安得從容而歷三陰。其有兩感者，則亦陽憊之甚，臟腑皆虛，故經病而臟遂併病。此在內經仲景皆以爲不治。學者其勿以爲智過前人也。

白朮陳壁土炒二兩○甘苦溫。補土燥濕。爲太陰君藥。乾薑炮一兩○苦辛熱。中守以大煖脾胃。人參一兩　甘艸炙一兩○補脾胃。滋血氣。○自利腹痛加木香。不痛利多者倍白朮。渴者倍白朮。倦臥沈重利不止加附子。腹滿去甘艸。嘔吐去白朮。加半夏薑汁。臍下動氣去朮加桂。悸加茯苓。陰黃加茵陳。寒結胸加枳實。愚按此方去朮則豈可復名理中。非仲景舊法也。又方下有每服四錢。亦非原文。○本方蜜丸名理中丸。仲景曰。大病瘥後。喜唾。久不了了。胃中有寒。宜理中丸溫之。

寒邪自少陽經不已。而更入於陰。則傳足太陰。太陰又次少陽之裏。太陰經屬脾。絡胃。上行出膈上。上絡於嗌。此皆行腹中。故三陰經病皆在內。故病則腹痛自利。寒嘔。太陰脾也。脾主四肢。故病則厥冷拘急。寒循經而上。則結胸吐蚘。寒淫入裏。陽不能爭則無復作熱有寒而已君以白朮佐以乾薑所以去其內據之寒淫或謂以人參爲君此大非也加以人參甘艸所以扶其就衰之正氣大難已靖正氣日强寇亦孤軍深懸一戰而殲則四境皆安此所謂理中中脾土也本方加附子一枚名附子理中湯治中寒腹痛身痛四肢拘急按此則所謂直中者本方加桂枝倍甘艸名桂枝人參湯治太陽表症不除而數下之協熱而利心下痞鞕表裏不解者按此則亦熱邪之入陰經也

大建中湯金匱

治心胸中大寒痛嘔不能飲食腹中寒氣上衝皮起出見有頭足上下痛而不可觸近者按心胸中大寒痛嘔不能飲食者謂心胸之間寒氣塡溢作痛逆嘔而妨於飲食也痛何以見其爲寒以痛常在而嘔見

冷氣也。嘔見冷氣者。胃中之寒。逆而上衝也。嘔有寒有熱。皆嘔者能自覺之。心胸非受寒之地。胃中亦盛陽之腑。惟太陰受寒。而衝脈積寒。併動胃腑。陽氣衰微。太陰經脈。固絡於胃而上行。故腹中寒氣上衝而逆嘔。心胸間亦冷氣塡塞。陽不得舒而痛結於胸。見有頭足。自腹中而上於胸。時覺其上衝而動也。此卽寒結胸之重者。

蜀椒二合。○辛熱而氣味重。下沉。潤命門。補肝木。行相火。上行以溫煖脾胃。體質輕浮上達。升胃中陽氣於膻中。能去衝脈之沉寒。達三焦之陽氣。**乾薑**四兩。○中守溫以去脾胃之寒。**人參**二兩。

煎去滓。內飴糖一升。甘以補之。滑能去壅。米汁變化所成。大能養陽滋陰。建中以此爲君藥。**微煎溫服。**

脾胃得命火之溫。而後能消納飲食。蒸化氣血。蜀椒所

以益命火而宣達其陽也。不用附子而用川椒。以其能升達陽氣以布於膻中。因寒氣上衝逆嘔。胸中寒結而設也。分兩甚輕。寒在脾胃。意重建中。資川椒以爲用耳。膻中得胃氣之輸。而後能宣布條達。喜樂出焉。乾薑所以煖胃氣而驅除其冷也。不用生薑而用乾薑。以寒犯於脾。宜煖其胃。寒邪不在陽經。則無事其表散也。胃腑盛陽。寒淫匪能輕犯。寒入三陰。而後犯之。以氣血衰而陽氣弱也。故人參補之。人參補脾而滋氣血。以對陰寒言。則吾身之氣血皆陽也。陰寒鬱塞凝結。使陽氣不得舒。乃至於上下痛作。不可觸近。非使人參大補氣血而乾薑以逐之。川椒以行之。則何以能去結聚之寒。今人毋言痛無補法。則何不取仲景之書讀之。君之以飴糖。以養脾胃。資變化。滋氣血。潤陰燥。清而枯也。化堅結。膠飴之類。凝而善化。滑而善行。皆能化堅結積聚。而飴之甘則補土也。**此所以建中。中立而正氣行。氣血足。寒沍自散。不爲病矣。**建中湯以飴爲君。今人或用此方而不用飴。則無所謂建中矣。不用炙甘艸以用飴。則不復用甘艸。此方所言治症。明有嘔字。則正以寒嘔故用飴。而今人每言嘔家不可用建中。抑何其與仲景之書大相背也。

小建中湯 仲景

治傷寒。陽脈濇。陰脈弦。腹中急痛。傷寒二三日。心悸而煩。通治虛勞悸衄。裏急腹痛。夢遺失精。四肢酸痛。手足煩熱。咽燥口乾。虛勞黃疸。按陽脈以寸言。以浮指言。陰脈以尺言。以沈指言。陽脈見濇。木之鬱也。木鬱火妄。則有悸有煩。陰脈見弦。木侮土也。肝木侮土。則腹中急痛。凡腹中急痛。則必腸鳴而瀉。此亦太陰病。而非寒邪之犯太陰。乃脾胃素虛。三陽經上鬱於寒。而虛熱轉陵脾土。故在上則心氣虛妄。而或悸或

煩。脾虛而氣血不足。則虛熱也。在下則腹中急痛。太陰爲熱所逼。而不能敷化。此必仍桂枝症。外寒故仍從表。內弱故

小建其中。

桂枝三兩○此仍是桂枝湯。但重芍藥而加飴耳。旣曰傷寒陽脈濇陰脈弦。又曰傷寒二三日。則是生氣方鬱。必當是用桂枝。無用肉桂之理。吳鶴皋謂當是肉桂。其說非。

生薑二兩○助桂枝以發表。

芍藥六兩○以熱犯太陰。而內又不足之故。故重芍藥以斂陰和脾。凡腹中急痛者。熱內迫也。

甘艸一兩炙

大棗十二枚

入飴糖一升微火解服飴糖爲君。所以建中。爲肝氣鬱而脾受侮。故飴以補脾而緩肝。爲汗液泄而津內枯。故飴以潤之。且資其變化。以滋氣血。則膻中之氣舒。心血亦足。而煩悸可除。急痛可解。此用甘棗矣。而復用飴糖者。此不得遽用人參。則甘棗以厚本。而滋潤變化。則重恃飴糖也。

此爲陽氣未能勝外寒。而妄熱反侮太陰者設。陽脈濇。陽氣未能勝寒、澁。陰脈弦。妄熱反內侮太陰也。脾主營血。津液外泄。則脾血益虛。熱乘其虛。故腹中急痛。脾血不足。則心悸而煩。凡熱逆入胃則爲實熱。陽明症之腹滿實痛而心煩者是。熱逆乘脾則止虛熱。此症之腹中急痛而煩悸者是。若寒邪入太陰。則脈沈遲。而腹痛自利。四肢厥矣。仍桂枝以禦外侮。重芍藥以杜驕悍。君飴糖以厚內政。亦建中而御外之治也。其所通治雜症。亦皆和營衛。厚脾胃。補虛寒。靖妄熱而已。本方加黃芪一兩半。名黃芪建中湯。治虛勞不足。亦治傷寒。汗後身痛表虛惡寒。脈遲弱者。其意同。

桂枝加芍藥湯　仲景

治太陽誤下。腹痛。屬太陰症。按衛氣實而誤下之。則逆爲結胸爲承氣。衛氣出於胃。故逆則陽明也。營氣虛。津液泄。而誤下之。則虛痞。則腹痛。榮液出於脾。故逆則太陰也。太陰腹痛。或表症猶存。或無表症。要仍舒暢其陽。但宜加意斂陰。以此乃誤下之熱邪。非寒淫也。

卽前方不用飴糖。

非由誤下而見太陰病。脾本虛而熱邪侮之也。故急建其中。由誤下而見太陰病。熱邪逆而脾本不虛則加意斂陰而已。

四逆湯　仲景

主治少陰傷寒。通治三陰傷寒。身痛腹痛。下利清穀。惡寒不渴。四肢厥冷。或反不惡寒。面赤煩躁。內寒外熱。或乾嘔。或咽痛。脈沈微細欲絕。按內經云。傷寒五日少陰受之。少陰脈貫腎絡於肺繫舌本。故有口燥舌乾而渴。然大抵寒入三陰，症多相似。而少陰居太陰厥陰之間，少陰腎也。又爲寒水之主，故少陰病每併三陰。此湯通治三陰，猶白虎湯之主陽明，而亦通治三陽也。三陰多腹痛，自利，但太陰痛在大腹，少陰痛在少腹，厥陰痛當臍下。太陰自利，手足微寒，少陰厥陰自利則身冷。四肢厥冷者，則多在少陰厥陰，以寒邪凝滯於內，則陽氣不能敷布周身，手足居四末，陽氣尤遠而微，故逆冷也。下利清穀，內寒甚也。太陰之寒，利而未必下利清穀，少陰厥陰，乃至下利清穀。蓋腎命並居，腎寒則命火無氣，肝行相火，肝寒則相火不行，命門相火既微，則脾胃如冷鍋，而水穀不能化矣。寒徵於內，故復惡寒。少陰有渴，而不渴者，寒甚陽微則不渴也。然此寒見寒症也。其有反不惡寒，面赤煩躁，或乾嘔，或咽痛者，則陰盛於內，而格陽於外也。浮陽無根，上逆於賁門則乾嘔，循經而上繫舌本則咽痛，口燥舌乾而渴，此皆陰盛格陽之故。顧此何以辨其爲內寒，則以脈沉微細欲絕也。三陰脈皆沉，而太陰脈沉遲，少陰脈沉細，厥陰脈沉濇，其有沉緊沉數。要皆屬寒。沉微而數。則內寒尤甚。惟有力乃見爲熱。太陽症具。亦有脈沉。脈沉則從寒治。以內爲急。與陰盛格陽同也。仲景曰。傷寒。醫下之。續得下利清穀腹滿身痛者。急當救裏。宜四逆湯。清便自調。若但身痛者。急當救表。宜桂枝湯。蓋身痛之寒。猶在表也。又按四肢厥冷。有陰厥陽厥之別。厥陰篇。大汗出。熱不去。內拘急。四肢痛。下利。厥逆而惡寒者。用四逆湯。此亦陽經病在而內已陰寒者。若厥陰症具。而脈沉數有力者。則爲陽厥。皆陽經誤下。而陽邪入裏之故。有宜用承氣湯者。要其厥冷雖同陰症。而其腹痛自利。則自不同。不下利清穀也。或分傳經熱邪。則爲陽厥。直中陰寒。則爲陰厥。其說大非。凡三陽有厥多溺赤。皆由誤下之故。無所謂傳經熱邪之說。

附子 一枚生用〇辛甘熱。補命門火。爲少陰厥陰去寒之專藥。少陰腎與命門並居。厥陰肝爲相火所行。命門之元陽盛。則陰寒自消。附子用熟。則守而專於補。用生則行而兼能表。且生則性尤辛烈。此用以大攻沉寒。又外有身痛惡寒。或陽格於外之症。故用生以兼行於表也。

乾薑一兩○辛熱潤命門。補肝煖脾胃。凡用生薑。則專主行表而發宣陽氣。用乾薑。則能守於裏而攻徹內寒。此不欲其過表。故用乾薑也。

甘艸炙二兩○此用甘艸爲君。以薑附過峻。故以甘緩君之。而相以薑附。則甘艸亦行於下焦。經曰寒淫於內。治以甘熱。則此正其治也。

冷服恐寒淫格而不受。故冷服以投之。熱因寒用也。

面赤者格陽於上也。格扞格也。陰據於內以拒陽。而浮陽不得所歸也。

加蔥九莖以通陽○蔥通也。其葉中空而味辛氣薰性溫。故能通徹陽氣升補肝木。此寒淫於內以格陽於外。而甘艸薑附皆下沉以攻內寒者。猶恐寒格在中。不能使外陽來復以相合。故用蔥以合內外而通之。非取其發表也。○再加乾薑二兩。名通脈四逆湯。治脈沉細而伏不見。四肢寒厥甚者。○腹痛者。眞陰不足也。加芍藥二兩以斂陰。咽痛者。陰氣上結也。加桔梗一兩以利咽。利止脈不出。加人參二兩以助陽補氣血。嘔吐加生薑二兩以散逆氣。

寒邪自太陰經而益下。則傳足少陰。少陰經屬腎。絡膀胱上行出膈上絡心肺挾咽繫舌本。故病則格陽於上。面赤煩躁乾嘔咽痛皆格陽於上也。少陰腎也。腎爲寒水之主。而與命火並居。寒淫及此。寒與寒併。命火衰熄。陽氣不行。故脾胃不溫。而腹寒痛下利清穀。血氣凝濇而身痛。四肢厥冷。陽不能爭。則或游散於上而已。心肺上焦之陽與、腎命相隔不通也。甘補土以勝水。君以甘艸。熱助火以勝寒。附子乾薑。辛潤腎而補肝。使陽氣通徹於上下。生附子以行於內。生葱以通於外。元陽盛而陰慝消。陰慝除而浮陽自斂也。本方加白朮大棗。名朮附湯。治風濕相搏。身體煩痛。及中寒、發厥心痛。本方除乾薑。加芍藥三兩。名芍藥甘艸附子湯。治傷寒發汗不解。反惡寒者。虛故也。按此言虛者。榮衛之氣皆虛。故附子以復其陽。而芍藥以斂其陰。

乾薑附子湯。仲景

治下後復汗。晝躁夜靜。不嘔不渴。無表症。脈沉微。無大熱者。又治中寒厥逆。眩仆無汗。或自汗淋漓。及外熱浮煩燥。陰盛格陽。按下後而復汗。則陽幾亡矣。其晝躁夜靜者。浮陽外擾也。脈沉微無大熱。知寒淫之內據。而外擾為虛陽矣。中寒之症。必其人陽虛已甚。或勞役未已。而遇嚴寒猝冷乃有之。故中寒不發熱無傳變。無汗者。陽微不能作汗也。自汗淋漓者。陽游散而欲亡也。

即前方除甘艸。推附子為君。

浮陽外擾。急復以薑附之辛甘。陰寒猝乘。更無庸甘艸之甘緩。本方加當歸肉桂人蜜和服。名薑附歸桂湯。中寒服前方後服此以逐榮分之寒。再加人參甘艸名薑附歸桂參甘湯。服前方後服此以滋氣血。

白通湯 仲景

治少陰病下利脈微者。按此疑寒之極。而脈不能出也。

卽乾薑附子湯加葱四莖。急復其元陽於寒水之中。以葱通而行之。白通謂葱也。

白通加人溺豬胆汁湯 仲景

前症服白通湯。利不止。厥逆無脈。乾嘔而煩。服此湯後。脈暴出者死。微續者生。按服前湯而利不止。且至厥逆無脈。則命火幾絕矣。其乾嘔虛煩。皆命火之浮陽虛燄。勢將散而一發以盡耳。少陰水臟。寒逼命門。故其症之危若此。然猶幸其存此浮燄。或可續而噓之。使之復炎。故服此湯而脈微續者。猶可復生。若服此而脈暴出。則如俗所云燈火復明。必一發而盡矣。

即前方加人溺五合〇人溺出於膀胱。膀胱腎之腑也。人溺水也。歷上焦中焦之蒸化。而後達於腎腑。則能引上焦浮散之火。以下復於命門。又寒水方凝結。而溺之鹹能軟之。非徒取其與陰同類。而用之爲引也。

豬膽汁一合〇膽味苦寒。然相火所行也。苦則能降。是能引上焦妄行之相火。以下復於肝膽。亦非徒取爲反佐而從治也。此其用意之微。體物之精。非後人所能與。

合煎服腹痛者眞陰不足也。去葱加芍藥二兩以斂陰。嘔者加生薑二兩以散逆。咽痛者加桔梗一兩以利咽。利止脈不出加人參二兩以復其陽。

寒併少陰。霜雪凝閉。命火鬱塞。生意式微。根荄已難保合而枝秒徒作榮華。自利不止。脈微欲絕。而虛陽上格。乾嘔虛煩。此殆盡之勢也。薑附以峻補其陽。蔥白以宣達其氣。所以回元氣於冰雪之中。而布陽春之命。而猶有不應者。上剝之陽難返。下復之朋未來也。然非薑附無爲用矣。此時參芪茱桂。皆不足以代薑附。仍白通以救命火之微。而達之於上。加溺膽以回少陽之微。而引之使下。三焦及膽。皆少陽相火所行。膽火浮而心煩。三焦火浮而乾嘔。人溺所以引三焦之火而下之。以會於腎命。膽汁所以引膽之火而下之。以復於肝膽。非爲其寒也。不然。降火之藥多矣。何以用人溺膽汁乎。上下之陽氣宣通。庶陰寒不能間。而春令可行。生意可復歟。用四逆加人參一兩。名四逆加人參湯。治惡寒脈微復利。利止亡血。再加茯苓六兩。名茯苓四逆湯。治汗下後。病不解而煩躁。

眞武湯 仲景

治少陰傷寒，腹痛，小便不利，四肢沈重疼痛，自下利者。此爲有水氣，或欬，或嘔，或小便利。及太陽病發汗，汗出不解，乃發熱，心悸，頭眩，筋惕肉瞤，振振欲擗地。氣虛惡寒，按腹痛，自利，陰症類然。然此言少陰病，則脈沈而細，心煩昏寐，欲嘔不嘔，咽乾而渴，諸症之見也。陰病四肢寒厥，此言沈重疼痛，則寒挾濕在四肢也。下利而小便不利，命火微而脾胃不化，則水穀直下膀胱，無陽則水不前滲也。故爲有水氣，水氣逆湧上侵，則或嘔或欬。少陰自有嘔症，然乾嘔與水嘔自有不同。或小便利，水蓄滿而自通，時或不禁也。太陽膀胱本與少陰腎相表裏，太陽汗出不解，則是外寒未去，津液從陽妄行，腎之眞水亦以不居。外寒未解，則汗出又未快，由是逆蓄於中，在膻中則水漾漾而心悸，隨經以上溢，則上頭而頭眩，妄行於筋肉之間，則水氣挾熱，而沸動無定，是以筋惕肉瞤，振振欲擗地。凡肉瞤皆水熱相挾，非榮虛液少也。汗多則氣虛邪未解則惡寒。此腎及膀胱。動爲虛熱而不能攝水。故水氣妄溢之症。非汗多亡陽之症。若亡陽則當養榮固氣。而不當滲濕利水矣。○眞武當是元武。改元爲眞。乃宋人避君諱也。以青龍湯白虎湯例之可見

附子一枚炮○潤命門煖腎臟。去沈寒。行積水。熱用。則能守而引妄火以歸元。

白朮二兩炒○煖脾胃。燥積濕。補土以制水。蓋腎經受寒。命門火衰。則脾胃不溫。而水氣不化。此病之所以有蓄水也。火衰於下。則反乘水氣以溢於上。而有嘔有咳。水不下泄。火不歸元。於是而寒勝則四肢沈重而心悸。火妄則筋惕肉瞤而心煩矣。故附子以補火之元。而白朮以除濕之源。且亦合以除少陰之寒也。

茯苓三兩○淡以滲濕。且能凝聚腎氣。以斂下焦之水而行之。

芍藥三兩○寒。乘於腎。乃腎水之不足。非腎水之有餘。然腎方受寒。而寒又挾水。則腎水非可滋。故芍藥以斂眞陰。斂肺金。卽以生腎水。腎氣足則有以攝水而水不妄行。眞水與元火相安。水氣自消。而寒淫亦以退聽。

生薑三兩○熱可勝寒。辛能行水。此用生

薑者。四肢方有水氣。則此欲其行也。○水寒、相搏。咳者加五味子細辛乾薑。嘔去附子加生薑一倍。小便利去茯苓。下利去芍藥加乾薑。悉謂此加減法。似皆難名眞武。

少陰腎水臟也。而對化爲火。子午少陰君火。子腎水也。午心火也。且元火所都也。命門火也。火得水而靜。則不妄炎。水得火而行。則不妄溢。少陰爲寒淫所乘。則壹於寒。凝而無以攝周身之水。水氣不行。隨在而溢。逆於肺則咳。逆於胃則嘔。蓄在四肢則身重而痛。溢而下則大便自利。不循故道則小便不通。潤澤不上蒸。則渴。其挾於妄熱則蕩沸。而心爲之悸。筋爲之惕。肉爲之瞤。要皆腎不能攝水之故耳。命火失依浮燄欲散。所以上反見熱。是水火皆失歸也。壯命火以勝寒淫。附子爲主。白朮佐之。斂眞陰以滋元水。元水腎水也。芍藥以斂金滋水。**苦以燥之。**白术 **淡以滲之。**茯苓 **辛以行之。**生薑 **使寒水行。**行則不寒矣。**而命火亦復。**附子能引火以歸元。復歸則不熱矣。**方名眞武龜伏蛇蟠。坎離交媾。**坎謂腎水。離謂命火。**腎得陽而能攝水。外寒無所容而自散。**腎虛則外寒乘虛而據之。腎實則外寒無所據。水氣行而寒淫亦散。**火之光怪亦以消矣。**命火不妄行。得水爲依也。騰蛇主光怪。得龜而蟠。蛇蟠首必向壬。相火無依。亦光怪百出。及宅於命門。與腎爲依。則怪病亦息矣。○水氣之病。惟太陽少陰有之。二經皆主水。太陽之水氣作爲汗液。汗液不得泄。及泄而不快。則寒挾水而入蓄於中。然自表入也。小青龍湯行之。入而内伏。則十棗湯攻之。腑主外也。少陰之水氣。以潤澤於筋骨之間。外寒乘腎而挾之。則水凝而不得行。故眞武湯行之。然一臟一腑。表裏虛實相乘。故太陽少陰病。其主治多有相通者。

附子湯 仲景

治少陰病。身體痛。手足寒。骨節痛。脈沉者。及少陰病得之一二日。口中和。背惡寒者。按脈沉身痛。少陰病固然也。手足寒。骨節痛。則寒凝於骨矣。此氣血虛寒之至。故寒邪得而及此。然脈沉而未至於微細欲絶則脈氣猶行。故補正即可以祛邪。或謂此非外感之寒。則不然也。至若少陰得病於一二日。則亦少陰虛甚。故不及傳經之期。而寒已入之。其口中和。則以見病不在陽經。其背惡寒。則以太陽經行於背。與少陰相表裏。且督脈諸陽之主。背獨惡寒。陽虛爲甚也。此症如今人所謂夾陰傷寒者。

即前方去生薑加人參 二兩。寒水凝於骨。非薑所能行。且不欲重散其陽。加人參以大補氣血。則附术之祛寒。大有力矣。

寒淫挾水則生薑以行之 白术茯苓。皆滲水之藥。而辛熱以行之者。則生薑也。而湯名眞武主水臟立名也。納行者於歸藏之中。寒凝入骨則人參以資化。附子以回陽。芍藥以斂陰。朮茯以滲水。惟加人參以厚陰陽之氣化則眞陰眞陽壯。雖入骨之寒亦可消矣。而湯名附子主命門元火也。雖人參亦以助附子之力。此厚所藏以立行之本也。方意與人參白虎湯略同。皆主背畏寒。而白虎治壯火之食氣。眞武治嚴寒之傷氣。氣陽也。背太陽陽之督也。皆加人參以補氣。補陽之傷也。其寒火之辨。則壯火口必燥渴。寒則口中和也。

四逆湯 仲景

治傷寒少陰症。陽邪入裏。四逆不溫。或欬或悸或小便不利。或腹中痛。或泄利下重。按四逆腹痛自利及小便不利。皆少陰症固然。茲何以辨其爲陽邪入裏。陰邪自利無後重。惟陽邪客於下。乃有後重。熱瀉有聲而急。寒利無聲直下。熱痛或作或止。寒痛微微常痛。又寒厥通身并痛并冷。熱厥身不冷痛。獨手足不溫也。此言少陰症。陽邪入裏。言少陰症具。而熱邪倂入爲病。陽邪何以入少陰。必三陽悞下。或太陽聯入少陰。非如傳經陽邪之說也。

柴胡少陰亦用柴胡。柴胡味苦而輕。色黑而紫。固能堅腎水而升表相火。以宣達陽氣於上者。陽邪陷入陰中。故用此以拔而出之。

芍藥炒。陽邪入裏。以陰虛而不能斂固。故用此以斂之。

枳實麩炒。陽邪結於下。故致小便不利。而泄利下重。故用此以破之。且枳實亦能斂陰。

甘艸炙。甘熱可治寒淫。且和陰陽。欬加五味子乾薑。倂主下利。悸加桂枝以散陽邪於上。小便不利加茯苓以滲水氣於下。腹痛加熱附子以勝陰寒於中。

等分爲末。水調服。泄利下重加薤白以行滯氣。利大腸。

少陰而有陽邪。或陽經誤下。或太陽倂入也。陽邪而仍

四逆其症究屬陰寒。而寒熱併居於經。未能相勝。少陰固水火並居之地也。在少陽則寒熱往來。在少陰經則不然者。陰靜之地則不爭也。四逆則雖有陽邪而不可下。已四逆矣。而更下之。則寒淫獨治矣。陽結則亦不容不下。結熱不行。則陰寒亦不解。升其內陷之陽。柴胡斂其不足之陰。芍藥。○眞陰不足。則寒湊之。而熱亦乘之。而破熱以苦。枳實勝熱以甘。甘草此亦陰陽兩解之治也。治法略與少陽之小柴胡湯同。

桃花湯 仲景

治少陰病。二三日至四五日。腹痛。小便不利。下利不止。便膿血者。按腹痛下利。少陰病固然。茲則下利不止。而至於便膿血。則是陰陽併傷。而下焦不能自固也。葢腹痛自利。此寒淫入於少陰。乃未及傳經之期。

而少陰遽病。則陽邪必有逆入於陰者。是以血氣併傷於大小腸。而下利膿血。則熱邪之併入下焦者。顧下焦不能自固。則腎之虛已甚。而血氣兩傷。則陰陽下脱矣。故仲景治此。但以固其脱爲主。而寓陰陽兩解之政焉。

赤石脂一斤。甘酸溫濇。甘則能補。酸則能斂。而重沈入於下焦。故能補斂下焦之氣血。又其性脂潤而膠固。故爲止脱之專藥也。顧此症在成無已程郊倩則以爲裏寒。在王肯堂吳鶴皐則以爲傳經之熱。而此藥亦或以爲熱。或以爲寒。使後學將何所適從。愚謂傳經熱邪。直中寒邪之說。此葢確乎不然。三陰之有陽邪由於誤下。若此症之腹痛下利。明是少陰寒淫。是以下焦不能復固。與陽經之熱逼下利。自有不同。若以爲熱邪。則仲景宜用攻。而不當固斂矣。但寒淫則不當有便膿血之症。是此之便膿血。固明是挾熱。而獨歸之裏寒者亦未是。故愚謂此爲陽經誤下。則熱結下焦。而腎本虛寒。則陰寒亦乘間入之。是以相迫逐而下利不止便膿血也。至於赤石脂。其性固温而非寒。

乾薑一兩。○以下利不止。下焦虛寒。故用乾薑以勝寒淫。

粳米一升。○甘微酸微寒。以便膿血是熱傷大腸。故酸以斂陰。寒以勝熱。而甘以補之緩之。且和脾胃之氣。大腸與肺相表裏。故用粳米爲補斂。與治肺法同也。

經病固寒熱併。寒入陰經。則陽衰而不能併。然陰經亦有挾熱者。則陽邪逆入。見非由傳經而入。而陰寒亦併乘之。非循序也。顧陽邪而逆入於少陰。則陽之窮。陰寒而踰入於少陰。則陰之極。少陰之內。尚有厥陰。然厥陰則陰盡陽生。而少陰寒水。尤陰寒之至也。利不止而下膿血。是龍戰於野。其血元黃也。兩敗俱傷此時之參芪薑附芎連粟殼訶子。皆難措用。此少陰傷寒。病與雜病之下利膿血不同。寒熱補濇皆彼此相妨也。故惟用赤石脂之重沈入下焦斂固以收脫甘溫以保陽而勝陰寒膩潤以滋陰而破熱結以兩救之而佐以粳米此時穀氣之養勝於參芪助以乾薑以救虛寒使陰陽之氣稍復而後補養可隨施。此扶危定傾之道也。

赤石脂禹餘糧湯 仲景

治傷寒服湯藥。下利不止。心下痞鞕。服瀉心湯已。復以他藥下之。利不止。醫以理中與之。利益甚。理中者理中焦。此利在下焦。赤石脂禹餘糧湯主之。復利不止者。當利其小便。按傷寒服湯藥而致下利不止。心下痞鞕。此必陽經誤下。陰邪間入。客於膻中矣。故服瀉心湯宜也。乃復以他藥下之。則陽邪不入陽明腑而踰入少陰。故利益不止。利非熱迫而以虛寒也。不入陽明腑者。陽明氣血皆盛。故寒淫鮮入其腑。故治陽明病。無用熱藥者。其蹻入少陰。以腎脈交絡於心肺。故寒淫得蹻而入之。此自痞鞕瀉心而下也。利在下焦。下焦命火所居。而少陰所治。下焦當闌門之上下。小腸得陽氣。而泌別水穀。以滲便於膀胱。膀胱得陽氣而化津液。出小便於前陰。大腸得陽氣而傳糟粕。出大便於後陰。利在下焦。腎經受邪而命火衰。腎氣虛寒。而不能斂固。故此非理中所能治。然已服理中而利益甚。則且以斂固其脫爲急。故主以此湯。其仍利不止。則利其小便。其立方制治之大法。爲甚明矣。

赤石脂 斂濇而能溫補。

禹餘糧 甘濇平重。沈入下焦。固脫而兼能泌水。

等分。

杵碎煎

治法與前方略同。但寒未大傷於氣。故不必乾薑熱。未大傷其血。故無庸粳米。

麻黃附子細辛湯 仲景

治傷寒。少陰症。始得之。反發熱。脈沈者。按脈沈而細病腹痛欲寐。少陰症也。此云少陰症始得之。則是循經而傳入少陰矣。循經漸入。宜無陽邪。亦不當發熱。而此反發熱。則是寒淫已深入於內。而虛陽反僨張於外。抑外淫有未盡而留於表也。外淫仍在。則不當入裏而入裏者。殆其人腎本虛寒。而太陽少陰相爲表裏。故太陽之寒淫未盡解。而陰寒已軼入少陰。此其入陰有漸。故與兩感又有不同者。

麻黃二兩。以透表太陽經未退之寒。而抒其發熱。　附子一枚炮。以治少陰經深入之寒。

細辛一兩。辛溫。以宣達腎命之寒。而透於肌表。此以通中外。爲附子麻黃之策應也。

先煮麻黃去沫。內諸藥煎。麻黃味薄。其汁難出。

太陽少陰相表裏。而有兼病。則內外可分治。然在表之

邪未解則雖有在裏者亦宜從表而拔之使出妙用細辛以聯之

當歸四逆湯 仲景

治厥陰傷寒手足厥冷脈細欲絕按内經云傷寒六日厥陰受之厥陰脈循陰器絡膽屬肝上行出膈上挾咽繫舌本故病則拘急囊縮舌捲厥陰爲陰之極故手足厥冷脈細而濇若身冷而發躁不安則死症也若使厥而不躁脈細而猶和則厥陰屬木相火所行陰盡陽回病亦當由是可愈治此者尤宜補肝肝木之生氣敷榮則陰寒自散回冬令以布陽春也

當歸三兩 甘辛苦溫潤澤敷榮實爲補肝主藥非徒主血而已然木之生也津液必日滋木之死也津液必日涸木之津液猶人身之榮血故辛以潤命門則陽氣始行陽氣行於肝則春令行而土膏動木得之以

滋萌芽。血歸於肝。而生意遂矣。故補肝卽以補血。

桂枝三兩○辛熱。此又承肝木之生。而爲之暢遂條達。以布爲枝葉。陽氣達於四末。津液亦從之以行。所以治四逆。又非如太陽病之用此以和榮而作汗已也。

細辛三兩○此又以潤腎而宣命門之氣。以行之於肝。達萌芽於霜雪中。使寒氣不得而抑之也。

芍藥三兩○歸桂細辛。皆辛以達生氣。而又恐其發泄之過。則酸以節之。且以和陰使榮血有本也。

甘艸炙二兩○肝木之情急。急則一發而將不繼也。故甘以緩之。且以厚土而培肝木之本根也。

通艸二兩○漢人所用通艸。卽今之木通。味淡氣輕。能滲水而利竅通脈。此因四逆脈濇。用此以通之也。

大棗二十五枚○以助甘艸且生津液。

寒邪自少陰經而益裏。則傳足厥陰。厥陰經絡前陰。男宗筋。女廷孔。上行絡膽屬肝。上行上膈。上繫舌本。上與督脈會於巔頂。故厥陰亦有頭痛。故病則囊縮舌卷。陰寒之極。故手足皆冷。脈沈細濇。然厥陰肝也。肝行春木之氣。而與相火並行。寒淫及此。陰盡則陽生。故再傳則復太陽也。厥陰脈上頭。與太陽脈會。寒已動而不能生則死。寒過之也。陽已動而助其陽則生矣。宣元陽於腎水之中。細辛行陽氣於厥陰之經。當歸○人知當歸之爲血藥。而不知當歸之辛。實能補肝以行氣。但其滋潤之性。則能使氣行而血液從之。如木之含生而津液自目至耳。當歸者歸血於肝也。達陽氣於枝葉之上。桂枝○寒在厥陰。故此方主於大補肝木。人疑四逆之何以不用薑附抑知寒在少陰。則用薑附以回水中之陽。所以保根荄。寒移於厥陰。則用歸桂以達肝木之陽。所以動萌芽。不用肉桂而用桂枝。四肢厥冷。血脈凝濇。故宜用枝以達之四表今人不知補肝之道。則謂此為風寒中血脈。故以當歸為君。而以桂枝散太陽血分之風。細辛散少陰血分之寒。夫以厥陰一症。而强分風寒。舍厥陰不言。而專言血脈。且舍厥陰不治。而治太陽少陰。有是理乎。肝固主血。當歸固行血。然抑知肝木之陽氣復而血自行。非以此症為風寒中血脈也。厥陰肝也。成氏則舍肝而言心。益與仲景之書背矣。**酸以節之。**芍藥以防宣散之過。非用以收心氣。**甘以緩之。**甘棗以緩肝氣之急。非以緩陰血。**猶慮寒邪之足以間也。而木通以通之。**木通通體皆細孔相通。所以宣達生氣。使無有間隔也。**治肝之法盡則厥陰之寒消。陽氣日滋而生意遂矣。**脉通厥愈。所不待言也。

烏梅丸 仲景

治傷寒厥陰症。寒厥吐蛔。亦治胃腑發咳。咳而嘔。嘔甚則長蟲出。亦主治久痢。按太陰厥陰皆有吐蛔。脾寒則胃寒。肝病相火不行。則胃亦寒。胃寒。則蛔不安而上膈以就溫。故膈上煩痛。其得食則嘔者。蟲聞食氣則上以迎之。蟲逆而氣亦以逆。故嘔而上吐。然此以厥而蛔動。非因蛔動而厥也。治之者亦去太陰厥陰之寒。而已。太陰吐蛔。用理中加烏梅。厥陰吐蛔用此。

烏梅三百箇。蛔得酸而伏。故以爲安蛔君藥。然酸以斂陰。溫以去寒。且能和胃。雖瀉肝似非厥陰所宜而方內多補肝之藥。正可相參爲用也。

當歸四兩。補肝氣滋血液。

桂枝六兩

細辛六兩。此卽當歸四逆湯之意。但當歸分兩特輕以方中補肝之藥不一。而欲回胃腑之寒。則更宜行肝氣於胃也。

川椒去汗四兩。川椒苦辛。亦殺蛔主藥。而補命火以行於肝脾。又以助細辛當歸也。

乾薑十兩。補肝補命門火。

附子炮六兩。命火不溫。則肝木寒而胃亦冷。故此方復重用薑附。

人參六兩。補脾胃。滋氣血。此合川椒薑附乃理中建中之意。亦因吐蛔而以回命火煖脾胃爲重。**黃連**一斤○蛔得苦而下。然用此亦以厚腸胃。蓋胃不溫則不能以化水穀滋氣血。然過熱則胃又反薄。以上皆溫熱之藥。故用連蘗以平之。**黃蘗**六兩○恐薑附之熱或遺膀胱。故以此平之。程郊倩謂此微用苦寒。所以納上逆之陽而順之使下。愚謂此症內寒外厥。固無所謂上逆之陽也。

用苦酒醋也浸烏梅一宿。去核蒸熟。和諸藥蜜丸。

此方治厥陰吐蛔。蓋合當歸四逆及四逆理中建中諸方而參之。加以安蛔之治。復濟之以苦寒。以防陽藥之過僭。以厥陰爲三陰之極。陰甚則胃且無陽。故蛔以上逆。蛔出活者。胃猶有氣則生。蛔出死者。是胃已無氣。多不治。故治以溫中爲主。然所爲溫中者自肝腎而溫之。則仍以治三陰之寒而已。

白頭翁湯 仲景

治傷寒熱利下重欲飲水者。按寒入厥陰。而轉有熱利者。此有其故。厥陰本陽生之地。而厥陰少陽。一腑一臟。陰寒僭處其地。則相火不能舒。下逼而爲熱瀉。此必其人之陽氣不甚衰者。故厥陰之生氣。猶能與寒爭。抑或服熱劑之過。而未合病情也。又或者病方在少陽。而治之未當。則熱邪踰入厥陰。自腑而遺臟也。熱遺厥陰而熱利者。相火逼於腸胃。則沸溢而下。傳化失宜。凡寒瀉則洞出無聲。水穀不化。而糞無氣色白。熱瀉則急出有聲。糞色焦黃而氣臭穢。且臍下熱也。欲飲水者。熱爍而以水自救。與津液枯渴者不同。

白頭翁 二兩○本草以爲苦寒。但此藥在今無可考。

秦皮 三兩○苦寒。堅腎水。瀉肝火。

黃連 三兩○瀉小腸之火。以達之大腸魄門。且資之以厚腸胃。

黃蘗 三兩○瀉腎命之火

以達之膀胱前陰。
亦藉之以滋腎水。

厥陰而有熱利少陽遺熱也遺熱而利故下重欲飲水。此以別於寒利熱利而見爲厥陰有厥症存也厥而獨治其熱與四逆散意略同。黃蘗之辛。亦能升陽熱當下而厥不可下。若以勝熱濇以止脫。秦皮味濇辛以宣陽而利可止。厥陰固陽生之地也。邪熱去而眞陽亦自生。此方白頭翁不可的考。或擬以白芍代之。

炙甘草湯 仲景

治傷寒。脈結代。心動悸。及肺痿咳唾多心中溫溫液液者。按結者脈數而時或一止。代者脈間止而不能自還也。脈結代而心動悸。熱作而氣血傷。眞氣內怯矣。肺痿爲虛熱傷肺。與肺癰實熱不同。溫溫液液者。

熱濕相挾而不能下行。則逆爲咳唾。而肺葉反或枯萎也。

甘艸炙四兩○脾胃爲血氣所由滋。故補中以立本。**人參**二兩○補血氣以生脈。**大棗**十二枚○和中以助人參甘艸。**桂枝**三兩○以行榮分而逐外寒。**生薑**三兩○以達衛分而逐外寒。**生地黃**一斤○傷寒作熱。而至氣血併傷脈代心悸。則腎之眞陰益幾亡。而水液枯竭可知。故大補腎水以升之。**麥門冬**去心半斤○盛熱必爍肺。肺朝百脈。淸肺金所以生腎水而復脈。**麻仁**半斤研○漢時有大麻無脂麻此所用大麻也。辛潤命門。甘以緩肝。且穀食也。助人參甘艸以和脾胃。助麥冬以潤肺。助薑桂以行榮衛。**阿膠**蛤粉炒二兩○甘潤膠固。以滋肺而斂陰。鹹滑下沈。以輭結而激淸腎水。**水酒各半**加酒以布行於榮衛經絡。**煎內阿膠烊化服。**

傷寒、熱盛而眞陰反傷，則津液枯而脈見結代。傷寒、脈見結代，却非死症，與他病不同。壯火食氣，其氣亦耗，而心神惕惕。心悸有因水氣蕩漾而神不安者，有因眞氣內傷而心神怯惕者。治外猶緩，而安內尤急，故君生地以滋眞陰，而濟巳亢之陽，用生則能上行。佐之以麥冬、麻仁以保肺金，而生欲竭之水。麥冬淸肺生水。麻仁亦以潤燥。此自先天而滋之。甘棗人參以和中而滋氣血，此自後天而補之。津液生，血氣足，然後可資桂薑以逐外寒，榮衛氣行而外淫亦退。膠以通上下，酒以通內外，此內外緩急之宜、扶危定傾之道。仲景傷寒治法最詳，後學所宜宗主。且著治寒一法，而實示人以凡治外淫之則也。但其方未能徧述。茲爲著其分經之略焉。

又後人註釋多失仲景之旨。茲爲論之特詳云。

神术散 海藏

治內傷冷飲。外感寒邪。而無汗者。○海藏疑仲景用藥過峻。而制神术散以代麻黃湯。制白术湯以代桂枝湯。然麻黃桂枝。豈二术所能代。坐使內外混淆。而分經之法亂矣。至陶節菴又變而爲疏邪實表湯。用藥乃愈雜。今人喜節菴而畏仲景。醫學之所以日庸日下也。然果使內傷冷飲。而又外感寒邪。其病之淺者。此方亦尚可用。茲各爲略述數方以見變法之漸云。

蒼术 製二兩○可以內治冷飲。外表寒邪。 防風 二兩○此本太陽風濕之藥。此借以逐寒邪。

甘艸 一兩炙 加生薑葱白煎 本方可用 如太陽症發熱惡寒。脈浮緊者加羌活。此正麻黃湯症輕者可用。症重則非此所可及。脈緊帶洪者是兼陽明，加黃芩。此非其治矣。浮緊帶弦數者，是兼少陽，加柴胡。婦人加當歸。此全非其治。

白术湯海藏

治前症有汗者。說已見前。

白术二兩。可以內治冷飲，亦能外表寒淫。　防風二兩　甘草一兩，炙　加薑三片，煎。不用葱者，恐過汗也。

自海藏之法行，而後人視桂枝麻黃爲鴆毒矣。坐令外感內傷混同論治，此喻嘉言之誚陶節菴也。然已自海藏開之。

九味羌活湯 張元素

治傷寒傷風憎寒壯熱頭痛身痛項痛脊强嘔吐口渴太陽無汗及感冒四時不正之氣溫病熱病按元素此方將以括桂枝麻黃青龍各半等湯也然方藥當因症而施豈可以大網罩之若此

羌活　防風　蒼朮各一錢半　細辛五分　川芎　白芷　生地　黃芩　甘艸各一錢　加生薑葱白煎　風症自汗者去蒼朮加白朮黃芪胸滿去地黃加枳殼桔梗喘加杏仁夏加石膏知母汗下兼行加大黃

此方愚不知其所主何經所對何症而今人守之為聖方何也四時感冒或可加減擇用之

再造散 陶節菴

治陽虛不能作汗者。

人參　黃芪　桂枝　甘艸　附子炮　細辛　羌活　防風　川芎　煨薑　棗一枚　加芍藥一撮煎。夏加黃芩石膏。

再造美其名矣。不能作汗加參芪。良法也。然何不即加參芪於麻黃湯中。或如東垣法。加表藥於補中益氣湯中。而必至用藥雜亂如此。附子細辛川芎煨薑。皆雜亂之藥。

大羌活湯 潔古

治兩感傷寒。

羌活太陽風藥　獨活少陰風藥　防風不分經　細辛少陰寒藥　防己濕藥　黃芩去肺大腸火藥　黃連去心肝脾火藥　蒼朮太陰風濕之藥　白朮補中藥　甘草　知母去腎熱及膻中肺火之藥　川芎厥陰風藥又血中行氣藥　生地黃心腎之藥　每服五錢。內生地知母川芎各一兩餘藥各三錢。熱飲。雜亂已甚。

兩感之症。內經及仲景皆言必死。兩感者一日而感二經。內外皆病也。如一日則太陽少陰皆病。二日則陽明太陰皆病。三日則少陽厥陰皆病。此內外皆虛。而寒氣勁疾。藩籬盡撤矣。故不可治。必求治法。亦當按症分經。審內外緩急而治之。此方不足用也。

益元湯 活人方

治面赤身熱。不煩而躁。飲水不入口。名戴陽症。按煩爲有根之火。躁爲無根之火。實火必渴而飲水。飲水不入口。則非實火也。此陰盛格陽之症。治之宜此方。

附子炮二錢 乾薑四錢 艾葉一把。苦温。得火之正。能堅腎益陽。温中去寒。甘艸二錢炙。此皆以回元陽於内也。 黄連一錢 知母一錢。此皆以折妄行之陽。而滋根本之陰也。 人參二錢。滋補氣血。以和陰陽。 麥冬三錢。以清肺。 五味子一錢。以補肺斂氣。既復其陽。復斂其陰。使陰不躁。而後陽得所依附。 加薑以通内外之陽。 棗以和中。 葱白亦以通内外之陽。 煎。入童便一合。又所以通陽於陰引以下行。而復於腎命。冷服。熱因寒用。

此方用意甚密。可補仲景所未及。治傷寒法已略備矣。以下補治雜寒症。

四神丸

治腎瀉脾瀉。

破故紙四兩酒浸一宿炒。命火微則脾胃無以化水穀。故用此以大補命火。五味子三兩炒研。斂補肺金。而滋生腎水。且能固脫。肉豆蔻二兩麵裹煨。辛溫。行肝氣於中州。以煖脾胃而消宿食。吳茱萸一兩鹽湯泡。辛熱。入肝命以補下焦之火。上行以煖脾和胃。又能旁行以潤大小腸。用大棗百枚大和其中。以厚脾土。且甘熱所以治寒淫也。生薑八兩宣暢陽氣。祛逐沉寒。切片同煮。棗爛去薑。取棗肉搗丸。每服二錢。臨臥鹽湯下。用鹽湯以導之下行。臨臥服。欲其行於陰分。

寒瀉責之命門之陽衰。抑亦飲食積冷也。飲冷不化。亦命門火衰之故。有五更而瀉者腎不闔也。腎開竅於下二陰。腎寒而無陽。則二陰不能鍵閉。方其陰靜。尚相安而不行。一交陽動。則氣泄而瀉隨下。不能禁矣。有水穀不分。不腹痛而瀉者脾胃不化闌門不泌也。脾胃無火。則水穀不腐。小腸無火。則水穀不分。要皆責之陽衰。故壯其陽。補骨脂斂其脫。五味子溫其中。肉豆蔻兼化冷徹其寒。吳茱萸去食。下焦沉寒。而和之以薑棗。陽足則能化而瀉可止矣。本方單用補骨脂肉豆蔻。名二神丸。此主補命火。單用五味子吳茱萸。亦名二神丸。此主斂腎水。本方去五味子吳茱萸加茴香木香。亦名四神丸。則以主煖脾胃。

感應丸

治新舊積冷
瀉利諸症。

木香 辛苦溫。煖脾胃。和氣血。蒸化水穀。宣壅去癖。 **肉豆蔻** 煖脾胃。消宿食。 **丁香** 各一兩半○辛溫。補○腎命。煖脾胃。去沈寒。 **乾薑** 炮一兩○去痼冷。散痞氣。 **百草霜** 一兩○火氣之餘。上極而下。下氣。消積。行瘀。去妄熱。止妄血。和中氣。 **杏仁** 一百四十粒。去皮尖○潤燥。下氣。且能破堅消積。 **巴豆** 七十粒去心皮膜壓去油○辛鹹熱。輭堅積。破沈寒。斬關奪門。其力甚猛

巴豆杏仁另研。同前藥末和勻。用好黃蠟六兩溶化 黃蠟甘淡色黃入脾。甘能補脾。淡能滲濕。蜜滑而蠟濇。以其凝聚也。能止瀉利。 **重絹濾去渣好酒一升** 酒以布散藥氣。亦祛冷氣 **於砂鍋內煮數沸。候酒冷蠟浮。用**

清油一兩。[此清油即菜子油。辛葷亦能散寒。]銚內熬熟取蠟四兩同化成汁。就銚內和前藥末。乘熱拌勻。丸如豆大。每服三十丸。空心薑湯下。[辛以行之。]

脾胃以溫而能化水穀。飲寒食冷。及中有積冷。則能使脾氣虛寒。而水穀不化。脾虛生濕。積水下泄。而腎復不關。於是有洞泄溏瀉。久痢不止諸症。[痢皆屬熱。惟久痢休息痢則屬寒。]此方君以黃蠟。以甘補淡滲。濇而能潤。[濇以止利。潤則能滋。]而後聚諸辛熱之藥。以攻其積冷沈寒。宜化胃氣。重以杏仁之破。巴豆之劫。而積滯亦無所容。寒消濕散矣。此治脾胃積冷凝滯之良方也。趙養葵曰。此方神妙不可言。雖有巴豆。不令人瀉。其積自然消化。愚謂巴豆之不瀉。以黃蠟君之也。

導氣湯

治寒疝疼痛。按疝有七種。曰寒疝。積寒於肝腎之部。囊冷堅結如石而墜痛。曰水疝。寒氣挾濕。陰囊常濕且重墜。曰筋疝。肝經積寒。筋結不舒。牽引睪丸併上臍腹而痛。曰血疝。寒泣血凝。溺癃而痛。及女子癥瘕皆是。曰氣疝。氣冷遺尿。精滑不禁。陽痿不舉。偶舉即痛。曰狐疝。陰囊垂大。常有腥氣。散而不收。曰㿗疝。睪囊腫硬。不痛不癢。要皆寒濕積於下部。肝腎之分。寒多則結痛。濕多則濕重。在肝分多則筋引。在腎分多則禁固。在氣分則冷氣上逆。在血分則血凝。腎主二陰。而與寒同氣。故下寒必責之腎。而肝脈絡之宗筋。腎有寒濕。肝必受之。水寒閉則木不生也。

川楝子四錢。苦寒。其形如金鈴。而含實下垂。有腎囊之象。其氣味厚而下沈。故下入於肝腎。苦能補腎。微辛補肝。導熱行水。達於膀胱。爲治疝之主藥。然疝寒積也。而川楝子之苦寒。能治之者。肝固陽生之地。寒以鬱熱而積。寒閉而熱不得舒。則相逼而痛。川楝子含實而自裂。則能開積寒而散之。導鬱熱而行之。

木香三錢。疏肝而升降諸氣。通利三焦。寒積於下。則三焦火鬱而水不行。　茴香二錢。甘辛熱。祛下焦之冷氣。回肝腎之元陽。而大煖丹田。　吳茱萸一錢湯泡。補肝潤腎。行下焦之氣以燥濕除寒。

長流水煎取其下行也。

腎者陽陷陰中。於卦爲坎。肝者陽動陰下。於卦爲震。皆陽爲陰所遏。故腎爲寒水。而肝稱厥陰。若陽微而陰寒重遏之。則寒固積而不舒。且挾水而成濕。陽微而陰寒。重遏之。如方勞役傷於筋骨。或房勞傷腎。而猝復受寒濕。及飲食寒冷。則寒乘肝腎之虛而入之。一時雖不病。久積而成疝矣。然亦或有得之胎中者。**寒濕挾於下。則丹田不煖。**腎寒。**宗筋不舒。**肝寒。

小腸不泌。小腸經絡並於厥陰。故肝之寒氣牽引。則寒火相激。痛連上於小腸。俗所謂小腸氣也。

膀胱不行。膀胱腎水。寒積於腎。則膀胱之水亦不行矣。**所以為疝治疝者亦開其陰氣之鬱。**川楝子。**而達其陽氣之行。**木香 茴香 茱萸。**陽盛而寒散濕亦下行此方治疝之通劑也。**用者因症而加減之可也。

荔枝散 丹溪

治同上。丹溪曰。疝病自素問而下。皆以為寒。世有寒而無疝者。必有說以通之。因思此病。始於濕熱在經。鬱遏至久。又感外寒。濕熱被鬱而作痛。只作寒論。恐有未盡。古方以烏頭梔子等分作湯。其效亦速。後因此方隨症加減。無有不應。須分濕熱多寡而治之。又有挾虛而發者。當以參术爲君。而佐以疏導。其脉沉緊而豁大者是也。愚按丹溪之方是。而丹溪之論有未盡然者。邪之中人也。必乘虛而入之。肝腎不有虧則猝寒亦不栖於肝腎。此所以寒。而無疝耳。非必始於熱濕也。論未是則方何以是。曰人身陽也。肝腎陽之始也。陽雖或虧而未甞息。寒、乘之則陽鬱。陽鬱則有熱。故去寒而兼行其熱。使三焦之道通可也。

吳茱萸入厥陰溫肝。

荔枝核入命門煖腎。蓋荔枝生於南方色赤。至夏至而翕然皆熟屬火可知。結必雙聯。而核形如睾丸。冬月置其核於盂水中。則水經宿不冰。故治寒疝用之。用其氣兼用其形獨用煅存性。服之。亦可治疝。

枳殼行氣破結。

唐毬子即山查。順氣散滯。且能瀉肝斂陰。

梔子此以行三焦之鬱火。而達水道於膀胱。以行所挾之濕。三焦即命門之火所行也。火氣行而積寒、亦散矣。

等分。炒爲末。空心長流水下二錢。

意與前方相似惟知其意者酌之

風部

風淫於內治以辛凉佐以苦甘以甘緩之以辛散之按治以辛凉者以金勝木以凉勝温也然辛實補肝而風淫必乘肝之不足然則用辛乃所以補正使正氣足而外淫乃不得乘也此所云治淫亦仍然治肝之法但佐之以苦而不言酸瀉蓋風兼相火宜於苦降而風淫善入故不欲酸收也顧風爲百病之長且善行而數變則治法亦不可以一定拘如冬月之風則必挾寒大寒而後風木之令已行而寒氣猶盛此時之風即寒分經施治法自見於寒門矣雨水而後陽氣漸復風木之令專行矣然厥陰猶有餘寒此時之感風雖亦挾寒而寒必已淺此俗所稱四時感冒之類不復分經傳變

若冬月正傷寒矣。春分而後，春木正用事。而君火之令已行。此時風火相挾，勢乃大盛，所謂風瘟時疫，痟首飧泄，正多自此時始。而頹風旋風使人喎斜繆戾，亦多在此時。辛涼苦甘，甘緩辛散，正其治也。小滿而後，則相火用事。此時之風，必挾暑熱，君相皆火，而相火尤烈。治風必治熱淫，而風只其兼病耳。大暑而後，則濕土之令繼之，而風淫好乘濕土。人於溽暑，必喜當風，往往風濕相搏，是亦不專治風。至秋分而後，則燥金令行，木從金化，其風亦燥。又見燥不見風矣。惟直中之風，賊風直入，則有中風風痺諸症。此必其人之氣血虛歉，而後風得中之。痺症亦多挾寒濕，不專責風。然今人統謂之風，又不能別爲分類，則亦統從風部而已。

神术散 局方

治傷風頭痛，無汗，鼻塞聲重，及風寒咳嗽，時行泄瀉。

按：凡非冬月正傷寒，則雖挾餘寒、猝寒，亦只爲傷風而已。凡傷風者淺。寒多無汗。不得謂有汗爲傷風。無汗爲傷寒。誤會仲景之意也。風淺不入於經。其所栖在皮毛腠理之間。而肺主皮毛。風淫侮所不勝。肺氣不得舒。故鼻塞聲重。鼻爲肺竅。而肺主音聲也。肺氣不舒。則有咳嗽。風木乘所勝。則傷土而泄瀉。

此其淺則發於春時。深則積久而發於夏後。

蒼术二兩○甘苦辛温。色蒼入肝。補肝緩肝而祛風去寒。爲肝風之主藥。

川芎一兩○甘辛温補肝祛風行氣。其去風直透巔頂。主治頭風痛。

白芷一兩○辛温行木氣於土中。主陽明風熱風淫行於高處。受風者多在頭面。而陽明經行於頭面。又風淫喜乘陽明。故用白芷且防泄瀉也。

藁本一兩○辛温補命門而行督脈以上達巔頂與厥陰脈會。凡風自後來。則多入風府。而上於巔。以作頭痛。風府者。頸窩中也。故用藁本。且亦能煖胃治瀉。

細辛一兩○辛温能宣達肝腎之氣。以達於經絡百骸。然此皆以祛風。而非發表之藥。

羌活一兩○此則補肝祛風。而能透表出汗者。

甘艸一炙

兩○甘以緩肝補土。凡治溼必當補中也。

以治時行傷風無所謂分經主治也。但補肝祛風而已。辛以補肝。而用藥多溫。風猶挾寒也。

葱豉湯 肘後方

治傷寒初覺頭痛身熱脈洪。便當服此。按此固以治傷寒之未入於經者。然凡風挾微寒者。皆可服此。且此脈洪必浮。則風脈也。

葱白一握○辛葷補肝。通陽發汗。　淡豉一升○苦甘輕寒。保肺緩肝。和中發汗。　煎服取汗。如無汗加葛根三兩。以有身熱頭痛。故加此以解肌熱。且亦能助使葱豉以發汗。此非治正傷寒。不患其引病入陽明也。○活人方。去淡豉。加生薑。名連鬚葱白湯。寒稍重者宜之。

凡感冒風寒。此爲通治。勿以其平而忽之

香蘇飲局方

治四時感冒。頭痛發熱。或兼內傷。胸膈滿悶。噯氣惡食。四時感冒即傷風。其胸膈滿悶噯氣惡食。則肝氣不行於脾胃。而脾胃不舒。不能化食行氣。所謂內傷也。

紫蘇二錢〇辛溫。補肝祛風發汗。亦表散風寒。主藥。

香附二錢〇辛溫。行肝氣於脾胃。以去鬱宣滯。此用以治內也。

陳皮去白一錢〇辛行肝氣。苦理脾胃。去白則輕而能表。此以兼行內外。

甘艸一錢〇以緩肝和中。

加薑葱煎。以祛風表汗爲主。

此表裏兼治。而用藥有條理。亦良方也。此補肝而平胃也。傷食加神麯。咳嗽加杏仁。有痰加半夏。頭痛加川芎白芷。鼻塞頭暈加羌活荆芥。心中猝痛加元胡索。大

酒一杯。

參蘇飲 元戎

治外感內傷。發熱頭痛。嘔逆咳嗽。痰塞中焦。眩暈嘈煩。傷風泄瀉。及傷寒。已汗。發熱不止。按此與前症皆兼外感內傷。而內傷有不同。益胸膈滿悶。噯氣惡食者。肝氣微而不行於脾胃。則脾胃之氣鬱而不舒也。嘔逆多痰嘈煩泄瀉者。脾氣弱而肝風乘之。胃氣不和。而上則嘔逆。下則泄瀉矣。其咳嗽眩暈。則皆風淫外感以內傷而深。內傷實因外感而併。見此內傷者。中氣傷不足也。

人參 七錢半　**茯苓** 七錢半　**甘艸** 五錢。此皆以補中氣和脾胃。　**半夏** 七錢半。以和陰陽。去痰壅。且大行胃氣。　**陳皮** 去白二錢。以宣達肝氣。而助半夏除痰壅。　**紫蘇** 七錢半。此祛風解表發汗之主藥。　**乾葛** 辛甘以解肌熱。而助紫蘇。且以和胃熱而治逆此傷風非傷寒。不分經論治也。

前胡俱七錢半○甘苦辛寒。泄高亢之氣。暢下行之滯。亦能解肌熱

桔梗二錢○苦辛平。瀉上焦之鬱。降上逆之氣。

枳殼麩炒二錢○降破逆氣。且能斂陰。

木香二錢○行肝氣。破滯氣。

加薑棗煎每服五錢。薑以去邪棗以補中。

○外感多者加葱白。肺有實火去人參加桑白皮杏仁。泄瀉者加白朮白扁豆蓮肉。

此爲中氣本虛者設。發表而兼補中也。然治以辛涼。佐以苦甘。以甘緩之。以辛散之。治風淫之法。亦此方備矣。

蘇葉辛溫。而乾葛前胡則皆辛涼。參橘桔枳皆苦。參葛甘棗皆甘。元戎云。前胡葛根自能解肌。枳橘輩自能寬中快膈。毋以性涼爲疑。

凡中氣虛弱而感冒者。此爲良方。

川芎茶調散 局方

治諸風上攻。正偏頭風。惡風有汗。憎寒壯熱。鼻塞痰盛。頭暈目眩。按諸風上攻者。風之中人。不循一經。其行常高。而不問手足分經。其中在三陽而不入三陰。當面則陽明受之。當背則太陽受之。皆在頭面及巔頂。故曰諸風上攻也。正偏頭風者。風痛無常。或偏或正也。或言偏左屬血。偏右屬氣。此亦不可拘。但陽明則痛在頭額。太陽則痛在巔頂。少陽則痛在耳角。而痰痛多屬陽明耳。有汗者此風而挾熱。異於挾寒。風熱相助。則熱盛而有汗。熱盛有汗。則腠理不密。故惡風憎寒。其痰盛者。風熱盛作。則激濕成痰而上湧。凡風性旋轉無常。故凡風淫則頭暈目眩也。

薄荷八錢。〇辛寒。輕虛上浮。上清頭目之風熱。旁搜皮膚之濕熱。中去肝膽之虛熱。下除腸胞之血熱。此用以爲君藥。所謂風淫於內。治以辛涼也。

荊芥四錢。〇辛苦溫。上行祛頭目之風。除經隧之濕。去血中之風濕鬱熱。此以佐薄荷而爲臣。

芎藭四錢。〇甘辛。行血中之氣。排筋骨之濕。上通巔頂。下徹血海。爲厥陰肝經表藥。**羌活**二錢○苦辛。此以祛太陽之風熱。**白芷**二錢○辛溫。此以祛陽明之風熱。**防風**一錢半○辛甘。緩肝補肝。以防風淫之內侵。故曰防風。其祛風不拘經絡。無所不到。**細辛**一錢○辛溫。達腎氣使上行以淸耳目。主治少陰頭痛。**甘艸**○炙二錢○以補土和中。**每三錢食後茶調服**。茶味甘苦寒。輕淸上浮。能升淸陽於上。而降濁陰於下。聰明耳目。開爽精神。雖非風藥。而能助諸藥以散風除熱淸頭目。

風氣上行。陽初外達。則能生熱。冬月之風。刮地而寒。春月之風。上行而溫。夏月之風。行空而熱。秋月之風。下迫而燥。風淫盛行。大抵在淸明前後。春夏之交。故凡痟首瘴疫。大頭瘟疫。及風痺痾疾。亦多在此時。凡有熱病。勿誤以寒治。**其感在陽經。**非若寒、風之日循一經。**其盛在頭面。**風性上行。**其本究在肝虛。**正不足而後外淫湊之。春月肝氣當盛。而有不足者。肝木之情急。往往一發而不返。則內虛矣。又君火令行。子實而母虛也。風淫木撓。動搖本根。根固而後風不能拔。故補肝所以祛風。且自外入者。仍散之使外出而已。本方皆補肝之味。此治風溫而挾熱也。

菊花茶調散

治頭目風熱。

亦統治前症。

即前方加菊花一大把○辛寒。輕虛上浮。主清頭目風熱。殭蠶一錢○甘辛鹹。消風勝濕。解熱除痰。能止掉眩昏瞀諸疾。濃茶調服。

餐秋菊落英。落始也。落英始開之花。非菊花亦落之謂。所以畢春氣也。畢爲達之。使之自止。非強而抑之。菊花本辛散。而兼能苦降者。蠶成而春氣畢矣。此所以節而止之。

牽正散 直指方

治中風口眼喎斜。無他證者。三月而後多旋風。風氣自陰出也。九月亦或有之。風氣自陽入也。然春月爲盛。此風人猝當之。每至口眼喎斜。此猝得於外。非由內病。故云無他症者。此方亦專以祛外風。無庸內治。或指此爲內生之風則誤矣。然使正氣不虛。血脈充足。則風淫亦自不得而中之。此雖無他症。要亦肝氣虛而血不榮脈故也。其使口眼喎斜者。手足陽明之脈。皆挾口環脣。挾鼻上行目旁之內外。而風喜中陽明經。亦乘所勝侮所不勝故也。風之撓物也。牽引繆戾。故其中人亦然。然不及耳鼻。而獨引口眼者。以口目常動故也。凡中於風則必有痰者。風起則水湧。風盛則痰湧。且陽明固蓄痰飲之腑也。

白附子 專主陽明經。去頭面之遊風。

殭蠶 得桑之氣者。每能去風。蠶以濕殭。而殭蠶翻能除痰去濕。殭則不濕。而牽引之意亦定。

全蠍 辛酸鹹寒。色青入肝。辛則能散。酸則能斂。鹹則能輭。

爲治風要藥。牽引喎斜。非輭之無以正之。等分。爲末。每二錢。酒調服。酒以充氣血。行經絡也。

風在頭面。治其頭面之風而已。非有他症。無發熱頭眩痰壅暴仆。及痺痛麻木諸症。則羌防星夏。自非所用也。

改容膏

治同前症。

蓖麻子一兩。甘辛。通氣拔毒。冰片三分。辛寒。通竅透關節。共搗爲膏。寒月加乾薑附子。各一錢。寒月則風必挾寒。左喎貼右。右喎貼左。此外至之風。故可從外治以拔而出之。鱔魚尾血塗之亦佳。

冰解散 肘後方

治天行一二日頭痛壯熱。按天行者謂時令所行。今人所謂瘟疫也。然實由冬傷於寒。乃至春深而有病溫。蓋寒氣嚴烈。而人之陽氣不足者。則冬時即病而爲傷寒。若人之陽氣猶盛。冬雖受寒。而不即病者。則寒淫棲於榮衛經絡之間。春得溫風。陽氣疏達。宿寒無所容。因而併發。因有宿寒。則溫氣不得直遂經絡有所阻抑。而壯熱以生。故其病謂之溫。其實即風木之淫。風寒併作。主於春木之令。而病以溫名也。

麻黃四兩〇疏達腠理之宿寒。而宣暢肝氣。

桂心二兩〇攻伐榮衛之宿寒。而流通血脈。不用枝而用心者。非主太陽發汗。主以達溫氣。異於冬月之治寒也。

大黃三兩〇蕩內鬱之邪熱。辛補肝虛。若抑相火。

黃芩三兩〇風木乘所勝則胃熱。以大黃瀉之。風熱侮所不勝則肺傷。以黃芩泄之。

甘艸炙二兩〇以緩肝。以固土。

白芍二兩〇風木過勝。酸以瀉之。陽氣怒發。酸以斂

之

宿寒激於風。其病爲溫。留暑東於凊。其病爲瘧。凊卽燥也。凉肅之氣。治者皆貴分而理之。風溫方盛。肝氣怒矣。達肝氣而宿寒自消。麻黃桂心除風熱而肝怒亦平。大黃黃芩厚其土亦以勝寒。甘草治寒、淫以甘熱斂其陰益以平木。芍藥酸以瀉肝此風溫爲主。勿泥於分經也。風淫無定經。宿寒亦未入於經。此寒溫分治。非以麻黃桂心入太陽。以大黃治陽明也。又此言天行一二日者。故有宿寒。當去。若爲日已多。則有熱無寒。寒亦成熱矣。

普濟消毒飲 東垣

治天行大頭。初覺憎寒、體重。次傳頭面腫盛。目不能開。上喘。咽喉不利。口渴舌燥。按此卽疫症。俗所謂大頭瘟。夫陰陽不正。調變失宜。凡人自冬徂春。未有不栖宿寒者。不遇猝温。寒亦不發。徐徐自散。一遇温風猝至。則陰陽相激而熱大作。初覺帽寒者。腠理猶有宿寒。其體重則風挾微濕。次傳頭面腫盛。目不能開則風温上迫。寒不能過。陽怒而成盛熱。葢人身陽也。而又陽方擅令。頭則諸陽之會。風徃所易乘也。風木乘時。君火布令。火乘所勝。木侮所不勝。而肺金受爍故氣喘而咽喉不利。口渴舌燥。此宜宣達肝風。降瀉心火。以保肺金。勿攻其内矣。

黄芩酒炒五錢。以泄肺熱。用酒炒者。使之上行。且寒因熱用也。**黄連**酒炒五錢。以降瀉心肝之熱。**桔梗**二錢。清肺金降逆氣。**甘艸**生用二錢。生用以上行補肺清金。此合桔梗爲甘桔湯。主治咽喉不利。**元參**二錢。苦鹹寒。升腎水之氣以濟心火。浮游清氣於上焦膻中之境。**陳皮**去白二錢。辛苦温。行肝氣而瀉肺邪。去白欲其上行。以順氣去喘。**柴胡**二錢

○升表肝膽之氣。以升陽而散風木之淫。**薄荷**二錢○辛寒。以升散肝風。上淸頭目。**板藍根**一錢○辛寒。升散肝風。散腫消毒解熱。**連翹**一錢○苦寒。以降瀉君相之火。**鼠粘子**一錢○辛寒。以定喘祛風散結。**馬勃**一錢○辛鹹平。散肺中虛熱。而淸利咽喉。**殭蠶**七分○定風除濕。**升麻**七分○辛寒。以升散肝風。爲柴胡之助。**爲末湯調時**

時服之或蜜丸噙化○虛弱者加人參三錢。便祕者加煨大黃一錢。

天行大頭風溫病也病而上喘咽乾口渴舌燥則風火併淫矣風淫於內治以辛凉○薄荷藍根鼠粘馬勃殭蠶升麻。皆辛凉之藥。柴胡雖不辛。而升散之用同。**佐以苦甘**○黃芩黃連桔梗元參連翹陳皮。皆苦。而甘艸味甘。**風火併淫治以苦寒此其熱甚則苦寒爲君也**

清震湯 劉河間

治雷頭風。頭面疙瘩腫痛。憎寒壯熱。狀如傷寒。或頭如雷鳴。按頭面疙瘩。風熱上逼也。頭如雷鳴。風雷有聲也。然而憎寒壯熱。狀如傷寒。則以天時不正。或清氣早行。風凉外脅。風淫正化。主在少陽。風火相助。故壯熱。而火爲虛象。非由實熱畏寒之勝已。則亦憎寒也。

升麻五錢○甘辛寒。補肝而升達其氣。發鬱散邪。且解毒熱。

蒼朮五錢○甘苦辛溫。補肝散鬱。燥濕。行肝氣。辟瘴癘毒氣。

荷葉一枚○苦濇微鹹。色青入肝。苦平相火。濇歛肝散。氣味清芬。能達清氣。

肝木風也。膽火雷也。風雷交作。動而上擊。則溽暑之氣亦隨以上逆。上焦之氣不清。三陽皆病。面腫頭鳴矣。腫而疙瘩。熱掀濕也。頭鳴如雷風也。升少陽之氣以靖其雷而散熱。升麻 升厥陰之氣以靖其風而去濕。蒼朮 助之以清芬和氣。清和氣暢而濁滓自消。荷葉 要以清肝膽而逐風溫之淫。故曰清震也。或謂取荷葉象震仰盂而名清震。誤矣。

朮附湯 金匱

治風濕相搏。身體煩痛。及中寒發厥。心痛。按風勝濕者也。而有風濕相搏者。風則四時皆有。而濕令則以時行。濕土主氣。在大暑之後。秋分之前。若客氣則惟所加臨。主客之氣所臨。或報復以時相勝。則風不能勝濕。而有風濕相搏。此所病身體煩痛。則殆非主氣之暑濕。而客氣非時之濕。故身重煩痛。身重煩痛者。風濕相搏也。

附子一枚生用○開腠理。通關竅。徹於經絡。故用此以逐周身之風濕。白朮一兩○健脾燥濕。脾健則濕消。而風亦不來乘土。乾薑一兩○補肝以勝濕。肝足則風不能搖。甘草炙二兩○甘以補土緩肝。以薑附之辛行。而君之以甘草之甘緩。是以能祛風去濕。而不至於生熱。大棗十二枚○助甘草以緩肝補土。

此濕重而風未能勝。則相搏於周身。以痛而生煩者。痛以濕滯。煩以風作。故重補肝化以勝其濕。而君用甘緩以靖其風也。風濕相搏。與風之挾濕者不同。風濕相搏近於寒。風挾濕則轉而生熱矣。

甘草附子湯仲景

治風濕相搏。一身煩痛。汗出惡風。小便不利。或身微腫。按此與前症同。而風栖腠理之間。則汗出惡風。濕纏腸胃之道。則小便不利。風有所滯而不行。濕有所纏而不出。則相搏而身腫。此肝虛不能勝濕。風淫乃復激之。濕勢愈作。

內濕而外風也。

白朮二兩。健脾燥濕。 甘艸一兩。厚脾土。 附子炮一枚。溫中去濕。 桂枝一兩。以表風邪。

此亦風濕分理。而意重補土。土煖則濕去。風木亦可不搖也。惟桂枝一味。所以去外淫。近効方去桂枝加生薑大棗。以治風虛頭眩。苦極。食不知味。益辛補甘緩。是亦補肝虛之本藥。

越婢湯 金匱

治風水惡風。一身盡腫。脈浮不渴。續自汗出。無大熱者。按身腫濕也。然脈浮有熱。汗出惡風。則風淫外束也有熱而無大熱不渴。風未入裏。濕未生熱。而相搏在皮膚之際也。

石膏八兩○甘辛寒淡。治風淫以辛涼。而淡能滲濕行水。　麻黃六兩○補肝祛風。且行皮膚之濕。

生薑三兩○辛以補肝祛風。且能行肌膚之濕。　甘艸二兩○以緩肝木。健脾土。

大棗十二枚○以助甘艸。

風濕相激於肌肉之間。故行之於表。使從汗出。然辛以補肝。甘以補脾。則祛風去濕之本。風解而濕亦行。方名越婢。宣越之以舒其脾也。風搏濕於外而為腫。風乘濕於內則為瀉。脾主濕而合在肌肉。此除風濕於肌肉之間。以發舒脾氣。且使木不乘土。故名越婢也。

防已黃芪湯金匱

治風水脈重身痛。汗出惡風。及諸風諸濕。麻木身痛。按麻木卽所謂行痺也。風也。身痛則兼濕。此與前症同而脾胃之化不足。風入轉深矣。

防已一兩。辛苦寒。通行經絡之風濕。　黃芪生用一兩。動盪衞氣緩風補虛。塡實腠理。　白朮七錢半。仲景書不以錢數。此當是十八銖耳。七錢半三字。後人所改。此方不用風藥。而重用芪朮以補脾胃。是東垣所謂本氣不行也。　甘艸五錢。炙　肝自虛則風淫乘肝。脾胃氣虛則風淫乘土。　每服五錢。加薑棗煎。薑以補肝祛風。棗以和胃補土。此二語亦後人所改。仲景書用薑棗。則必列數於方中。亦不言每服五錢。

此以補脾胃為治風濕。以土旺則濕不生。而風亦不乘。然防已黃芪行於榮衞肌肉之間。則風濕亦無所容。肌肉之間脾分也。腹痛加芍藥、喘加麻黃杏仁。有寒、加細辛。氣上衝加桂枝。熱腫加黃芩。寒多掣痛加薑桂。濕盛加茯苓蒼朮。氣滿堅痛加陳皮枳殼蘇葉。按此亦後人加減之法耳。又本方加人參一兩。生薑二兩。其防已白朮各增三倍。活人書名防已湯。治風溫脈浮。多汗身重。

獨活湯 丹溪

治風虛瘈瘲。昏憒不覺。或爲寒熱。按風而言虛者。肝虛而後風淫乘之。正不足而邪湊之。風淫則瘈瘲。肝主筋。筋急縮爲瘈。筋緩弛爲瘲。繆戾糾結。風撓木之象然也。昏憒不覺。動撓之過。則氣亂魂擾。而神以昏迷。火爲木之子。且火以風搖。則光不能定。其或爲寒熱者。或畏寒發熱。或乍寒乍熱。以寒外束而風性不恒也。

獨活 辛苦補肝祛風。其性直行而稍緩。

羌活 與獨活同。但其性散行而稍急耳。此方藥等分。

而二活相輔以行。方名獨活。蓋以二活爲君也。**防風**辛甘。補肝祛風。通行經絡。無所不達。能活骨舒筋。**細辛**辛溫。宜達肝氣以行於經絡之表。**桂心**筋之不柔。以榮血不潤。榮氣不舒也。不潤則枝枯。不舒則枝萎。故風得而撓之。用桂心以舒達榮氣。所以活血而榮筋也。**當歸**此正補肝之藥。肝足而後血足。血足而後筋榮。筋壯而後風不能撓。**川芎**正行肝氣之藥。肝氣條達。而血從之。以榮筋。**人參**補中以滋氣血之本。**茯神**風撓而魂擾。魂擾而魄不寧。魂魄不寧。則神昏矣。茯神松木之魂。凝而魄聚者。故可以補肝木而安心神。**遠志**交腎於心。通命火以靖君火也。**菖蒲**辛通心竅。實補肝以寧心。**白薇**苦辛鹹。交水火。止血厥。止虛煩。**甘草**厚土以培本根。緩肝以止妄動。**等分。每服一兩。加薑棗煎。**薑以行肝。棗以厚土。**一方有半夏**以通陰陽。

卷五　方劑　風部・獨活湯

此正治肝風虛也。肝虛風生。此在內自生之風。風乘虛入。此自外淫內之風。內外相乘而掉眩繆戾昏瞀瘈瘲之象見焉。寒之中人。必因腎虛。風之中人。必因肝虛。以同氣相召也。風之中人。至於有瘈瘲掉眩喎斜者。肝主筋也。辛以祛風。風善入亦善散。乘虛而入者。仍散之使出而已。卽以補肝。肝木條達。散之所以助其條達之機也。然宣其陽而達之於外。乃以御邪。二活防風細辛表之。引陽氣以榮於其中。乃以補正。當歸川芎桂心潤之。本末自有條理焉。內爲本。外爲末。佐以苦甘恐肝急而火焚也。甘以緩肝急。亦以補土而培木之根。苦以抑膽火。亦以寧心而止肝之熱。人參茯神遠志菖蒲甘艸。皆苦甘之佐也。治肝淫以辛涼。此方不涼。然抑火寧心。則有涼之意矣。通其陰陽使內外無扞格也。此亦內外分理。而用半夏白薇所以貫之。

天麻丸 易老

治中風手足不運。舌蹇難言。頭暈目眩。血虛不榮者。

按肝藏血。肝虛則血不榮。肝主筋。血不榮則筋節不運。血之榮於肝。猶津液之榮於木也。木之生氣不滋則津液不上行。津液不上行。則枝葉枯槁。而風得而震撓拔折之。故祛風之道。在於補肝。而補肝之道。又在於滋腎補命門。命火者氣之元。肝木之生理也。腎水者血之元。肝木之津液也。

天麻六兩○辛溫。補肝祛風。達肝氣於巔頂。主治諸風掉眩。　羌活十兩　獨活五兩○皆以祛逐外淫之風。通行筋節。非必主太陽少陰二經也。　萆薢六兩○甘苦平。其引蔓長勁。其根橫達。故能舒強筋骨。去濕祛風。且抑相火而緩肝急。　牛膝六兩○苦甘酸溫。其根長引。直達於下。而性滋潤。能堅壯筋骨。且瀉肝邪。抑相火。堅腎水。此萆薢以橫達肩手。牛膝以下達腰膝。所以治手足不運也。

杜仲 七兩○甘辛溫。其根皮皺厚而色紫黑。皮中密絲如綿。切之不斷。故能緩肝潤腎。和筋束骨。而使筋骨相着。

附子 一枚炙○補命門火。立生氣之元。爲肝木之本。

當歸 十兩○行陽氣於肝木。而陰血自從而歸之。所以榮筋活絡也。

元參 六兩○滋腎水而升達其清氣。所以濟火而使不至於妄炎。

生地 一斤○堅腎滋陰。立生血之元。爲肝木之滋也。用此所以宣達生意。使之上行。而命門之陽。亦相資以上達。故爲君也。

蜜丸每服三錢。

風淫至於筋骨不運。脈絡不柔。是淫愈深而肝虛愈甚矣。此探肝虛之本而治之。其用風藥猶人。而條理精密。妙在君以生地。尤妙在用附子。

順風勻氣散

治中風半身不遂。口眼喎斜。按半身不遂。謂癱瘓也。經云。胃脈沈鼓濇。胃外鼓大。心脈小堅急。皆鬲偏枯。葢胃爲氣血所由滋。而風淫喜乘於陽明。以陽明經行於面。爲易受風之所。又木乘所勝。故胃之化不足則風淫遂乘之。胃脈沈鼓濇。陰不足而血濇也。胃脈外鼓大。陽不足而氣虛熱也。鼓者動而有空虛之氣心脈小堅急。亦氣血不足而有火也。要以胃化不足則氣血不滋。陰陽有偏。則風乘其所不足。乘於氣分則右瘓。乘於血分則左癱。男氣餘於血。女血餘於氣故男子發左。女子發右。不瘖而舌能轉可治。若男子發右。女子發左。瘖而舌强則不治。又癱瘓發於老人可治。發於少壯則不治。少壯不宜有此。然右氣左血約略分之則然。而氣血兼滋。脈絡通貫。右非無血。左非無氣。實不容以一定分也。要以固其本原。則脾胃爲本。又進而求之。則先天腎命。尤爲本之本矣。

白朮二錢。補脾土。益胃氣。烏藥一錢半。苦辛溫。燥脾濕。去積寒。降一切逆氣。此本非風藥。而治風者多用之。亦以其溫中順氣耳。天麻五分。祛厥陰陽明經分之風。人參五分。補氣滋血。蘇葉三分。散在表之風。青皮三分。破肝氣之鬱。白芷三分。去陽明之風。甘艸炙三分。補脾和中。沈香磨三分。以通徹上下之氣。

方意以脾胃為主。而順氣以勻布上下。烏藥青皮沈香佐以祛風。天麻蘇葉白芷故方名順風勻氣。亦治知所本矣。治中風閼右方鮮當意者。治癱瘓方論尤雜。惟此近醇正。故錄之。然用藥亦庸庸耳。

四君子加竹瀝湯

治半身不遂在右者。亦治痰厥暴死。

白术二錢半 人參二錢 茯苓二錢。松之魄也。可以斂魂氣而定肝風。甘艸炙二錢。補土亦以緩肝。竹瀝甘寒滑。能行肝膽之氣以達於經絡。而去其阻滯之邪。薑汁補肝祛風。助竹瀝以通徹經絡。宜達陽氣。竹瀝半杯。薑汁三匙。

治右瘓此方爲得。

四物加竹瀝湯

治半身不遂在左有瘀血者。

當歸酒洗四錢 川芎二錢。可祛血分之風。 生地三錢 芍藥二錢。和陰亦以斂肝。 桃仁七粒去皮尖。苦辛甘潤。攻堅去瘀生新血。 紅花一錢。苦辛甘溫。助桃仁去瘀生新。 竹瀝半杯 薑汁三匙

治左癱此方爲得或以此二方參用之

胃風湯 東垣

治風虛能食。手足痹瘲。肉瞤面腫。牙關不利。曰胃風症。按風淫喜中陽明經。由經入腑。木淫乘土。則爲胃風。陽明固多氣血。風淫乘之。搏而生熱。則能食而速化。脾胃主肌肉。風搖之則瞤動。熱挾脾濕則腫。陽明脈繞於脣齒。故牙關閉。其熱盛於中。則爲中消。其偏壅氣血。則爲癱瘓。其熱逼於下。則爲飧泄腸風矣。

升麻 一錢二分。行肝氣於胃腑。以升達於膻中。此去胃腑之風也。

白芷 一錢二分。行肝氣於胃經。以升達於頭面。此去經絡之風也。

葛根 一錢。行肝氣於胃腑。以升達於膻中。散行去肌肉之風熱。此三味皆正所以治胃風者。

麻黃 不去節一錢。以散風邪。使行腠理而出。此開之去路也。

羌活 五分。統主風淫以助麻黃。

柴胡 五分。升腎水於肝膽。以平風熱之邪。

蒼朮五分○行木氣於脾胃。以宣陽氣。達陰鬱。逐壅塞。藁本五分○達肝木之氣。以直達巔頂。布散經絡。蔓荊子五分○辛苦微寒。行肝氣於巔頂。以祛風去熱。活骨舒筋。當歸五分○厚補肝木。滋潤血脈。以絕風淫之端。自柴胡以下。又皆以理肝風。而當歸為之本。草豆蔻五分○辛熱。以開脾胃之鬱結。黃蘗五分○以去肝腎之熱。使相火毋助風淫。甘艸炙五分○以和中氣。加薑棗煎

風淫乘胃。故卽胃而逐之。主以升麻白芷葛根。而佐之以麻黃羌活。風本肝虛。故仍補肝以祛之。蒼术藁本蔓荊。皆辛以補肝祛風。而柴胡達其標。當歸固其本。胃風生熱。風去而熱自平。方中惟草蔻黃蘗甘艸為平胃熱之藥。因其能食。恐有餘積。故草蔻以消之。且亦能去胃風。故與甘艸皆平熱。胃風始得者宜之。升陽散風。亦可以治飧泄。

胃風湯 易老

亦治前症。及風虛飧泄注下。完穀不化。及腸風下血。按以木乘土。土鬱成濕而生熱。故善食。而傳化失宜則完穀不化。風熱下逼。併傷氣血。乃有腸風。

人參 白朮土炒 茯苓此卽四君子湯而去甘艸。當意不欲其緩以生濕耳。

歸酒洗 川芎 芍藥此卽四物湯而去生地。意不欲其滋而成滯耳。肉桂炒加桂以厚補肝虛。

等分。加粟米百餘粒煎。粟米甘鹹微寒。和中益氣而滌胃熱。

參朮茯苓以補胃。歸芎芍藥以補肝。參朮補胃。茯苓瀉之。歸芎補肝。芍藥瀉之。使正氣和平。而風淫自靖。此亦治本之道。東垣方主除外淫。此方主扶肝胃。宜酌病之淺深。與人之强弱而施之。

胃風至瘈瘲飧泄交作者宜

之。胃風積久。只宜此湯。然加減未愜鄙意。愚謂竟合四君子四物二湯。加升芷柴葛治之。尤爲穩當。若因胃風而致飧泄。則草蔻黃蘗可加。致痺痿則殭蠶全蠍可加。致下血則槐角皂莢仁可加。致癱瘓則竹瀝薑汁可加。

清空膏 東垣

治偏正頭痛。年深不已。及風濕熱上壅。頭目及腦。若痛不止。按頭痛年深不已。是則所謂頭風。正痛多屬太陽。偏痛多屬少陽。以少陽經氣固多偏著。若陽明經頭痛。則多鎖頭額。而陽明頭痛。必汗熱口渴。其來必急。而其愈亦不待年久。凡頭痛必屬之風。風淫行高而挾熱上炎也。若三陰亦有頭痛。李東垣曰。太陰頭痛必有痰。少陰頭痛。足寒而氣厥逆。太陰少陰二經。雖不上頭。然痰與氣壅於膈中。頭上氣不得暢而爲痛。捞有痰者太陰。主濕。濕壅成痰。氣逆者少陰。主寒。寒氣上衝。頭上氣不得暢。則亦旋轉而成風矣。厥陰脈亦上於頭。其頭痛則在巔頂。

黃芩一兩酒炒○輕虛以清高上之火。凡風上迫必挾火。風木相火同氣。酒炒導使上行。

黃連一兩酒炒○黃芩非少陽專藥。黃連則主瀉少陽火。然必借黃芩用酒炒。而後能上行於頭。

羌活一兩

防風一兩○芩連以去熱。羌活防風則以祛風。

柴胡七錢○升達少陽之氣。氣舒而後風熱可散。

川芎五錢○升達厥陰之氣。厥陰少陽同氣。而肝木又生風之本。

甘艸炙一兩半○甘以補土緩肝。此方甘艸爲君。厚其土以培木之根。而後可疎達其枝。以靖其在上之風熱。東垣制方。每重脾胃。惜今人多忽之。

爲末。每服三錢。茶調如膏。茶甘苦寒。最得清高之氣。以降濁而升清。故用之爲引。以上清頭目。**白湯送下。**少陰頭痛加細辛。以升達少陰之寒逆。太陰頭痛則必脈緩有痰。去羌活防風川芎甘艸加半夏。太陰痰濕。其過不在風。故去風藥而加半夏。以行痰濕通陰陽也。如偏頭風服之不愈，則減羌活防風川芎一半，加柴胡一倍。以偏頭痛屬少陽，其風勢輕，相火重也。若自汗發熱，口渴惡熱，則陽明頭痛，當與白虎湯加白芷。朱丹溪曰：東垣清空膏諸般頭痛皆治，惟血虛頭痛從魚尾相連痛者不治。又曰：治少陽頭痛，如痛在太陽厥陰者勿用。愚按：東垣此方原主頭風，若血虛者自非所用。若太陽頭風，則亦可用，或去柴胡加蔓荆子藁本可也。血虛及厥陰頭痛，宜主四物湯加黑荆芥藁本。

此爲風虛頭痛而設。肝虛則自生風，風生則挾熱，風熱上騰，如烟如霧，而空際不清，風其虛象也。肝膽相依，風熱相逐，故此方兼理風熱。凡風動必生熱，熱盛亦生風。風木相火，表裏相從也。而少陽經上行頭面，故此方主治少陽。厥陰經雖亦上巔頂，然其行在內，不在頭面。故風熱多在少陽經。陽喜行於外，故此方重用柴胡。然感風淫而挾熱濕以上攻者。此自可通治之。

通用痛風丸 丹溪

按痛風所謂痺也。有行痺。肌肉如蟲行。此多屬風。有痛痺。肉硬而痛。此多屬寒。有著痺。肉重而痛。此多屬濕。又風痺在筋節。寒痺在骨髓。濕痺在肌肉。經曰風寒濕三者雜合而爲痺。則三者固每相兼挾而不分。有風寒相兼者。有風濕相挾者。有寒濕相挾者。而今人則每統言風痺。然淫有從來。則分輕重。不可不察。又有熱痺者。痛則其處火熱。又或行走無常。今人謂之歷節風。蓋風轉生熱。濕亦轉生熱也。有痰痺。痰亦濕也。而或挾於風。或挾於寒。則相壅成痰而有痺。有血痺。亦風寒濕之阻於血分。痺而不知痛癢。是則謂之不仁。血氣不能周也。丹溪立此方以通治之云。

黄蘗 酒炒二兩 ○堅腎水以清熱。 蒼朮 泔洗二兩 ○行肝木以燥濕。此二藥皆有辛味。兼能祛風。古人合以治痿。謂之二妙散。天南星薑製二兩。辛苦溫。主祛風燥痰。通關透節。神麴炒一兩。以調劑中州。然此藥實兼能去風寒熱濕鬱積之淫邪。川芎一兩。行血中之氣。桃仁一兩去皮尖搗活血去瘀。紅花二錢。以佐桃仁。龍膽草一兩。苦寒。助黃蘗以瀉相火。防已一兩。辛苦寒。通行經絡之濕。白芷一兩。祛陽明之風。羌活三錢。祛筋骨百節之風。威靈仙酒拌三錢。辛鹹溫祛風行濕破結。性最快利。桂枝三錢。橫行於手。麪糊丸。

此方兼瀉熱行痰祛風去濕之藥。故可通治痺症。治病者宜審其致痺之原。孰輕孰重。孰為兼症。孰為傳變之症。而進退加減以用之。丹溪曰。大法痛風用蒼朮南星川芎當歸白芷酒芩。在上者加羌活桂枝威靈仙。在下者加牛膝防已木通黃蘗。愚按痺症最雜。不容一例爲治。而治痺閱古方亦鮮有當意者。丹溪此方。亦只是大家籠罩法耳。

蠲痺湯 嚴用和

治中風身體煩痛。項背拘急。手足冷痺。腰膝沈重。舉動艱難。按此風而兼濕。然痺症雖有風寒濕熱之不同。而要皆主於風。其本則必以榮衞不足周身。而後賊風得以乘之。故治痺以補氣血爲本。

黃芪 蜜炙二錢。以補衞氣。經云。衞虛則不用。蓋衞虛而風乘之則氣不充體。而手足不爲人用。

當歸 酒洗二錢。以滋榮血。經云。榮虛則不仁。蓋榮虛而風乘之則血不榮筋。而皮膚不知痛癢。

甘草 炙一錢五分。補脾和胃。以助衞氣。 薑黃 酒炒一錢五分。辛苦溫。行肝氣於脾。以理血中之氣。

赤芍 酒炒一錢。酸寒。瀉肝邪。以去血中之熱。 羌活 一錢 防風 一錢

○此二味乃以治風。加生薑助胃以行氣。大棗助脾以滋血。煎服

此亦補養氣血。而略加風藥。與易老胃風湯同意。而痺症多所兼挾。則宜審症加減用之。

大概痺主風淫。風脈浮緩。酌加羌活防風川芎白芷細辛。挾濕則脈濡遲。酌加防已白朮蒼朮茯苓諸藥。挾寒則脈浮緊。酌加桂附或加有節麻黃桂枝。風濕生熱則脈浮數。酌加芩連生地。風濕上湧而成痰則脈浮滑。酌加半夏南星。風連相火而動則脈浮洪。酌加生地黃蘗。如陽衞甚虛則脈微弱。酌加人參玉竹黃芪白朮。或陰榮甚虛則脈弦數。酌加人參當歸生地白芍。其外症所見亦多有可參。如拘急瘛瘲掉眩及行痺。則屬之風。沉重艱難著痺。則屬之濕。重痛不熱。則屬之寒。痛而如灸如焚則屬之熱。散緩而不用則屬之衞虛。頑麻而不仁。則屬之榮虛。在頭則藁本蔓子升之。在手則桂枝萆薢行之。在足則牛膝秦艽達之。在經絡以竹瀝荆瀝薑汁通之。搐搦不止以鈎藤全蠍殭蠶定之。此

皆在臨症變通。非一方所能定。其氣血虛甚者。必合四君子四物湯爲治。其有由七情勞役。君火熾盛。腎水不能制。則火熱生風。以至猝暴昏仆。而遂成痿痺癱瘓者。則視其水火所偏勝。宜竟以六味八味主之可也。

史國公藥酒方

治中風語言蹇澀。手足拘攣。半身不遂。四肢偏廢。痿痺不仁。

羌活 防風 白朮土炒 當歸酒洗 川牛膝酒浸以下行腰膝。 川萆薢橫以行肩臂。 杜仲薑汁炒。以御筋束骨。 松節苦辛溫補肝堅腎。祛風行濕。其氣堅悍直達。能攻堅透節。 虎脛骨甘辛鹹。主祛風透骨。威力堅悍。壯骨强筋。手痺用前脛骨。足痺用後脛骨。頭風用頭骨。腰脊痛用脊骨。 鼈甲醋炙。鹹寒。色青入肝。性潛水而穿穴能滋陰而去血分之癥結。 晚蠶砂炒用以上俱二兩。○甘辛鹹溫得木火之餘化。以勝濕祛風。使傳化而外達。

秦艽苦辛平。其形分股足。能下行而祛風去濕。且養血以榮筋。

蒼耳子炒搥碎此二味皆四兩〇甘苦溫。其子渾身皆刺。能祛風濕。能達皮毛。上透巔頂。以去膚癢。治頭痛。

枸杞子五兩〇甘苦寒。能堅腎水。安命火。益精強陽。此重用之。所以壯固根本。

茄根蒸熟八兩〇辛鹹寒。能透堅結。除風濕。散瘀血。散壅腫。此方用為君藥。勿以賤而忽之。

為粗末絹袋盛浸用無灰酒三十斤。煮熟退火毒。服。每日數次。常令醺醺不斷。酒能行氣血。通經絡。故用之為使。

治痺此方為穩。藥雖多而條理不雜。

三生飲

治中風猝然昏憒。不省人事。痰涎壅盛。語言蹇澀諸症。李東垣曰。中風非外來風邪。乃本氣自病。凡人年踰四十。氣衰之際。或憂喜忿怒傷其氣者。多有此症。壯歲無有。若肥盛者則間有之。亦是形盛氣衰而如此耳。愚謂凡中風中寒中暑中濕中痰中氣中火諸症。未有不由於本氣之虛者。不獨中風爲然也。然本氣之虛。必非一日。而中風猝仆。發於一時。則必有自外乘之。然後內外合發。不得謂全非外來風邪也。但中外淫而至於猝仆。則必非外邪之強。而實由內虛之甚。是不得不以扶正補中爲急急耳。

生南星一兩。苦辛熱。祛風去痰。　生川烏去皮五錢。苦辛甘。除寒去濕。　生附子去皮五錢。自根本而達之。此三味皆用生。正以其辛味全。而能補行肝氣。以達於經絡。使外邪無所容。且力峻而行速也。　木香二錢。此以通徹上下之氣於腹中也。　人參二兩。大用此以補正。以益氣生血。和脾緩肝。且三生峻悍。以此君之。使以建一捷之功也。

風淫於內。治以辛涼。而此用辛熱何也。此非治外淫之風。乃以治內生之風。非溫熱無以壯肝木發生之氣。而使之堅彊不撓。且此用辛以補肝。但不凉耳。猝暴之間。固非此無以救之。或有汗出者。可加芍藥五錢。

稀涎散

治中風暴仆。痰涎盛壅。氣閉不通。令微吐稀涎。續進他藥。以調治之。亦治喉痺不能進食。

皂角四梃去皮弦 ○ 辛鹹。以大行肝氣。能破堅蕩積。　白礬鹹酸寒。能湧吐頑痰而護保心君。一兩

溫水調下一錢

中風必有痰涎上壅。風急水湧也。痰涎壅於上。不開其痰無以使藥達於下。故先用此以開之。牙關緊閉者。用烏梅擦之可開。

星香散

治中風痰盛體肥不渴者。

膽南星八錢。南星去風行痰而性燥。以膽制之則潤。且能助肝膽之正也。木香二錢。疎盪肝氣。亦以利痰。全蠍一錢。以散肝風。爲末服。

肥人必體寒而多痰。風激而痰湧。體寒故不渴。中風者暫用之。此爲簡妙。若內虛者必當旋用補中。

大續命湯千金方

治風中五臟。舌縱難言。昏迷不省。半身不遂。口眼喎斜。凡偏枯賊風。此爲統治。按仲景書曰。寸口脈浮而緊。緊則爲寒。浮則爲虛。虛寒相搏。邪在皮膚。浮者血虛。脈絡空虛。賊邪不瀉。或左或右。邪氣反緩。正氣則急。正氣引邪。喎僻不遂。邪在於絡。肌膚不仁。邪在於經。脊重不伸。邪入於腑。則不識人。邪入於臟。舌卽難言。口吐沫涎。此言凡中風之淺深也。心爲五臟之主。而舌爲心之苗。故凡風中於臟。則舌强難言。又厥陰肝主風。亦令人舌卷。風中臟者。口開爲心絕。手撒爲脾絕。眼合爲肝絕。遺溺爲腎絕。鼻鼾爲肺絕。及凡吐沫直視。髮直頭搖。面赤如粧。汗綴如珠。皆不治之症其或偶見一二症。尚望其可治者。不得已則以此湯與之。

桂枝　麻黃　杏仁去皮尖炒研　川芎酒洗　黃芩酒炒　乾薑　甘艸　當歸　石膏　等分。加薑棗煎。加荆瀝三匙服。

此方殊不可解。且風旣入臟矣。不加扶正之藥。而又大虛之。恐非所以續命也。

小續命湯 千金方

治中風不省人事。神氣憒亂。半身不遂。筋急拘攣。口眼喎斜。語言蹇澀。風濕腰痛。痰火併多。六經中風。及剛柔二痙。按中風之痰。風急而痰湧也。中風之火。風木協相火以上炎也。風入於絡。則衛傷而肌膚頑麻。風入於經。則脈濇而腰脊併痛。二痙者。項背强直。手足反張。而無汗爲剛痙。風挾寒也。有汗爲柔痙。風挾濕也。要皆以榮衛氣虛。氣不充肉。血不榮筋。而風復戾之之故。

防風一錢二分。以統治諸風。故防風爲君。 桂枝 麻黃 杏仁 白芍 甘艸此五味合桂枝麻黃二湯用之。 人參 黃芩治熱 防已治濕。

以上各八分。 川芎酒洗八分。以治血中之風。 附子四分。以治寒。 每服三錢。加薑棗煎。筋急語遲脈弦者。倍人参加薏苡當歸。去芍藥以避中寒。煩燥不大便。去桂枝附子。倍芍藥加竹瀝。日久不大便。胸中不快。加大黃枳殼。臓寒下利。去防已黃芩。倍附子加白术。嘔逆加半夏。語言蹇澀。手足戰掉。加石菖蒲竹瀝。身痛發搐加羌活。口渴加麥冬花粉。煩渴多驚。加犀角羚羊角。汗多。去麻黃杏仁。加白术。舌燥。去桂附。加石膏。

此治風套子八寸三分帽也。本方已不愜人意。雖或加減用之。亦未必應手。其或應手。亦偶中耳。孫思邈之方。恐或不然。易老六經加減法。本方倍麻黃杏仁防風。名麻黃續命湯。治太陽中風。無汗惡寒。本方倍桂枝芍藥杏仁。名桂枝續命湯。治太陽中風。有汗惡風。本方去附子加石膏知母。名白虎續命湯。治陽明中風。無汗身熱不惡寒。本方加葛根。倍桂枝黃芩。名葛根續命湯。治陽明中風。身熱有汗不惡風。本方倍附子加乾薑甘草。名附子續命湯。治太陰中風。無汗身涼。本方倍桂附甘草。治少陰中風。有汗無熱。本方加羌活連翹。名羌活連翹續命湯。治中風六經混淆。繫之於少陽厥陰。或肢節攣急。或麻木不仁。玉機微義云。此方無分經絡。不辨寒熱虛實。雖多亦奚以爲。易老治分六經。庶乎活法。愚按易老分經雖似。而亦不盡然。蓋使冬月而中風。傷風即是傷寒。故分經施治。法已具於仲景傷寒論治中。不必復有中風之治。若非冬月之風。則三時各有兼挾。而無一定分經。風之淺者。只微表之。其已中陽明。則口眼喎斜之類。其盛而攻於頭面。則三陽併受其病。乘陽明而入胃。則經絡皆受病。而飧泄瘈瘲癱瘓諸症皆作。其入臟而犯心君。則昏惑不復知人。舌弛不能言。危症見矣。又何從而分六經以施治乎。且冬月風寒。只成寒病。其所中皆在足經。冬月之風。亦下刮於地。而風淫本行於高。春夏秋則皆上行空際。故風淫多在頭面。不專足經。且在陽經不入陰經。有經絡腑臟併病。無所謂六經分病也。

錄此二方。以見古書有不可盡用者。

侯氏黑散 金匱

治中風四肢煩重。心中惡寒不足者。按四肢煩重。挾熱濕也。而言中風者。有中風症如喎僻不遂。脊不屈伸之類。仲景書簡。故只以中風二字該之。心中惡寒不足。見非外惡風寒。但心中怯怯覺畏寒耳。此則內虛而血氣皆不足。風淫將入臟也。故外臺用治風癲。

菊花 四十分。方內分字。皆讀去聲。合衆藥以計其多寡耳。非十分爲一錢也。菊花苦辛甘寒。得秋金清肅之英氣。而辛能補肝祛風。其陽氣自榮。不以風霜萎。則得金氣而愈清也。風淫於內。治以辛涼。故爲君。

防風 十分。此二味正以治風。　**人參** 三分。急於補正。　**白朮** 十分。輕用人參而重用白朮者。以朮兼能行胃氣燥濕脾。以除入腑之風淫而補正也。　**茯苓** 三分。補正安心神。兼能燥濕。　**當歸** 三分　**川芎** 三分。參朮茯苓以補氣。當歸川芎以補血。而川芎兼能祛風

乾薑三分。以補肝氣。而燥脾溫胃。**桔梗**八分。風乘肝虛則肝風乘脾而脾病。故白术乾薑以健其脾。風乘陽明則胃熱傷肺而肺病。故人參桔梗以清其肺。**桂枝**三分。助乾薑以行肝氣。且以和榮而宣達其風。**黃芩**三分。助桔梗以清肺熱。且以靖衛而平其相火。**細辛**三分。防風以祛衛分之風。桂枝以祛榮分之風。川芎以祛血中之風。而細辛則自肝腎之下以拔而出之。**牡蠣**三分。酸鹹以補心之虛。收心之散。心中惡寒不足。風將入臟而神明動搖矣。故急以此安之。甘菊花於秋得金氣。而辛能補肝。牡蠣生於水。且介蟲也。而鹹能補心。五行互根之理。今人不能喻也。**礬石**三分。酸鹹助牡蠣以保心君。且能化痰。風乘胃腑而胃病。則氣不輸膻中。而心氣不足。風乘肝虛而脾病。則血不輸膈上。而心血不足。心之氣血皆不足。是以怯怯畏寒。甚則痰且壅心而成癲。又甚則迷不識人而舌強難言吐涎沫矣。此其用意之深。固非後人所能喻。

此為風淫入經絡。四肢煩重而勢且趨腑臟者設。其榮衛皆已虧矣。故心君亦無以主神明。心中惡寒不足。氣血皆不足故。以治風淫以辛涼。故菊花君之。而防風川芎細辛皆所以佐之。有內外上下相承之妙。風乘衛虛。故參朮茯苓以補胃。而桔梗黃芩以清肺。胃輸氣肺主氣風乘榮虛。故乾薑當歸以補肝。而川芎桂枝以行之。亦有內外之別。榮衛皆虛。外則筋不榮而體不用。內則心君失所養而怯怯不安。故牡蠣礬石以保而安之。此方乍見似雜而無倫。細按之乃見精義。本方云右末用溫酒調方寸匕。服二十日。日三。再冷食。服四十日。共六十日止。則藥積腹中不下。熱食則下矣。蓋風已入裏。故欲積漸以消之。略與用丸藥同意耳。彼以爲非中風歷節之治。而疑其僞者。固不足以知之。程雲來謂此非仲景方。卽稱其於驅補之中。行堵截之法者。亦未足以深參其妙也。喻嘉言稱其於驅補之中。行堵截之法。非思議所可到。

風引湯金匱

治大人風引癱瘓。小兒驚癎瘈瘲。日數十發。按風引者。中風而牽引。卽瘈瘲也。此風淫在經絡者。風性無恒。故時發時止。而日數十發。則風淫挾火。火性急數。故此方重用石藥以鎭之。

滑石六兩。甘淡寒滑。靖少陽三焦相火。石膏六兩。辛甘淡寒。補中氣。解肌熱。淸肺金。靖陽明。寒水石六兩。辛鹹寒滑。補心除妄熱。靖心君之火。紫石英六兩。甘辛溫。

紫色入肝。辛補肝氣。甘緩肝急。去衝任之寒。益心肝之血。此及石膏寒水石之辛。皆補肝祛風。不徒靖火。

赤石脂六兩。甘酸温濇。甘緩肝風之急。酸收心神之散。赤入血分。以去血中之瘀滯。

白石脂六兩。甘酸温濇。白入氣分。以墜氣中之痰滯。以上皆石藥。以風淫牽引而動。故多用石藥以鎮靜之。且風熱性悍。故用石藥之悍以扞禦之。而諸藥皆能補中養血。鎮心緩肝。是補益氣血之意。即此而在。故不必參歸。無庸議其偏用石藥之過也。

大黃四兩。風熱必乘陽明。風乘陽明則必熱。胃熱而後有癱瘓牽引驚癇瘈瘲諸症。故大黃以蕩胃熱。

乾薑四兩。風淫乘於肝虛。肝虛則必寒。肝寒則生氣不遂。血脈不行。於是榮衛皆虛。故乾薑以補肝氣。

甘艸炙三兩。以大黃瀉胃火。用甘艸所以和之。

桂枝三兩。以乾薑補肝虛。用桂枝以行之。

龍骨四兩。甘鹹濇寒。龍鱗蟲之靈。肝風類也。然飛而能潛。龍骨則潛而尤靜矣。以定肝風之淫。實用此爲主。而鹹以補心。濇以收散。風引固風邪。亦心神之失主。胃之大絡入心。風淫乘胃。則痰因風湧。痰涎壅盛則大絡壅塞而心迷。故金匱云。邪入於腑。則不識人。重用石藥以鎮之。龍骨以靖之。補之收之。皆慮此也。　牡蠣二兩。鹹濇寒。以佐龍骨。斂無形之氣化。散有形之結聚　杵篩取三指撮煮三沸溫服。用藥甚峻。服藥甚緩。知古人固不以峻藥傷人也。

此爲風淫挾火。風火交煽。牽引掉眩。急數不寧者設。小兒急驚風癎。亦專屬風火。故重以鎮之。方名風引。顧名可思義也。後人每擯斥此方。是不知其義者。故愚特爲著而詳釋之。風淫一門。劉河間以爲將息失宜。心火暴甚。李東垣以爲本氣自病。朱丹溪以爲濕生痰。痰生熱。熱生風。理有固然者。然風只皆虛象。六淫何以數風爲長則語者亦離其宗矣風固乘於內虛而外感然後內應則安得謂非外淫集金匱二方見治風固以風爲主正內經治以辛涼之法也仲景治外淫未有不兼補正者原亦非逐外忘內也

消風散

治風熱上攻頭目昏痛項背拘急鼻嚏聲重及皮膚頑麻癮疹搔癢婦人血風癮此皆風淫之輕淺而棲於經絡皮膚之間者婦人血風婦人經期而感於風則風入衝脈任脈而生血病也

人參二兩　茯苓二兩　甘艸五錢　陳皮去白五錢此皆以固本根而陳皮則行肝氣　防風二兩　羌活二兩　川芎二兩　荊芥穗五錢此用以

祛項背頭面之風若用以治婦人血風。則荆芥宜炒使色黑。　殭蠶洗炒二兩　蟬蛻二兩○此用以去皮膚經絡之風熱。　藿香二兩　厚朴薑汁炒五錢○此用以理腹中淆亂不清之氣。　爲末。每服三錢。茶湯下。茶亦祛風清熱之佳品也。瘖瘂酒下。以行血分。

此所謂虛寒相搏。邪在皮膚者。此虛謂脈浮。寒謂脈緊。寒者正不足。非眞寒也。

風淫猶輕淺。只以此治之。

沉香天麻丸寶鑑

治小兒因驚發搐。痰多眼白。瘈瘲筋攣。按小兒神氣未完。易於驚恐。驚則傷膽。膽肝相表裏。膽動而肝風生。此則風之生於內不足者也

羌活五錢　獨活四錢　防風三錢　天麻三錢○驚雖內作。而外忤則亦客風。此四藥皆以祛風。天麻結子。還落入莖中。一名還筒子。有收斂還元之意。半夏三錢○開闔陰陽。行痰燥濕。附子炮三錢○小兒元陽未充。是以易於驚恐。而肝木膽火。因以動搖。故附子以固元陽。命門又肝膽之根本。今人每謂小兒一片元陽。不可用桂附。抑思草木萌芽。其生意方來。根本豈易固乎。川烏二錢○小兒乳食多寒。此以補肝木。煖脾胃。益智仁二錢○以佐烏附。此三藥皆以壯固根本。當歸一錢五分○以補肝養血。甘艸一錢五分○以補脾厚土。殭蠶一錢五分○祛風去濕。沈香一錢五分○體重下墜。氣輕上浮。芬芳之氣。通徹上下。可以辟邪保正。去怯安神。上下之氣調和。而搐搦拘攣之病止矣。每服五錢。薑三片煎服。

風引湯所治。以風成驚癇屬外邪。邪有餘則生熱者也。

風乘肝虛。肝動膽火。風火動搐不定。無以決斷。所以成驚。日數十發。今人所謂急驚。火性急數。其爲多熱可知。雖亦由於心神未足。而外邪爲主。故風引湯主祛風除熱。而用重以鎮之。兼以安心神也。此方所治。以驚成風症。屬內虛。內不足則爲寒者也。乍恐傷腎。乍驚傷膽。小兒之神氣未完。膽甲初萌。尤易傷損。膽火明昧。震眩生風痰多眼白。今人所謂慢驚。痰溢神散。其爲不足可知。雖亦由於客忤生風。而內虛爲本。故此方主祛風助陽而用辛以補之。兼以定神氣也。殭蠶可定抽搐。沈香和暢氣血。天麻定風而反還元氣。故方名沈香天麻。小兒有專科。而驚風一症尤急茲錄二方。可以視則矣。

如聖飲 陶節菴

治剛柔二痓。面赤項強。頭搖口噤。角弓反張。與瘈瘲同法。按剛柔二痓。皆風症也。項強頭搖口噤角弓反張。此皆風象。所謂邪在於經。脊重不伸者也。手足十二經。而邪入於經。獨歸脊重不伸者。督脈為十二經脈之海。而太陽經夾督脈以行於頭項膂脊腰中。風淫無定經。故總歸於脊重不伸。又脊骨大椎盡處頸窩中為積風之府。但痙分剛柔者。有汗為柔痙。風猶在絡。腠理不能固。而榮分挾濕。以風散之則外流也。無汗為剛痙。風全入經。腠理不仁。而風淫挾寒。禁固閉塞。則無汗也。然要風病本非傷寒。亦不在冬月。但皆屬外淫。又皆涉太陽經。故可與太陽傷寒同治。後人遂因而混之。不察其原。且謂柔痙為傷風。剛痙為傷寒。其謬誤久矣。

羌活　防風　白芷　柴胡　甘艸　黃芩　半夏

川芎　芍藥　當歸　烏藥　加薑煎。入薑汁竹瀝服。

柔痙加白朮桂枝。剛痙加蒼朮麻黃。口噤齘牙大便實加大黃。

風淫無常經。督脊為經淤。則治痙此方為可用。方中雜用三陽經藥。方名如聖。則已誇矣。治柔痙可直用桂枝湯。治剛痙可直用麻黃湯。痿痹而不仁不用。脊重已甚。可加用竹瀝薑汁。正氣內虛。可加人參白朮當歸。

卷之五終

醫林纂要探源卷六目錄

方劑

暑部

胃苓湯　薷苓湯
柴苓湯　甘露飲
桂苓甘露飲　桂苓甘露飲
蒼朮白虎湯　桂枝白虎湯
柴胡石膏湯　六和湯
縮脾飲　清暑益氣湯
神朮散　玉樞丹
諸葛行營散　地漿治法
刺血法　薑茶飲

濕部

麻黃附子湯　麻黃加朮湯

防已茯苓湯　防已黃芪湯再見

越婢湯再見　豬苓湯再見

麥門冬粳米湯再見　大半夏湯

小半夏湯　小半夏加茯苓湯

苓桂甘朮湯　厚朴大黃湯

疏鑿飲　大橘皮湯

茵陳湯再見　白朮除濕湯

當歸拈痛湯　防已飲

金沸草湯　星香散再見

青州白丸　茯苓半夏湯

二陳加梔連生薑湯　桑皮十味煎

紫菀湯　順氣消食化痰丸

蘇子降氣湯　導痰湯

茯苓丸　控涎丹

三仙丸　百花膏

半夏天麻白朮湯　白金丸

辰砂散　牛黃丸

凡六十二方 内複見九

醫林纂要探源卷六

婺源汪　紱雙池輯

後學單芳宗香輪梓行
董鴻起靜菴
程鸞池愚亭仝校

方劑

暑部

熱淫於內。治以鹹寒。佐以苦甘。以酸收之。以苦發之。所謂熱淫。卽暑也。治以鹹寒者。以水勝火。以寒勝熱也。然鹹實補心。而暑淫必乘心之不足。然則用鹹乃所以補正。使正氣足而外淫乃不得乘。此所云治淫。亦仍然治心之法。佐之以甘。所以緩火之急。顧治法亦有當變通者。自春分後。君火已司令。而暑氣則未盛行。時雖猝暑。亦風溫耳。及已交夏。則人氣浮於經絡。而內氣多虛。此時暑雖未盛。

而肺金暗已受虧。酸收甘緩。正在此時。所以斂心保肺。未庸遽以鹹輭也。及芒種後。則時當盛夏。而相火又繼承心君以秉政。鹹寒苦發。正在此時。然暑猶未盛也。小暑大暑。乃暑暍大行。及於秋初。暑猶未處。此時人氣浮在肌肉。其內益虛。又大暑後。濕令已行。庚金亦伏。斯時則暑暍濕淸三氣交雜。人虛怯暑飲冷乘凉。於是暑氣傷人。更挾淸挾濕。中暑中暍。霍亂吐瀉。爲瘧爲痢。諸病皆莫盛於此時矣。暑淫既挾濕挾淸。則治之亦雜。苦熱苦溫酸淡甘辛。而又不專用鹹寒矣。然大抵暑性暴直。非若風寒之多傳變。其來甚疾。其去亦易平。非若風寒之留滯。惟外有滲濕淸燥之淫以遏之。則留滯也。

黃芪人參湯　東垣

治暑傷元氣。注夏倦怠。胸滿自汗。時作頭痛。按暑傷元氣。經所謂壯火食氣也。凡氣以溫行。過熱則散。氣以凉靖。過冷則消。血以凉生。過寒則濇。血以温布。過熱則枯。此陰陽消長之常。是以入夏則氣浮而虛。而暑脈亦虛。注夏者。當夏而神疲。如水之分注。不能復聚。故四肢怠倦。胸滿者。膻中虛煩如滿。火氣上炎。液隨氣散。腠理疎而自汗。時作頭痛者。時痛時止。火上炎而不恒。此必人之元氣虛。抑亦暑淫所傷。故入夏而遂病。但愚集此方。與東垣意稍不同。東垣主長夏暑盛之後。愚則欲理於暑氣未盛之時也。

黃芪 一錢。益胃氣。滋肺氣。壯衛氣。密腠理。止自汗。**人參** 一錢。暑熱傷氣。則營衛皆虧。以補氣而生血。**麥冬** 一錢。熱則傷肺。火氣爍金而胸滿。麥冬以清肅膻中而保肺。**五味子** 五分。以斂氣補肺而生腎水。此合人參麥冬。即生脈散。卻暑之要方也。**黃蘗** 酒炒八分。火盛津流。腎水虧矣。故用此以滋腎水。然不用地黃而用黃蘗者。心熱腎虛。則小腸膀胱併熱而溺必赤。用黃蘗以兼清膀胱熱也。**當歸** 一錢。有黃芪以益氣。用當歸以和血。**白术** 八分。補脾和胃益後天之化。**蒼朮**八分○暑每挾濕。用二朮以燥濕。非長夏可以不用也。**神麴**炒八分人入夏每減食。以中氣外浮而脾胃反虛。故穀食不化。用神麴以化食。**陳皮**留白八分○以理氣而行之。**甘艸**炙五分○以緩火氣。厚脾土也。東垣曰少用恐滿。益滋中滿者去之。若腹中急痛縮者卻宜多用。**升麻**八分○升達陽氣。清陽升則陰降而氣平。**加薑棗煎**薑以行之。棗以和之。

冬月陽氣閉藏於中。至春而發。入夏則發散之極。陽浮於外而其內反虛。夬盡爲乾。陰生而姤也。故夏月服食之方。宜補中而益氣。況暑炎氣妄。氣散津流。則氣血皆虧。暑非可卻。亦固其中而已。寒淫凝閉。宜於表之逐之。暑氣本散。非有可表。但清之斂之則所以卻其暑矣參芪甘朮以補之。五味以斂之。麥冬以清之。黃蘗以靖之。更滋之以當歸。行之以橘麴。不必有去暑之藥。而暑氣自平。凡入夏而後。微覺注夏。便可服此

生脈散

已見肺部。此以治熱傷元氣。氣短倦怠。口渴多汗。肺虛而咳。凡暑必傷肺。肺傷而氣無主。火炎則水虧。又津液外流而生渴作咳。暑傷氣而脈虛。斂補其氣。所以生脈也。

此方以五味斂肺為君。立之君而後輸胃氣以使之主之泄心火以清之潤之。則炎上之熱可靖。亦入夏則宜服之以保肺。使不為暑傷也。此方以補肺清金。則金能生水。而津潤自滋。無關腸

胃。說者攀扯腸胃爲言。只見牽强。

桑螵蛸散　寇宗奭

治小便縮而欠。能安神魂。補心氣。且療健忘。按暑淫必乘於心。心化不足。則暑淫乘之。同氣相召也。然心君不易受病。心熱必遺於小腸。一藏一腑也。小腸主泌別水穀。而滲其溺以輸膀胱。小腸虚則便數。小腸熱則便短。虚熱之甚則溺必短數赤濇而痛。傷暑見症。必自溺赤濇始。暑必心煩而神擾不寧。此方不言治暑。然治暑之良方也。

桑螵蛸 鹽水炒。甘鹹酸温。補心收散。斂肺固氣。安魂魄。治健忘。通五淋。去瘕疝。**石菖蒲** 鹽炒。以開心竅。去痰壅。**茯苓** 安魂定魄。滲濕除痰。能通心氣以下交於腎。**遠志** 通腎氣以上交於心。**龍骨** 煆。本肝木之靈而潛於至靜。以輭堅收散而補心。且靖君相之火。**龜**

版酥炙。本腎水之靈。而能通任脈以滋陰養血。上交於心。且養肝腎之水。人參以補氣。當歸以滋血。等分。爲末。臨卧服二錢。人參湯下。

暑淫乘於心。補心卽以清暑。此正所謂治暑淫以鹹寒也。桑螵蛸龍骨龜版皆鹹。龍骨龜版之性皆寒。心腎氣交。水火相濟。茯苓遠志氣血兼滋。人參當歸心神安。榮衛和。則暑氣自消。且以治健忘。勞心人可常服也。心勞者畏暑尤甚。方內用龍骨龜版遠志菖蒲。卽孔聖枕中丹也。

導赤散 錢仲陽

治小腸火。便赤淋痛。面赤狂躁。口糜舌瘡。咬牙口渴。

按暑淫必中小腸。猶寒淫之必中膀胱。皆太陽而一水一火。寒淫下傷足經。暑淫上傷手經。但寒淫有傳經。而暑淫則不然。感於暑者。必脈虛身熱頭痛口渴面垢自汗少氣倦怠。其或入於三焦。則嘔逆吐瀉。其有他症。則各因所挾不同。熱在太陽。小便必赤。太陽脈行上頭。故有頭痛。火烟上浮故面垢。其甚則面赤。火盛液乾。故口渴。甚焉則口糜矣。導赤散亦非獨以治暑。而傷暑者宜用之。

生地黃二錢。滋腎水而能上行以濟火。去心熱。養心血。

淡竹葉一把。本震木之氣而條達疎散。上行以靖膻中之熱。清肅心肺。

木通一錢。淡以滲水。通心氣於小腸而清其火。

甘艸稍生用一錢。瀉心火以竟達陰莖而止淋痛。

心熱必遺小腸。暑淫必先中小腸。生地竹葉以清其上。而木通甘艸稍以達於下。使暑熱自小便出也。

竹葉石膏湯

已見寒部。本以治傷寒。解後。而虛羸少氣。氣逆欲吐者。亦通治傷暑發渴脈虛。蓋傷暑必少氣。而暑氣必上逆。凡寒淫亦必作盛熱。盛熱之餘。故寒暑有同治者。

暑性炎上。竹葉石膏以靖炎上之火而散之。暑淫爍肺而傷氣。人參麥冬粳米以保肺而安之。半夏甘艸以和而平之。此以傷暑脈虛。故保肺爲要也。脈虛者氣之虛而肺主氣者也

人參白虎湯

已見三焦部。此用以治太陽中暍。身熱汗出。惡寒足冷。脈微而渴者。按此所謂手太陽小腸經也。中暍卽中暑。但中暑甚於傷暑。其來緩曰傷。其來急曰中。說者每分中暑中熱而二之。謂脈虛身熱爲中暑。乃不足之症。頭痛惡寒。形面拘垢。宜用溫散。脈盛身熱爲中熱。乃有餘之症。頭痛壯熱。大渴引飲。宜用清凉。此

大不然。暑熱之症。無脈盛者。卽使脈盛壯熱。則必天行瘟疫矣。與暑淫不相涉。且此方及上方所主治。一則曰脈虛。一則曰脈微。脈虛且微。不足之至。而仲景治以竹葉石膏知母。惡睹其爲溫散哉。太陽中暍而汗出惡寒者。太陽經外浮。而暑氣踈越。腠理不得密。故自汗惡寒。惡寒、亦內不足也。其足冷者。手太陽不行於足。而暑氣炎上。上實下虛。故足冷也。

中暍脈微。甚於傷暑脈虛。引腎水以升之膻中。卽所以保肺金而抑火。承夏以秋。澤火爲革也。石膏知母皆秋金兌澤之令。而粳米又秋成也。金氣行而炎暑退矣。此以治太陽中暍。而方內無小腸藥。小腸上承胃。下接大腸膀胱。小腸熱則蒸爲胃熱。逼而大腸膀胱亦熱。陽明熱除。而小腸之熱亦除。胃大腸皆陽明經。石膏知母皆肺胃藥。

獨聖散

治太陽中暍。身重痛而脈微弱。按太陽中暍。暑暍入太陽小腸經也。盛暑傷氣。故脈微弱。然而身重痛則挾濕也。小腸主泌水。小腸病則不能泌水。而水不下流。又重以飲冷浴水。則水漬皮膚。暑不能外出。水不能下達。於是積聚膻中。浸淫經絡。而身重痛矣。失此不治。是則瘧痢所由也。

即瓜蒂散去赤小豆獨用甜瓜蒂。炒黃爲末。熱水調下以吐之。瓜類生於盛夏。以熱蓄濕而生者。而夏月人又喜食之。以其能解煩渴。究竟生冷之物。遏抑暑氣於中。以成暑濕相挾。惟瓜蒂則繫著全瓜。是能總領暑濕。又其氣味苦惡。能令人湧吐。其苦能泄熱。其吐能越濕。故獨用之。使膻中之水上越。則皮膚之水亦消。而暑熱之氣亦泄矣。去赤小豆者。赤豆味酸。方欲其泄越。不欲其酸收也。此暑在太陽而挾濕。濕之淺者。故吐而越之。太陽經浮在皮膚。其挾濕亦淺在皮膚。何以不汗之。暑者自汗。不可重汗也。

陰陽水

已見三焦部。治霍亂吐瀉。和理陰陽。按霍亂三焦病也。三焦少陽相火所行。而水道所由出。水火和平。則上下通利。若水火相忤。則氣亂而絞痛。火上逼則吐。下逼則瀉。中爭則吐瀉交作。外有所閼。則不得吐瀉。為乾霍亂。氣亂絞痛。一緩一急。故俗謂之轉筋火。其實非筋病也。張子和以轉筋為風。失之矣。大抵霍亂多得之暑。暑中三焦。君相二火交作。過抑水飲。暑不能散。故氣亂而爭。其有不由暑淫者。亦必由飲食濃厚。焦煿熱物。助動心胃肝膽之火而作。其或有寒而霍亂者。則亦必宿有積熱。而重寒過之。以至於交爭。總之以水火交忤。則總此方治之。

暑淫乘心。其同氣也。心君位尊。而小腸爲心之表。故暑氣多中小腸。其上逼則煩渴。其前逼則遺膀胱而溺赤癃閉。其後泄則熱瀉而解。暑熱得瀉則解。其有不解。則熱結大腸而作痢矣。三焦爲心包之表。故暑暍多犯三焦。心包脈歷絡三焦。三焦脈亦絡心包。又三焦相火亦與暑同氣。故暑淫多犯之。又小腸上承幽門下接闌門。皆三焦水道之津。故小腸受暑。亦得及三焦也。大抵專感暑暍。則淫在太陽兼挾有水。則入於三焦矣。其上逼則煩吐。其下逼則急瀉。其在中則急縮絞痛。其過塞則不得吐瀉。不得吐瀉爲乾霍亂。俗謂之絞腸沙。其症尤重。有猝死者。治之者亦調其陰陽而已。非可表解非可攻下。只可自中調之。然水行水道。則仍自三焦而下。以達之膀胱而出。暍得泉水而靖。須用好泉水或汲井水。其眞陰之氣存。則能淸暑而不滯。**水得沸湯而行。**須瓦器百沸湯。則能行陽氣而使津液布散。**佐以熟鹽。以補心輭堅而導之下達。**最妙在熟鹽一味。補心化之不足。輭交爭之糾結。炒之則有苦味。又能泄熱而導水下行。以使之自膀胱出。**方至近而神奇寓矣。**中暑霍亂用熟鹽。其或有感寒霍亂則可加生薑。寒霍亂亦有用理中湯者。然冬春或有之。若暑月則必非寒。暑月霍亂服薑湯則反令致死。不可不愼。凡霍亂不可與甘補。亦不可與粥湯。與甘補及粥湯。亦令絞痛致死。以粥湯膠稠。使陰陽愈混而不能分也。若乾飯煮之。亦自無害。若炒秬黍煎湯。則又能解霍亂。以其得陰陽之和也。

燒鹽散方 三因

治乾霍亂用吐法。

燒鹽鹹能補心輭堅。且破頑痰消瓜果生冷。燒之則苦能降泄熱氣。心化不足。而暑乘之。故鹹以補心。陰陽交爭。糾結不解。故鹹以輭之。夫潤下作鹹。而鹽實以上浮而結。觀鹵地可知。海水之鹹。亦浮於面。其下則不鹹。故鹽能使人湧吐。非苦能湧吐之說也。其燒之使苦則又以資之降泄耳。暑氣炎上。投之以降。則激而上激而湧吐。則暑氣亦因之而越矣。**熱童便**亦鹹能補心輭堅。而順循故道。可使降泄三焦之火。三**飲而三吐之。**約言如此。然病安則止矣。

此爲霍亂之不得吐瀉者設。不得吐瀉。其外有所遏或清寒。或水濕。或飲食生冷瓜果填塞上焦。**其內糾結堅也。**此非必有物。其氣之糾結甚耳。**凡上閉則下亦不通。越之以吐。而上下通矣。且能補心化而開決瀆。則三焦之暑淫自消也。**專用燒鹽以指探吐亦能治霍亂。且兼能

治食厥蠱毒

冷氣鬼氣

六一散

已見三焦部。此以治煩躁口渴。霍亂吐瀉。小便不通兼治瀉痢熱瘧。按此方統平三焦之熱。不專以治暑然治暑尤效。但不可過服。反至内寒。又服此者。須待就凉稍息。暑喝稍平。而後服之。則可以解暑。而不致蓄熱於中。若方在長途暑熱中。烈日之下。而頓服此則過之太驟。反有致伏暑轉成瘧痢者。是宜慎之。

此主決三焦瀆耳。然三焦水道順流。則濁熱亦無所留矣。心悸神昏者。加辰砂以鎮心。氣喘目昏者。加薄荷以清肺。熱盛頭暈者。加青黛以靖肝。因暑而血逆血衄者。加藕節以止血。本方加乾薑可治白痢。加紅麯治赤痢。

香薷飲

治一切感冒暑暍。皮膚蒸熱。頭重而痛。自汗煩渴。四肢倦怠。或吐或瀉。按此暑注脾胃。暑而挾濕者。其膚熱頭痛。自汗煩渴。暑固然也。頭重而痛。四肢倦怠。則暑既傷氣。而又挾脾濕也。太陰濕土。行令於長夏。炎暑之時。故暑多挾濕。且感冒暑暍。而飲食生冷。沐浴清水。則暑濕所由相挾。

香薷 一兩〇辛溫。能舒鬱暑。散結熱。得金氣之和。此用爲解伏暑之君藥。李時珍曰。香薷乃夏月解表之藥。猶冬月之用麻黃。今人謂能解暑。槪用代茶。誤矣。 **厚朴** 薑汁炒五錢〇除濕熱。散滿悶。承滲暑之後而攄之以肅清。 **扁豆** 炒五錢〇甘鹹微酸。氣腥。能補斂心君而卻暑。升達肺氣。以清金。淡能滲水通利三焦。其色微黃。入脾而和中。去濕。故治暑去濕。健脾止瀉之劑多用之。 **黃連** 薑炒三錢〇瀉心火。燥脾濕。厚腸胃。去熱除煩。黃連生於陰谷。用薑炒之。使其能通於陽也。 **冷服** 昔人謂香薷熱服。能作瀉。愚謂香薷無作瀉之理。且此方有黃連。亦不患香薷之作瀉。所以必冷服者。正以香薷之辛能作汗此不欲其汗。則冷服之耳。

長夏盛暑。暑暍方隆。無不受暑之人。但人有厚薄勞逸不同。則有病有不病。又在人之調護而已。斯時也。濕土已行。大暑以後。則太陰濕土已主氣。庚金亦伏。大暑後逢庚日爲伏。土溽以熱而上蒸。熱能生濕。濕轉生熱。晨夕新凉。時襲兼以暑煩乘凉浴清飲寒餐冷。三氣交雜。總歸之傷暑。而暑不卽病。暑病深矣。中暑卽病。傷暑不卽病。傷暑令人少氣倦怠而已。此宜補中而愈。中暑乃不得不用寒凉。如石膏滑石竹葉生地之類。傷暑不卽病。遏以清寒。挾以溽濕。交病而病。則治之乃有宜用表散而兼解暑者。凡治暑主用鹹寒。佐以苦甘酸收苦發。不當用辛。其兼欲散清燥行水濕。則有用辛者。此方解熱以黃連燥濕以厚朴，兼去暑濕，則有扁豆而香薷之辛溫以君之。所以祛其外束之凊，凉氣也。而達伏暑也。李時珍曰：有處高堂大厦而中暑者，緣納凉太過，飲冷太多，陽氣爲陰邪所遏，反中入內，故見頭痛惡寒之症，用香薷以發越陽氣，散水和脾而愈。按李氏此論，於症於方已兩得之，最明白矣。薛立齋云：中暍乃陰寒之症，法當補陽氣爲主，少佐以解暑。先哲用乾薑附子，此推內經舍時從症之法也。香薷飲乃散陽氣導眞陰之劑，若元氣虛犯房勞而用之者，適以招暑也。李士材云：香薷爲夏月發汗之藥，其性溫熱，只宜於中暑之人，若中熱之人誤服之，反成大害。愚按如立齋說，是嫌此方之寒，而更欲恒用薑附；如士材說，則又是嫌此方之溫，而更當大用寒凉。二說皆似是而非，不可不察。夫謂中暍爲陰寒之症，法當補陽，然則中寒爲陽熱之症，法當補陰乎？暑暍本陽邪，而安得謂中暍爲陰寒也。治傷暑用補劑，先哲常然，然不過參芪之屬，誠恐陽氣過散，而爲之固其本耳。其偶用薑附則因其人之元陽大虛而一時之權變此豈可執之以治暑者薛氏之說固不然也香薷爲夏月發汗之藥此語固然然夏月何以不用麻黃紫蘇而用香薷畢竟香薷可以解暑與麻黃紫蘇有不同者其氣入手少陰太陰而達心肺之邪也若謂其溫熱發散而中熱之人不可服然則中暑之人必脈虛少氣以脈虛少氣之人而可獨宜溫散乃中熱脈盛之人反不可以溫散乎且中暑中熱之分尤爲無理熱之與暑安在可分爲二熱必傷肺肺傷則氣虛氣虛則無脈盛者縱使洪大亦必虛軟無力非若傷寒有陽明實熱之症也夫同一冬月傷寒而說者必分無汗爲傷寒有汗爲傷風同一夏月傷暑而說者又分身熱爲中暑壯熱爲中熱此皆醫學之日流而破碎支離也但猝中爲中漸傷爲傷此則有不同者是宜辨症而施治耳

此爲逸樂而傷暑者設非爲勞役而中暑者施也

本方除扁豆名黃連香薷飲治中暑熱盛口渴心煩或下鮮血以扁豆能補此熱甚傷血不欲更補也本方除黃連名三味香薷飲治傷暑嘔逆瀉泄再

加茯苓甘草。名五味香薷飲。以祛暑和中。再加木瓜。名六味香薷飲。治中暑濕盛。此三方皆以熱不甚而濕盛故多去濕之藥。而不用黃連也。再加人參黃芪白朮陳皮。名十味香薷飲。治暑濕內傷。頭重吐利。身倦神昏。此外感而兼內不足者。如此用藥。亦可見香薷之溫散。不必爲脈虛者慮矣。三物香薷飲加羌活防風黃芪白芍。治暑月中風。手足搐搦。曰暑風症。三味香薷飲加葛根治暑月傷風咳嗽。四物香薷飲有黃連加茯神。治癉瘧以癉瘧獨熱不寒。專責之暑也。

五苓散

已見三焦部。此以治中暑煩渴。身熱頭痛。膀胱積熱。便閉而渴。霍亂吐瀉。按煩渴身熱頭痛便閉。此暑之中於太陽小腸本症然也。霍亂吐瀉。則暑之犯於三焦。其爲膀胱積熱者。膀胱上承小腸。小腸之熱遺於膀胱。且三焦之委。則三焦濕熱。亦同蓄於膀胱。膀胱熱結。則水道不通。而三焦皆病矣。大抵暑氣自病。只在心小腸。暑兼水濕。則涉三焦。前燒鹽吐法。自上而吐之。陰陽湯。自中而和之。此五苓散。自下通達之。

暑淫乘心。心熱則遺小腸。心包熱則遺三焦。而二者併歸膀胱。以爲出路。然暑多挾濕。引飲食冷所致濕遏中上。可以越之。濕積於下。則宜達之。五苓散所以導水濕。使下而達之。六一散亦以導三焦水。然六一散治於猝病之時。此以治於積病之久。茯苓白朮所以去濕。而君以澤瀉。佐以豬苓。則鹹以滲水而兼能補心。茯苓亦補心神。所謂熱淫於內。治以鹹寒者。桂以反佐而爲之先導。桂亦能行水濕。加硃砂以鎮心安神。燈艸以去心火。同煎。去濕。卽所以消暑。祛暑卽所以補心。

胃苓湯 一名對金飲子

治中暑兼濕。停飲夾食。腹痛泄瀉。及口渴便閉。按中暑固多挾濕。而飲凉食冷。即挾濕之由。至於停飲夾食。則濕反重於暑矣。其腹痛濕多也。其泄瀉挾暑也。其口渴小便閉則暑病固然。然要以暑熱傷氣。氣虚故脾胃併弱。而水穀難於消化。是以積而成濕。挾濕之原。實歸於傷暑也。

蒼术泔浸二錢。以健脾燥濕。**厚朴**薑炒一錢。以開鬱散滿。**陳皮**去白一錢。以利氣行濕。**甘艸**炙一錢。以厚脾土。已上即平胃散。所以治停飲夾食。腹痛泄瀉也。**澤瀉**二錢。主瀉腎而行膀胱之水。**猪苓**一錢。專行膀胱之水。**茯苓**一錢。滲小腸水以達膀胱。**白术**一錢。燥脾行水以達之小腸。**肉桂**五分。亦辛能行水。且引暑熱之氣以從諸藥而達之於下。**加硃砂燈艸煎**本方無治暑之藥。用此二味以引入心而下之則澤瀉豬苓之鹹有以補心。茯苓燈艸之淡有以寧心。而諸去濕之藥。亦皆足以消暑矣。澤瀉以下。即五苓散所以導暑濕而出之膀胱。以治口渴便閉。此本佳方。惜今人失其所以用之矣。

此合平胃五苓二散。以治傷暑挾濕此兼挾食。然食亦歸之濕。**而濕重者。**

薷苓湯

治傷暑。泄瀉而身熱。頭重自汗。肢倦煩渴。暑症全具者。其有小便閉。則膀胱蓄熱也。然熱亦挾濕。但此則暑重於濕者。故仍用四味香薷飲。

香薷二錢 **厚朴**一錢五分。薑汁炒。 **扁豆**炒一錢五分 **黄連**一錢。薑汁炒 **澤瀉**二錢 **豬苓**一錢 **茯苓**一錢 **白朮**一錢 **肉桂**五分

加硃砂燈艸煎此方無加薑棗之理。凡暑重則忌薑濕重亦忌棗。況方內已有肉桂。何用加薑

平。

此合香薷飲五苓散以治傷暑挾濕而暑重者。

柴苓湯

治傷暑泄瀉。發熱口渴。及瘧疾熱多寒少。口燥心煩

按發熱重於身熱。心煩口燥。重於煩渴。此熱重而濕非復香薷飲症矣。瘧疾由初傷於暑。繼感清淫。或浴涼水。或冒雨濕。則暑閉於中。而清冷束之於外。暑氣不得出而入內轉深。暑與清爭於經絡之間。清入而爭。則外虛而作寒。暑出而爭。則表實而作熱。其作有常期者。以清淫每入自風府。栖於夾脊之間。人之氣血周行。暑與清遇以阻而動其氣。則爭也。其熱多寒少者暑重於清故也。

柴胡二錢五分。苦寒而輕散。能堅腎水。而升其清氣以浮游於經脈之表。以祛清寒。而解鬱熱。調劑陰陽。猶之輕雨洒塵。而翳氣頓霽。仲景傷寒書。用以治少陽傷寒。而後人遂指爲少陽經專藥。實不必然。凡陰陽失平。而內有所鬱者。惟柴胡能有以散其鬱。於不知不覺云爾。

半夏一錢五分。亦所以調劑吾身之陰陽。而去清淫之阻滯也。

生薑一錢。此以外有清淫之阻。故可用生薑以去其清淫。而宣其暑熱。

黃芩一錢。暑淫於內。必傷肺氣。故黃芩以降泄之。所以清內熱而保肺金。

人參一錢。暑淫傷氣。暑過於清而不得一泄。則傷氣尤甚。急以人參補之。

甘艸一錢。助人參以和脾胃。人參甘艸。皆治暑之良藥。

大棗三枚。以和脾胃。此以上即小柴胡湯。所以調劑吾身之陰陽。而散其暑凉之互競也。此照仲景原方爲之分兩。輕重而約少之如此。

澤瀉二錢　**豬苓**一錢　**茯苓**一錢　**白朮**一錢　**肉桂**五分。此即五苓散。所以導在內之暑濕而下之。清邪散而暑邪亦散。水濕行而暑氣亦行。

此合小柴胡湯五苓散，以治傷暑而復過於清淫，清即燥也淒清涼薄，秋金之氣。致暑氣內鬱，轉深而不得發，遂爲煩熱瀉利。競爲熱瘧癉瘧者，清淫外束，故發表以小柴胡。清與寒同類，但有輕重耳。經云：燥淫於內，治以苦溫，佐以甘辛。小柴胡湯正苦溫甘辛之劑，中有柴苓之涼，則以內有暑淫故也。小柴胡湯本亦發表之藥，今人惑於少陽膽無出入之說，則諱言表而謂之和耳。又因小柴胡湯治少陽寒熱往來，而亦可治瘧疾，因謂瘧疾亦屬少陽經，抑知瘧之寒熱往來，雖若與少陽傷寒同，而所以寒熱往來者則自不同，瘧亦不屬少陽經。噫！其謬誤相承久矣。暑濕內深，故行水以五苓散內外兼治也。暑淫於內，中氣必虛，而補中要矣。所以用人參白朮甘艸大棗。

甘露飲局方

治胃中濕熱傷陰血湧爲吐衄及溢爲口臭喉瘡齒縫出血齒齦宣露愚按暑熱爲虛胃熱爲實然人有於暑月肆食醲厚滋味且謂燒酒能解暑而冒暑肆飲則飲食之濕熱引暑氣之濕熱以入壅於胃而暑熱亦爲實矣又凡人陰虛不足而冒暑勞役往往有致大吐大衄者此皆因胃本濕熱而暑熱又助而動之水不能制肺腎皆傷而血因以妄行口臭喉瘡齒縫出血皆陽明之熱陽明脈交行於脣齒上行挾鼻凡吐衄暴作而多者皆出於陽明胃。

熟地黃以滋養腎水。　生地黃能升腎水以上交於心。　麥冬以清肺寧心。

天冬能滋肺金以下生腎水。　石斛甘微鹹得水石清虛之氣故能補心安神清金保脾去胃中之濕熱。而布膻中之清化。茵蔯去胃中沈鬱之濕熱。黃芩降肺逆。枳殼破鬱積且能斂陰。枇杷葉去毛蜜炙○酸能補肺斂陰寧心收散。若能降泄逆氣。瀉火清金。甘艸補中而亦能去熱。一等分。每服五錢。或加茯苓本方皆去熱之藥。加此以滲濕。肉桂本方皆寒藥。加此以反佐。且導熱下行。本事方加犀角。若酸鹹寒補斂心神。降泄實熱。平肝膽相火。清脾胃濕熱。去血中妄熱。解一切熱毒。若因胃積濕熱。致大吐大衄者加此尤宜。

熱盛則水涸。二地以滋之。熱盛則金流。二冬以保之。清熱用黃芩枇杷葉。去濕茵蔯枳殼。而皆有悠揚清淑之致。不必大爲攻下。異於大黃朴硝之大攻大破。此所以爲甘露。熱莫盛於胃。而諸熱皆統於心。心化不足。則熱妄行。石蔛茯苓犀角皆補心以除妄熱。所謂熱淫於內。治以鹹寒。佐以苦甘。以酸收之。以苦發之也。石蔛犀角皆鹹寒。二地天冬黃芩皆苦。麥冬甘艸肉桂皆甘。此方本不言治暑。然盛暑乘濕而內積於胃者。當以此爲治。

桂苓甘露飲 劉河間

治中暑受濕。引飲過多。頭痛煩渴。濕熱便祕。

滑石四兩○瀉水於上焦之上。而達之下焦之下。且甘則能補。故以爲君。 石膏二兩○辛淡以瀉肺邪而散胃熱。 寒水石辛鹹以補心除熱行水。 甘艸各二兩○土厚而後可以行水。且甘能去熱。 白朮一兩○健脾土燥脾濕。 茯苓一兩○補心神而滲心膈之水。

澤瀉一兩。鹹能補心。且瀉下焦之水。豬苓五錢。鹹補心瀉小腸膀胱之水。

肉桂五錢　每服五錢煎。

此合六一散五苓散。酌之以治傷暑。引飲過多。至於蓄濕者。加石膏寒水石。所以靖胸脇之暑喝而保肺寧心。故亦曰甘露飲也。

桂苓甘露飲　張子和

治傷暑。煩渴。脈虛。水逆。按暑脈必虛。此特言脈虛者。以外無頭痛面垢身熱自汗諸症。但見煩渴則以脈虛見爲伏暑也。煩渴有實熱虛熱。脈虛則非實矣。暑之伏者傷於不覺。淸冷過之。暑抑於中而不能越。乃生煩作渴。煩渴必引飲。此則渴欲飲水而水入則吐。謂之水逆。中有積濕。虛火上衝。而非實熱。故水入不受。治宜行水兼補中。且宣其鬱。

滑石二兩　石膏一兩　寒水石一兩　甘艸二兩　白朮一兩　茯苓一兩　澤瀉一兩　肉桂五錢。卽前方減三石之半。意爲行氣補中。不專逐水也。去豬苓者。不欲重瀉其腎也。　人參一兩。暑熱傷氣。暑伏於中而不得越。傷氣愈甚故加人參。　乾葛一兩。以宣達胃中之清氣。清氣行而暑氣自散。且能除煩止渴。加此最爲有見。　藿香五錢。以理逆亂之氣。　木香五錢。升清氣降濁氣。理三焦。去壅滯。　每服五錢煎服。

此又卽前方而酌之。以治伏暑傷氣而積滯不行者。益其氣而後水可行。人參白朮茯苓甘艸理其氣而後暑可平也。肉桂

乾葛　藿香　木香。

蒼朮白虎湯 仲景

治濕溫。脈沈細者。按先傷於暑而外復受濕。暑濕相搏。致腹滿頭痛身痛多汗渴而譫語。但其脛冷。謂之濕溫。暑鬱於中而濕束其外也

石膏一斤　知母六兩　甘草二兩　粳米六合　蒼朮八兩

白虎湯以清暑。加蒼朮以去濕。安逸之人。傷暑濕重。則宜此湯。

桂枝白虎湯 金匱

治溫瘧。但熱無寒。骨節痛。時嘔。按瘧症皆由傷暑始。先傷於暑而外復傷於清。以清束暑。暑不得越。相競而瘧作。但熱無寒則暑淫重。然骨節痛者。則清淫亦已深。時作嘔者。暑逆於胃也。

卽前方去蒼朮加桂枝。三兩。以舒陽氣自內達外。而祛其淸寒。不必拘拘謂太陽經藥也。

白虎湯以淸暑。加桂枝以去淸。淸卽燥也。卽寒氣之凉薄者。

柴胡石膏湯

治暑嗽喘渴。按暑熱傷氣。喘渴其固然也。其嗽則熱爍於肺而肺傷矣。此亦以淸寒束之。而暑氣不得外越故。但不作瘧耳。若忽而不治。則有漸成勞瘵者。

石膏四錢 知母一錢五分 甘艸八分 粳米一撮。此照仲景方而約輕其分兩如此。以便加後藥。 柴胡二錢。輕揚游散。以祛其外束之淸寒。 半夏一錢二分。辛滑。以通其陰陽之滯塞。 黃芩一錢。以瀉肺火降逆氣。

加黄芩以助白虎湯清暑而保肺。加柴胡半夏以疏外閉之清寒。使陽氣得以宣洩於外。則肺可保而喘嗽平也。

六和湯 局方

治夏月飲食不調。內傷生冷。外傷暑氣。寒熱交作。霍亂吐瀉。及伏暑煩悶。倦怠嗜臥。口渴便赤。中酒等症。

按既在夏月則暑濕令行矣。夏月人倦於食。則飢飽往往不調。以氣內虛而脾胃弱也。夏月暑煩。人喜生冷。多食生冷。則脾胃愈傷。而寒濕積於中矣。外復冒暑勞役。則是重傷於暑。內外相挾。三淫交雜。此寒熱所以交作。霍亂吐瀉也。此其傷重疊深重。且挾內傷而入於不知不覺者。與前甘露白虎諸症又有不同。至若伏暑煩悶諸症。則又暑伏於中時不即發。外有所遏。陽氣不得舒。壯火食氣。氣不充於四肢。雖不作霍亂吐瀉。而脾胃益虧。其內傷爲尤重矣。中酒之症。與伏暑同治。忍醉於一時。而傷在隱隱。脾胃侵削。心肺火熏。正與傷暑同弊也。

白朮二錢。補中而能燥濕。人參一錢。補氣而能清熱。赤茯苓一錢。滲水寧心。用赤者欲其入小腸以瀉心火。甘艸一錢。和中補脾。此四君子也。香薷一錢五分。以祛伏暑散結熱。厚朴一錢。開鬱散結。扁豆一錢。補心部暑。和脾燥濕。益氣清金。藿香一錢。理鬱積不和之氣。砂仁一錢。辛溫以大舒脾胃之氣。解寒熱鬱結之邪。化生冷不調之食。杏仁一錢。降逆氣。破堅結。潤肺寧心。木瓜一錢。酸溫以收濕氣。舒四肢之倦怠。止心神之煩惑。歛肺氣之游散。加薑以去清行濕。棗以和中補脾。煎服。一方有半夏。凡陰陽否塞壅滯之氣。必用半夏以通之。

治暑之藥。多用鹹寒甘苦。兼用酸收。此則轉用辛温者。以內傷生冷。寒熱交亂故也。夏月人氣浮於肌肉。其內已虛。重以飢飽生冷傷之。則理脾胃之傷。爲尤急於治暑矣。陽氣內虛。非甘温無以補之。雜氣交鬱。非辛温無以行之。故鹹寒又或非所用。猶治寒者亦不專甘辛苦。而有時大用鹹寒也。如結胸承氣諸症。舍寒而治實熱。此亦以暑既傷內。則置暑而治虛寒也。謂之六和。和六腑之氣也。吳鶴皋曰。脾胃爲六腑之總司。先調脾胃。則水精四布。五經並行。百骸九竅皆太和矣。愚按不言五臟而言六腑。主胃言之。飲食生冷之傷。腑實受之。而後病遺於臟。況五臟主化。六腑主氣。則凡外感之氣。自主於六腑。或謂以和六淫之氣。則此固以治暑濕燥三淫之氣耳。

未見其及於風寒也。

縮脾飲

清暑氣。除煩渴。止吐瀉霍亂。及暑月酒食所傷。按煩渴屬之暑氣。霍亂吐瀉則多由挾濕。酒食傷於脾胃。亦必鬱而爲濕熱。但霍亂有由冒暑勞役而暴作者。只從暑治。宜陰陽水熟鹽吐法。及五苓散六一散之類。用寒凉可也。有由安逸傷于浴寒。飲冷。兼傷酒食而漸作者。則兼從挾食挾濕爲治。宜上方及此方。辛溫可也。

砂仁四两。舒暢脾胃。解酒消食散濕熱。　**草果**煨去皮四两。脾胃。開寒濕鬱結。　**烏梅**槌碎核四两。暑君火也。暑淫則能動相火。且上傷肺金。以致少氣煩渴。烏梅能瀉肝火而清熱。補肺金而斂氣。以除煩止渴。　**甘艸**炙四两。方意以清理脾胃爲主。甘艸所以厚之。　**扁豆**炒研二兩○清金解暑。健脾去濕。　乾葛二兩○升達胃之清氣以布散膻中。故上能解渴。下能止瀉。內除煩滿。外靖肌熱。用此最妙。　每服五錢煎服。

此方主治及命意。皆與六和湯略同。而尤覺簡當。凡傷暑而挾濕傷食飲之重者。體虛宜用六和。否則用此。

清暑益氣湯 東垣

治長夏濕熱炎蒸。四肢困倦。精神減少。胸滿氣促。身熱心煩。口渴惡食。自汗身重。肢體疼痛。小便赤濇。大便溏黃而脈虛者。按暑脈必虛。而神倦氣促。身熱煩渴。自汗溺赤。皆暑症也。其肢倦胸滿惡食自汗身重溺赤便溏等症。亦有實熱而然者。故舉時言長夏。特標脈虛。見其當用補氣以別於實熱者。

黃芪一錢　人參一錢　麥冬一錢　五味子五分　黃蘗八分酒炒

當歸一錢 白朮炒八分 蒼朮泔浸八分 神麯炒八分 陳皮留白八分 甘艸炙五分 升麻八分○即前黃芪人參湯以治暑傷元氣注夏倦怠胸滿自汗時作頭痛者 青皮八分○苦辛溫引行肝氣以大破脾胃之濕鬱 乾葛一錢○升達胃氣以敷散於膻中 澤瀉八分○補心瀉腎逐其暑濕之邪以達於膀胱而出之加此三味大爲破鬱行氣升淸降濁以治惡食身重身痛溺赤糞溏挾濕深重之症 加薑棗煎

體氣虛弱之人易於傷暑而中氣轉虛飲食難化則暑轉生濕非有暴暍得於勞役而外無淸燥之過內無生冷之傷則不作霍亂吐瀉瘧痢但四肢倦怠精神減少胸懣氣短身熱心煩口渴惡食身常自汗肢體重痛溺

赤糞溏而已。此似無病之病。然苟不調攝則正氣日侵月削且至虛羸而偶或勞動。及加外感。致爲瘧痢。則更難調理。此東垣治暑以益氣爲主。所以拔出於前人也

李東垣曰。脾虛肺氣先絶。故用黃芪實腠理。止汗益氣脾胃旣虛。陰火傷其生發之氣。營衛大虧。以人參補之陽旺則陰血自生。加當歸以和之。又加黃蘗以救腎水。又心火乘脾。故用炙艸瀉火而補脾。清濁相干。故以橘皮理之。長夏濕勝。故用二朮澤瀉以上下分消其熱濕。濕勝則食不化。炒麯青皮消食快氣。五味麥冬人參瀉火熱而斂肺氣。救庚金也。中滿去甘州。若腹中急痛急縮者却宜多用。咳者去人參。趙養葵曰。有傷暑吐衂者。以暑傷心。心虛不能主血。不宜過用寒凉以瀉心。宜清暑益氣湯。加丹皮生地犀角之類。蓋暑傷心亦傷氣。其脈必虛。以參芪補氣。使能攝血。斯無弊也。愚按此亦當審症。若眞陰大虧。炎暑勢急。則宜用局方甘露飲加犀

角。若氣血皆虛，則用此方，如趙說可也。

神朮散 太無

治感山嵐瘴氣，憎寒壯熱，一身盡痛，頭面腫大，瘴瘧時毒。按瘴氣即暑濕之氣也。南方卑濕而暑氣常存，往往有之。二月後青草已發，曰青草瘴。八月後草初枯萎，曰黃茅瘴。凡盛暑之月，暑濕上蒸，暴中於人，甚者至於暴死，皆瘴病也。盛熱傷氣，故憎寒。熱濕乘脾，故身痛。熱蒸陽明經，故頭面腫大。如或先傷暑而復感瘴氣，則熱濕爭為瘴瘧。

陳皮 去白，二錢。陳皮之辛苦甘，下能潤腎命而舒肝木之生氣，中能燥脾胃而去中焦之濕氣，上能瀉肺熱而降膻中之逆氣，行痰去鬱。此推為君，以其樞管三焦也。

甘艸 炙，一錢五分。和正氣以祛不正之氣。

藿香 一錢五分。理雜亂不正之氣。

石菖蒲 一錢五分。山嵐蒸濕熱不正之濁氣。石菖蒲挹水石潔清之淑氣。以此治瘴對症也。生於水石。其能去濕熱而開心竅宜矣。

蒼朮 泔浸一錢〇行肝氣以疏脾土而燥其濕。且宣胃氣辟邪惡。

厚朴 薑炒一錢〇開瀉暑蘊隆之邪氣。而釁以天高日晶行秋氣也

蒼朮厚朴陳皮甘艸。平胃散也。此不君蒼朮而君陳皮。意不徒在平胃。而在調劑吾身之清氣。使條暢於周身上下。則瘴癘可自消。觀其佐以甘艸藿香石菖蒲可見盖瘴癘之濕。非吾身內作之濕。而熱能傷氣。是以蒼朮厚朴之辛烈破氣者。只退就臣分。以和平靜理。不欲以勇猛力爭。至重傷正氣也。吳鶴皋謂太無此方。但理脾胃。而解瘴之妙自在其中。不

愧爲丹溪之師。愚謂吳氏實亦未嘗深悉此方之意也。

玉樞丹 一名紫金錠

統治中暑中暍瘴癘惡氣。濕熱霍亂。及小兒寒食濕積。虛熱驚癇。皆磨服也。併治毒瘡癰疽。可磨塗之。但當中空其頭。使毒氣得出。治一切蛇蟲毒螫皆可塗之。○藥中有大戟。服此者忌甘艸。

山慈姑 一斤○甘微辛。清熱散結。能解一切癰疽熱毒蛇蟲螫毒。

文蛤 半斤○此五倍子。非蚌蛤也。五倍子鹹酸微寒。能補心斂散。補肺斂氣。清火保金。止汗收濕。瀉血中之熱濕。

紅芽大戟 四兩○苦寒。去熱攻堅。行五臟六腑十二經絡之積水痰濟。

續隨子 四兩○辛溫。破瘀逐惡行三焦之水道。

葶藶子 四兩○辛苦寒。降肺氣。行膀胱之水。去伏暑積熱。以止嗽定喘。○一方無此。

冰片 一兩○辛寒香竄。通關節。去壅滯。散鬱火。

麝香 五錢○辛溫香竄。內透筋

骨。外通九竅。中徹經絡。無所不至。以搜逐風寒、濕熱一切阻滯不正之氣。按猝中外淫。關竅閉塞。其用冰麝自屬勢不可已。嚴用和云。中風不醒者。宜以麝香淸油灌之。先通其關。李東垣曰。風病在骨髓者宜之。若在肌肉用之反引風邪入骨。如油入麪。李時珍曰。二說皆非通論。經絡壅閉。孔竅不利者。安得不用爲引導以通之。但不可過耳。愚謂李說爲得之。

一方加珍珠甘鹹寒。得月之精。補心淸腎。定魄拘魂。保精安神聰耳明目。解鬱熱。消邪慝。金箔辛甘平。鎭安魂魄。開爽精神。丹砂甘辛寒。鎭心神。辟邪惡。除妄熱。定驚悸。逐風痰。合爲末。擣慈菇和作錠。可佩之。臨用磨水和服。加味者又名離宮錠。

此方雖似套用峻劑。然倉猝中忤。一切暑暍瘴癘。兼挾風濕而暴病道途者。用之最爲便易。蓋解熱行濕。安正辟邪方意甚詳協也此丹主治暑解毒去瘴餘症則皆借用而已。方內補心安神保肺行濕去熱解毒皆主治暑去瘴而小兒驚癇亦移用爲的。然猝病可用傷暑內虛者非可用也。

諸葛行營散

治暑熱瘴癘猝中暴仆經絡閉塞霍亂絞痛面垢爪甲青自汗不收一時欲死者蓋諸葛武侯征南蠻時所製用也。

雄黃四兩○辛溫壯烈秉正辟邪。除一切暑濕瘴癘結毒積聚。**丹砂**五錢 **乳香**苦溫香竄而滋潤能托裏護心外則舒筋活血通行十二經脈。**沒藥**各五錢○苦辛平散結氣通滯血去妄熱托裏護心凡猝中瘴毒血必凝瘀不行故當用此。**礬石**煅三錢○酸鹹以補心收散消痰。

皂角二錢炙研○辛鹹。能補心而蕩陰穢辟邪濁。　冰片二錢　麝香一錢

合爲末。貯小瓷罐中。臨用挑取少許。搐鼻取嚏。鼻通於肺。或用點二眼角。兩目背通於心。一時取效。此今人所謂沙藥也。今人加減往往不同。此方爲正。然一時備急用之。隨當審症另加調治。

地漿治法

治道途勞役。中暍猝死者。

取道旁淨黃土圍臍。令人尿其臍中。另用黃土搗大蒜等分。和以人尿。澄去渣灌之。

即用濕熱以治濕熱。而補心去暑行濕之妙。在其中矣。

刺血法

治同上。及凡一時中暍者。於胷坎中內當心膈。及尺澤手臂腕中。太陰肺脈所行。上焦之原也。委中足膝腕中。太陽膀胱脈所行。下焦之委也。三處用兩指頻捏令血聚色紫黑。非中沙者捏之不紫。破竹箸夾瓷鋒。瓷碗打碎者。取其新鋒用。扎緊刺之令出紫瘀血。血出痛止。霍亂轉筋之痛止也。心主血主脈暑乘於心。則血脈焦瘀。心包受熱。則三焦水道不行。故刺三處出瘀血而病可寬。此亦備急一法。勝於倉猝服藥。尤忌者薑湯米飲及凡補味。稍定後以陰陽水加熟鹽平之。

薑茶飲 蘇東坡

治赤白痢。及寒熱瘧。按瘧痢之原。皆由傷暑。炎暑之後肆食瓜果。飲冷食寒。乘凉浴水。水濕遏於中。清凉襲其外。由是暑氣內伏。不能發越。而瘧痢之症作焉大抵濕邪重於暑則成瘧。暑濕重於清則成痢。要以三氣交雜而陰陽乘爭。或則經絡有阻。或則氣血兩傷。瘧痢症非一端。要其本原不外是矣。

生薑辛以行水濕以逐清寒。　陳細茶苦甘以降積暑以升清氣。等分約各三錢濃煎服。必取濃。若不濃不足取效。

瘧痢之作。必由於暑。暑必挾濕。而又外束於清。燥也。薄寒之氣也。陽氣不得越。其在榮衛爭於經隧則瘧。其在臟腑傷於氣血則痢。暑盛多熱。清盛多寒。此言瘧也。氣傷色白。血傷色赤。此言痢也。痢皆作於伏熱。暑熱傷肺。肺遺熱於大腸則色白。暑熱乘心。心遺熱於小腸則色赤。心肺皆熱。氣血兩傷。則痢雜赤白。凡痢症熱濕。不在胃而在大小腸。古人謂之腸澼。其腹痛裏急後重皆在臍下。故從脾胃治者非也。赤白皆屬之濕熱。而或分赤痢爲熱白痢爲寒。則亦非也。其作而裏急後重者。上焦清氣鬱而不得升。則下焦濁物亦滯而不能降。故只知攻下而不知升上者。則亦非也。治之者宜溯其源。升腎氣之清。徵潤澤。以平暑熱而保肺清金。細茶之甘苦能堅腎而升其清氣於上。以靖心火也。發肝氣之條達敷榮。以御清寒。而和榮助衞。生薑之辛溫能補肝而達其生氣於外。以去清寒也。陰陽和平。經隧無阻。氣血安靖。邪無所容。清陽上行。而濁降於下矣。此方甚簡易。而建効自宏。今人多切薑合茶葉炒之以備用。固緩急可需。然不若生薑之用爲尤效。

○本方除生薑加陳白梅蜜水煎治熱痢除細茶加木香肉豆蔻治冷痢愚按痢安得冷惟休息痢有中寒者

芍藥湯 潔古

治下痢膿血稠粘腹痛後重按熱傷氣血故膿血稠粘氣滯不行故裏急後重

芍藥一兩○伏暑乘心心火爍肺而傷氣芍藥所以補肺而斂氣君火炎而相火併動則傷血芍藥所以瀉肝而靖血故芍藥宜爲治痢君藥。**黃芩**五錢○肺熱則遺大腸黃芩以瀉肺熱保大腸。**黃連**五錢○心熱則遺小腸黃連以瀉心熱保小腸。**歸尾**五錢○以行血中之瘀而下之。**大黃**三錢○以蕩血分之熱而平之凡血從氣滯氣熱則血妄熱甚則血瘀大黃苦辛實以蕩滌氣分之熱而其色黃赤則亦能靖血分之熱其氣通徹上下故仲景瀉心陷胸諸湯皆用之不止主蕩陽明之熱也。**木香**二錢○辛能補肝升下焦無形之氣以達於上而和氣血苦能泄肺降上焦有形之濁以行於下而去壅滯。檳榔二錢○苦專降泄。能除痰濕逆氣。以墜於下極。除裏急後重。濇以斂陰。能收散氣妄血。以上安心肺。怏膻中膈上。甘艸炙二錢○裏急肝急也。甘以緩之。肉桂一錢五分○後重腎涸也。桂以潤之。且用爲反佐也。每服五錢

痢不甚。可用薑茶飲而愈。痢甚不愈。宜此方。芍藥補肺寧心。兼和氣血。黃芩黃連以徹心肺之伏暑。以厚二腸。黃連厚腸。黃芩瀉大腸火。火去則腸自厚矣。歸尾大黃以治熱濕之傷血而去其瘀。木香檳榔以治熱濕之壅氣而行其滯。加之甘以緩肝。辛以潤腎。以寬中而達之。使餘邪下出。方意周詳。後人雖有加減。不能外矣。本方除甘艸肉桂加枳殼名導氣湯。以治前症兼渴

者瀉。故去桂而枳殼能破結熱。且助斂陰也。餘若病在氣分多。則加石膏滑石枳殼。病在血分多。則加桃仁紅花紅麯。濕重加茯苓豬苓澤瀉。挾食積加神麯枳實大黃。挾風凉加秦艽皂角子。血虛加全當歸川芎阿膠卷柏去歸尾。氣虛加人參黃芪白术。如氣虛下脫。去檳榔加升麻葛根提之。

左金丸

此方本以治肝火脇痛。吞酸吐酸。筋疝痞結。然亦以治噤口毒痢。湯藥入口即吐者。蓋痢本暑暍君火。而火盛爍肺。則肝木無畏。肝木侮土。胃氣填塞。二火合炎。氣熱衝逆。則湯藥不能入口矣。左金云者。肝木位左。引肺金使左以平肝木也。

黃連六兩薑汁炒□苦瀉心火。薑炒之。則亦入肝而瀉肝火矣。 **吳茱萸**一兩鹽水泡□辛熱而能引熱下降。以其味兼苦也。鹽水泡。資鹹味以使究於下。合黃連以入肝而平之。 **水丸用治**

痢加粳米一撮粳米甘酸補斂肺氣。濃煎服。得三匙下咽。則不復吐。

此方本獨用黃連。其用吳茱萸。所以用黃連也。火爍肺金。黃連瀉心火以救肺。肺傷而肝木無畏。且侮金而乘土。吳茱萸導肺熱以下行。其辛瀉肺。其苦降泄。卽以瀉心者瀉肝。而肝火亦可平。火去其太甚。湯藥可行而痢可徐治矣。噤口既開。則宜加芍藥木香等以理之。

香連丸直指方

治下痢赤白。

黃連二十兩。用吳茱萸十兩同炒。去茱萸用連。此卽左金丸也。　木香四兩八錢。不見火。□木香不見火其力乃全。用左金以平肝火。用木香以行肝氣此亦為暑邪甚盛。君相二火交鬱者而設。然心肝之火瀉則二腸之熱亦除。肝腎之氣行。則二腸之鬱亦解矣。

醋糊丸。米飲下。

醋酸以瀉肝補肺斂陰收散。猶之用芍藥也。醋糊用米飲。則兼可以養肺胃之氣。

即前方而加木香以行氣。加醋以補肺斂陰。此所謂以酸收之。以苦發之者。而三氣交雜。不得不加以辛行也

謂用茱萸木香

但痢症初起時。此方未可遽用。

初起宜薑茶飲少進。乃用芍藥湯為穩。驟用酸濇之過。恐邪不能出也。○本方加石蓮肉。治噤口痢。本方倍用大黃。治挾濕熱痢。本方加吳茱萸肉豆蔻。用烏梅搗丸。治熱痢不止。其用辛熱。以開鬱也。本方加訶子龍骨。名黃連丸。宣明用之以治熱痢。斷後則大用鹽寒。酸收苦發矣。

黃連阿膠丸 局方

治冷熱不調。下痢赤白。裏急後重。臍腹瘀痛。口燥煩渴。小便不利。按痢屬暑暍。然非有冷食寒飲以遏之。則不至伏暑而成痢。故痢之源由冷熱不調。非以赤爲熱以白爲寒也。言瘀痛者。以痛有瘀血也。痢症亦有不渴者。口燥煩渴。小便不利。以中有挾濕也。

黃連三兩○以除心肺之暑暍。 茯苓二兩○以有口燥煩渴。小便不利。則蓄濕爲重。故用此以滲濕。且能清熱寧心。 阿膠一兩炒成珠○甘鹹能補心和血。補肺固氣。散熱滋陰。又性沈而下行。以澂清腎水。潤燥利腸。捐除不潔。膠固氣血。以其腹痛瘀血裏急後重。故用此以滋之。且去瘀而生新也。

先合連茯爲末。乃用水熬阿膠。入末和丸。空心米湯下。

延年方。去茯苓加乾薑當歸。名駐車丸。治同。

愚按若加生薑當歸爲可。加乾薑則無謂矣。

此方平正可用。以阿膠斂陰滋血。滋而能補。

蒼朮地榆湯 潔古

治脾濕血痢。

蒼朮 泔浸炒七錢半○以燥濕開鬱。 地榆 炒黑二錢半○酸寒色紫以專去下焦大腸血分之熱。瀉肝斂氣。用其酸收以斷下也。初起時必不可用此。

痢非脾病。而濕則必本於脾。赤痢不斷。是脾血傷也。熱傷於血。赤痢不止。此方可用。

芍藥地榆湯 劉河間

治泄痢膿血。乃至脫肛。按痢為熱症。乃至脫肛。則虛寒矣。

芍藥三錢○治痢君藥。蒼朮三錢○以燥濕。且舒鬱熱而升達陽氣。卷柏一錢○辛鹹平。生於水石。得清潔之氣。而色青紫入肝。能除血分之濁熱。去瘀輭堅。炙用能止崩漏脫肛腸風血痢。

地榆炒黑一錢 阿膠炒二錢○滋陰養血。兼能補肺寧心。

此亦熱淫於內。治以鹹寒。卷柏阿膠皆鹹。佐以苦甘。蒼朮苦甘。阿膠亦甘。酸收芍藥地榆皆酸。苦發蒼朮以發之。之道。但痢至脫肛則似宜加以升提溫補而後爲無弊也。人參黃芪葛根升麻。此時所宜加用也。

濕部

濕淫於內。治以苦熱。佐以酸淡。以苦燥之。以淡泄之。此言治濕而不以甘補脾者。土緩則生濕。而濕主外淫。則宜以苦燥淡滲。故不用甘補也。濕爲太陰。故治以熱。以木勝之。故佐以酸。抑酸以補肺。承溽濕之令以清金也。濕土布令。自大暑而後。此時濕多挾暑。及暑令旣處。時入清秋。人意新就凉爽則濕又挾清寒。故瘧痢之症。皆兼濕淫。然土無專位。分旺四時。故濕亦鮮專氣。而或則挾風。或則挾暑。或則挾燥。或則挾寒。或則挾火。爲變甚多。顧主令次夏秋之際。客氣挾二火之間。故濕鬱則轉生熱。熱蒸亦每生濕。自非脾胃虛寒之甚。則濕之挾熱者恒多。而挾風寒者固少。夫旣多挾熱。則不容執治以苦熱一言。而苦泄淡滲酸收。則治濕之大法也。然濕之爲淫不一。有自外而得者。坐臥卑濕行冒雨水也。有天時所行者。久雨沈陰。溽濕蒸鬱也。有自飲食入者。酒食瓜果。縱恣不忌也。然外淫之得入。要皆以脾胃虛弱。而後淫得以乘之。則甘補又究不可闕矣。又有以脾虛而自生濕者。脾胃虛而無以化水穀。則食滯而成積。水溢而成痰。是皆濕淫之類。痰之爲病。變狀尤多。要以治濕爲之本。

加味腎氣丸

此方已見腎部。茲復表之以爲治濕淫之首。以外淫固由內虛也。此方治脾腎大虛。肚腹壯大。四肢浮腫。喘急痰盛。小便不利。大便溏黃。已成蠱症者。亦治消渴飲一溲二。此治濕而丸主腎氣者。腎爲水臟。濕即水也。五行之數。始於天一生水。終於天五成土。故水土爲五行之綱。水非土無所比附。土非水亦無以資生。人之有生。腎命爲先天之本。脾胃爲後天之主。此一生一成也。腎水之陽足。則有以攝水。而水不妄行。且命火亦安於中。而有以溫養脾胃。脾土之化厚。則有以受水而水不浸淫。且胃氣亦充滿洋溢。而有以浹於上下。惟腎之眞元有所虧失。則無以攝水。而水妄行。脾之眞陰損於飢飽勞役。則無以受水。而浸淫成濕。故寒水太陽之令。而水壯則不寒。濕土太陰之令。而土厚則不濕。其寒其濕。皆本氣虛也。至於水妄行而成濕則積於中而肚腹壯大。氾濫於四肢而手足浮腫。逆而上溢則爲喘急。湧而浮沫則有痰涎水不軌道而溺困。濕積成穢而糞溏。此洪水橫流氾濫於天下日也。至若腎不攝水而命火亦以散佚。則上炎爍肺而消渴引飲。胃無火化而水竟下流。故有飲一溲二者。二症雖若有寒熱之不同。其原則一。加味腎氣丸治之。故復詳表此方。欲以見治濕者固當治脾。而治濕之元。尤必當先治腎命也。

熟地黃四兩。滋腎水、以安命火爲君。**茯苓**乳拌三兩。用乳拌欲其滋潤。淡以滲濕行水爲臣。此以治濕故特重其分兩。**山藥**微炒一兩。、實土以防水。**牡丹皮**酒洗一兩。靖君火於水中。使不生妄熱。則水亦不妄沸騰矣。**澤瀉**酒浸一兩。瀉水中之穢濁。使無所壅滯。則水得安流就下。**山茱萸**酒潤一兩去核淨。斂腎氣使聚而安流。瀉肝火使勿爲妄散。**懷牛膝**酒浸一兩。斂水以就道而導之下行。**車前子**微炒一兩。行水於膀胱使得所歸滲。肉桂一兩○肉桂之辛亦能行濕。而君以熟地。帥之使下。則能引火以歸元也。附子製熟五錢○本命門主藥。而熟則能守於下。蜜丸此臣佐分兩輕重。皆與前有不同。以主於治濕故也。

此即水也。水土相比。水流於地。地下皆水。土以制水。安流就道。有所謂滋。無所謂濕。滋謂資其潤澤。如溝洫之足以灌溉。水力散緩。則沙泥障之。水不能刷去沙泥而阻而橫溢。此腎虛而不能攝水也。土氣疏薄則奔濤激之。土不能當其擊。溢而漸而崩潰。此脾虛而不能防水也。於是平原皆成沮洳。而民居病濕矣。如肚腹脹大。四肢浮腫。喘急痰盛。溺濇便溏是則所謂平原皆沮洳也。是故治濕溢者治水而已。濬其源，以深其壑。熟地以滋之。水之陽氣充。則力足而洿泥不能壅。窪其瀆，以導之流。茯苓以滲之。茯苓伏生地下。水亦伏流地中也。然後實其隄岸，靖其波濤，排其壅塞。山藥以提之。丹皮以靖之。澤瀉去壅。因地勢而瀹之，使之不爲散漫，則安流而洩於尾閭，不爲氾濫矣。山萸牛膝之酸苦。所以斂束水勢。使之順道下流。車前子則達之尾閭矣。水陰也，水之流陽也。水涸慮其無陰。如暑熱之症。水泛慮其無陽。如蠱脹之症。陰以陽動，陽以陰安。勞乎坎之謂也。所以用桂附也。

參苓白朮散　古方

治脾胃虛弱，飲食不消，或吐或瀉。此方不言治濕，然脾主太陰濕土，脾胃虛弱，則生濕之源也。脾胃虛弱，故飲食不消。飲食不消。故積而成濕。其命火微則濕而寒。其腎水衰則濕而熱。寒熱在胃則逆而嘔吐。寒熱在脾則迫而濕泄。此濕之責於脾者。脾不勝濕。則因飲食傷之。勞役傷之。思慮傷之之故也。

人參一錢　白朮土炒二錢　茯苓一錢　甘艸炙一錢。此即四君子湯。以白朮為補脾去濕之君藥。脾土厚則濕不足畏矣。　山藥炒一錢。甘而微濇。主於和中。然可上可下。以清虛熱而收散濕。上行清肺火。寧心神。中守固脾胃。止吐瀉。下行斂腎氣。防溢水。固命火。澀精道。　扁豆炒一錢。甘鹹。主於和脾而能補氣。清肺金。補心除妄熱。　砂仁一錢。補腎命。行肝氣。和脾胃。開鬱結。　薏苡仁炒一錢。甘淡。主和脾滲濕。而能上行以清金去熱。下行以緩肝舒筋。　蓮子去心炒一錢。甘濇交心腎。此主以厚腸胃。　陳皮八分。以行肝氣通鬱滯。　桔梗八分。以清肺金降逆氣。

合為末。每服三錢。棗湯或米飲調服。

土以防水。亦卽所以受水。土不厚而水浸淫之。則沮洳而濕生焉。故培其土而厚。所以避濕也。白术人參甘艸山藥。皆所以培土而厚其化。而白术山藥兼能燥濕。然水必予之以有所泄。茯苓薏苡之淡滲。皆所以泄水也。而隄之使有所循。山藥蓮子之微澀。皆所以隄束之。水熱則濁而沸。沸且激。土宜有以靖而澄之。扁豆薏苡之微寒。皆所以去熱。水寒則止而不流。不流則淫於土。宜有以決而行之。砂仁桔梗陳皮之苦辛。皆所以順氣而行水。受水而不濡。則水地之所以爲比也。行水而不溢。則地水之所以爲師也。

升陽益胃湯 東垣

治脾胃虛弱。怠惰嗜臥。時值秋燥令行。濕熱方退。體重節痛。口苦舌乾。心不思食。食不知味。大便不調。小便頻數。兼見肺病。洒淅惡寒。慘慘不樂。乃陽氣不升也。按立秋而後。秋令已行。處暑而後。暑令方退。至秋分而後。則濕令亦退矣。然方退未退之際。則熱濕之氣猶留。其體重節痛。是留濕也。其口苦舌乾。是留熱也。熱濕猶留。故大便不調。而小便頻數。然洒淅惡寒。慘慘不樂。則清燥之氣所爲。是熱濕之淫。方鬱於中。而清燥之淫。又乘之於外矣。陽氣不升。以清淫束於外故。要以脾胃虛弱。則陽氣本已不足。脾胃虛弱。而後熱濕留之。又束於清。而陽氣不能升。則熱濕愈無所洩。是以遍於周身上下而爲病也。陽氣會於膻中。東垣所謂升陽。皆主膻中之氣言之。益胃也者。胃氣足。則陽得而上升。陽上升。則濕熱清之淫皆散矣。

黃芪二兩。益胃氣以輸之膻中。充衛氣而布之四體。　人參一兩　甘草炙一兩

半夏一兩。陰陽之氣方雜而相鬱。急宜以此理之。　白芍炒五錢。歛陰和脾。　羌

活五錢　獨活五錢　防風五錢○秋風挾凉。即清燥也。以清溼外束。故以三味袪之。且辛能行溼也。陳皮四錢留白○行陽氣。和脾胃。舒鬱滯。白朮土炒三錢○健脾燥溼。此分兩甚微。以方秋而愼於用燥也。茯苓三錢　澤瀉三錢○熱溼仍留。以此三味行之。柴胡三錢○此正所以升達陽氣而袪雜亂之邪也。黃連二錢○以除熱也。此時暑令已不行。故分兩甚少。每三錢。薑棗煎服。薑棗亦升陽之助。

此溼而兼燥之治。溼行令於夏秋之交。而土爲金母。故溼之與燥實相召焉。土不厚而溼乘之。溼鬱於土。則土之陽氣不舒。而悽愴凉薄之氣乘矣。悽愴凉薄。所謂燥也。斥鹵之地。沮洳之場。草木不生焉。秋氣一交。木葉脫落。人感薄風凉雨。而腠理乍閉。慄然洒淅。是皆所謂清燥。故溼鬱而清燥因之病有燥濕相挾者。要以陽氣不舒之故。今人皆指燥爲燥熱。則若其與濕相反。而不知其相召矣。

土含陽而生物。所謂含物化光也。土厚則陽氣上升。濕不得而淫之。燥亦無從而遏之。此方主於升達胃之陽氣。而佐以除淸去濕之藥。要以土爲濕主故也。

五苓散

方已見三焦部。此以治諸濕腹滿。水飲水腫。嘔逆瀉泄。水寒射肺。或喘或咳。及痰飲濕瘧。身重身痛。按水飲者。水溢於中。爲痰引也。水腫者。水溢肌膚。而腫脹也。水漬膻中則嘔逆。水注大腸則瀉泄。水寒射肺則或喘或咳。此多是脾胃無陽之故。濕而挾寒者。痰飲濕瘧。身重身痛。則暑濕燥三氣相搏而濕多者。

此方本去濕行水之藥。白朮以強脾而燥濕。茯苓以滲之豬苓以行之。澤瀉主下焦以出之。助之以桂。用治暑濕。則爲反佐。用治寒濕。則爲正治。寒水得桂而後行。太陽傷寒。遺熱膀胱者亦用此。亦以本因寒故也。濕瘧亦用此。濕兼淸燥與寒同治。

實脾飲　嚴用和

治肢體浮腫。色悴聲短。口中不渴。二便通利者。嚴氏曰。治陰水發腫。用此先實脾土。按陰水卽寒濕之謂。有陽水者。卽熱濕之謂。大抵陰水先腫下體。陽水先腫上體。陰水色悴聲短。口不渴而二便通利。陽水面赤口渴。氣粗腹堅。而二便不利。陰水見陰症。脈必沈遲。甚而濡濇。陽水見陽症。脈必沈數。或則弦滑。陰水之作。由命火不壯。脾胃虛寒。而或外兼冷飲。身冒寒濕。土不能制水。則水妄行無制而浮腫也。

白朮土炒二錢。實脾燥濕之君藥。**茯苓**一錢。佐白朮以滲濕。**甘艸**一錢。佐白朮以厚脾。**厚朴**薑炒一錢。破土中之鬱塞。**草豆蔻**一錢。煖脾胃。開鬱積。**大腹子**一錢。苦澀。功專降泄徹於下極。攻堅破積燥濕除痰而濇。味亦能斂陰。按大腹子之力不及檳榔。然此不用檳榔而用大腹子。意以功專脾胃歟。**木香**一錢。亦以通理三焦之氣。然檳榔降濁之意爲多。木香升清之意爲多。**木瓜**一錢。酸以瀉肝邪於土中。斂水氣以歸化。故能舒筋消腫。**附子**製一錢五分。土不能制水。腎不能攝水。皆以命門火衰故也。附子以大壯命火。則腎中有陽而脾煖能制水矣。喻嘉言譏此方用厚朴檳榔而不用桂。愚謂桂固當用。而厚朴檳榔亦不可少。此方既用附子煨薑。則不用桂亦可矣。**黑薑**一錢。黑色入腎。以佐附子補命門火。此二味又所以實脾之根本也。

土太陰也。與水同居。受濕其同氣也。土厚則不爲濕。故治濕宜實脾。脾陰虛也。得陽而實（凡陽實陰虛而陰陽互宅。地得天施乃能生物。脾得命火乃能制水。）故實脾補元火也。濕無專氣。隨其所挾。而脾胃虛寒。則即寒生濕。實脾補火。所以去濕之原。此方所治。正所謂濕淫於內。治以苦熱。（朮朴附薑皆苦熱也。）佐以酸淡。（木瓜之酸。茯苓之淡。）治濕寒之正則也。

腎著湯 金匱

治傷濕。身重腹痛。腰冷不渴。小便自利。飲食如故。病屬下焦。按濕脾病。而濕即水。腎不攝水。濕歸於脾。脾不制水。濕仍歸腎。身重濕也。腹痛脾陰所居也。腰冷腎之府也。冷痛濕寒也。寒故歸腎。水寒不行。著而成痺。故謂之腎著。此由腎陽既衰。脾胃併弱。加之勞役汗出。復冒於冷風凍雨。處卑衣濕。積久而得之者。

乾薑 炮四兩○溫暖脾胃。燥濕行水。 **茯苓** 四兩○以滲濕。 **甘艸** 炙二兩 **白朮** 炒二兩 **附子** 炮一枚○以補命火治腎寒。

與實脾湯意同而除濕爲主 實脾湯君白朮。佐以厚朴草果。意主實脾也。此方君乾薑而輕用白朮。主在除濕也。**濕著於下。未干上焦。則脾胃猶強也。** 飲食如故。則脾胃猶強。濕著下體。則未干上焦。故方中不用檳榔木香厚朴。蓋此方所治。外濕爲多。但內虛不甚耳。然佐以白朮甘艸附子。則未嘗不加意脾胃。一方無附子。按無附子則何以治腎著。

禹功散 張子和

治寒濕水疝。陰囊腫脹。二便不利。按疝皆寒疾。寒乘腎也。水疝因濕。濕亦水也。寒濕即寒水也。疝者寒濕之積。水疝得之酒後御內。或入房後而乍冒寒濕。則腎虛而寒濕入積之矣。

黑牽牛 四兩○辛苦寒而功專行水。去下焦之積濕。以黑色入腎。而苦能堅腎。辛能潤命門行膀胱也。李時珍以爲能達右腎命門走精隧以行水泄濕云。 **茴香** 炒一兩○甘辛溫補命門。煖丹田。袪陰濕。舒肝木。 **木香** 一兩○行肝氣所以散腎寒也。 **爲末每服二錢薑汁調下。**

前方腎著濕寒。著腎而過仍在脾。以腰在腎部。而身重濕著腹痛則過仍在脾。以濕在肌肉間也。**此治水疝濕寒。自腎受而病且及肝。**腎關二便。而肝主疏泄。腎受寒濕則木不榮。又肝主宗筋。而陰囊濕腫是病及肝矣。其二便不利。則以寒水禁痼。而肝不能泄也。**故不問脾胃。而以辛行水潤腎補肝爲治也。**

甘艸麻黃湯 金匱

治一身。面目黃腫。小便不利。脈沈。曰裏水。按裏水者寒濕入裏也。身面黃腫屬之濕。黃脾土色也。作黃有屬熱者爲多。此黃腫脈沈。則色必慘悴。乃陰黃非熱黃也。脈沈屬腎。小便不利。水寒而禁痼也。此亦脾腎之虛。故濕寒得以入裏。然外淫爲重。故可汗之。汗即水而溫勝寒也。

麻黃去節三兩 甘艸炙一兩 煎服重覆取汗。

濕寒入裏水侮土也。土不能制水而成濕。濕溢於周身上及頭目。而色黃肉腫。水凝不流故小便不利。水溢在肌肉。故汗以去之。三焦之水。可決而下。五苓之類是也。此肌肉之水。則非可決而下。故以汗散之。此所謂裏者。亦以在肌肉之裏。而不在皮毛耳。而加厚其土以實之。甘艸且承冬以春。東風解凍也。麻黃之發汗。實補肝以瀉肺。能自根

抵而達之皮毛也濕寒去則小便自利矣

麻黃附子湯 金匱

治脉沈虛脹者屬少陰爲氣水發其汗則止按裏水者濕入裏也氣水者裏氣自虛則化從寒水也非外濕故虛脹非傷寒故不作熱然亦以汗之爲治者承冬以春陽也

即前方加附子一枚〇以補元火

濕有形之水寒無形之水其氣水也虛脹而脉沈則非水滿濕狀耳虛脹亦可汗者意濕而寒氣虛張如不在汗舒布其陽而寒自散也汗以散之而加壯其陽以勝之則陽實而氣行不爲水矣

麻黃加朮湯 金匱

治濕家身體煩痛者。宜發汗。按濕家身重者。浮腫而不痛。其煩痛則挾寒也。故亦宜發汗以出之。

麻黃三兩　桂枝二兩　杏仁七十枚去皮尖　甘艸炙一兩○此卽麻黃湯。白朮二兩

濕而有寒。故全用麻黃湯以汗之。寒濕相併。故加白朮以燥之。甘朮理濕之本。而辛以行之。濕以汗行。寒亦以汗出也。以上三方。皆以汗去濕。而此方又正以祛寒濕合汗者。後人以風藥治濕。如羌活勝濕湯。羌活除濕湯。升陽除濕湯。意皆本此。然肌肉經絡之寒濕可汗。在三焦腑臟。則非可汗也。

防己茯苓湯金匱

治水在皮膚。四肢聶聶而動。名皮水。按皮水者。異於裏水。水在皮膚也。脈浮胕腫。按之沒指。其腹如鼓。不

惡風不煩痛不渴。亦或有渴者。渴者不可汗。不渴者可汗之。

茯苓二兩○滲濕爲君。防已一兩○袪風逐水達榮脈行濕爲臣。桂枝八錢○宣散寒爲佐。黄芪一兩○宣布衛氣。充盈肢體爲佐。甘艸炙五錢○和中補土以制水。

濕在皮膚故只自皮膚逐之。然茯苓甘艸亦主之自內也。

防已黄芪湯金匱

治風水。脈浮身重。汗出惡風。按風水肝腎脈浮。肝風腎水也。水濕在皮膚故脈浮身重。濕而挾風。故汗出惡風。方已見風部。

防已黃芪以袪經絡皮膚之風濕。白朮甘艸以主其中。

越婢湯 金匱

方已見風部。治風水。惡風身腫。脈浮不渴。續自汗出。無大熱者。按肝腎幷浮爲風水。幷沈爲石水。

濕而挾風。故亦從汗之。可治渴者不當汗。不渴則可汗也。風能生熱而侮肺。此方君石膏以治風淫。且以保肺佐以麻黃生薑。以行水濕。且以舒肝。而甘艸大棗則以厚中補土也。

豬苓湯 仲景

方已見寒部。此以治濕熱黃疸。口渴溺赤。按濕於燥淫母子也。故濕盛則挾清而不覺。及清勝則濕亦少衰。濕於寒。室家也。故濕多挾寒。且濕寒皆水也。濕於風所畏也。而風能勝濕。亦多挾濕。猶婦之從夫也。至於熱濕則又母子相從。且六氣間居二火之間。而主氣則繼大暑之後。是故濕熱相挾者爲尤多。熱甚則溽而生濕。濕甚又鬱而生熱。人非命火之衰。則凡飲食生冷瓜果酒水肥膩之類。以及雨濕所侵。有鬱於中。未有不轉而成熱者。况兼以暑熱之淫。挾之而變症多矣。黃疸者膽火乘脾。濕熱相挾。鬱蒸而變。則土色見焉。黃症亦有屬寒者。但寒症色必慘瘁而暗。熱黃色必燥烈而明。

濕土淫也。土無專氣。陽衰則從寒。陰衰則從熱。陽衰謂命火衰。陰衰謂腎水衰。所挾不一。而要不外於寒熱兩端。從寒者脾多受之以沈而下著。從熱者胃多受之以沸而上溢。此即陰水陽水之說。然脾寒則胃陽不得升。胃熱則脾陰亦逼而涸。故寒濕宜升其陽。或汗而散之。熱濕宜斂其陰。或導而下之。故濕淫之治總在脾胃及三焦。三焦水道所行而相火所司也。濕熱挾而成疸。此濕鬱成熱。而水道更因之阻滯也。治之以豬苓湯。滑石君之。二苓滲之。澤瀉瀉之。而阿膠以滋其陰。使水道順行而熱亦自解。陰有所滋而不失之燥。則脾胃亦平也。

麥門冬粳米湯

方見三焦部。治水溢高原。喘急不得卧。肢體皆腫。

三焦水道所行而相火所治也。相火平則水道順。相火衰則脾濕而水旁潰。腰腹多受之。相火鬱則胃熱而水逆騰。心肺多受之。水濕浸於心而嘔逆眩悸。浸於肺而咳急喘滿。心肺布之百脈。則四體皆腫。其腫自肩背頭面始。其症少腹不急。其自上始。所謂陽水。相火之鬱。由上或抑之也。或七情勞役。或引飲生冷。或作冒風雨。皆足以抑之。清上焦以麥冬粳米。所以開其抑鬱。且生腎水於下。而水火平也。

大半夏湯 金匱

治反胃食入即吐。按嘔吐皆屬之火。遏水氣而上逆。故反胃有食乾物不吐而食水飲即吐者。但火氣有虛實不同。李東垣曰。辛味生薑之類。治嘔吐。但治上焦氣壅表實之病。若胃虛穀氣不行。胸中閉塞而嘔者。惟宜益胃推揚穀氣而已。勿作表實用辛藥瀉之。故服小半夏湯不愈者。服大半夏湯立愈。此仲景之心法也。

半夏一升。和順陰陽之氣。調劑開闔之宜。故能散逆氣而通水道去壅滯。治嘔者恒必用之。人參四兩。益脾胃。補中氣。散虛熱。白蜜半斤。此皆漢時斤兩。只今三分之一。甘寒滑潤。補而不滯。行而能滋。緩肝潤肺。厚脾和胃。瀉火清金。通利三焦。治反胃者最所宜用。

嘔有寒有熱。皆水氣逆也。寒嘔者水不下流而自溢。熱嘔者火逼水而上溢。火鬱則氣逆。上焦有實邪過之也。火虛則化逆。七情有拂而虛火上炎。胃氣內虛而陽不上達。氣化有逆。火自賁門。故水入則拒而不受。和其氣化。半夏使陽氣充足而上布膻中。則條達不相拒矣。人參夫然而滋潤以行之。所以利升降之道路也。白蜜

小半夏湯 金匱

治支飲嘔吐不渴。亦治黃疸。金匱云嘔家本渴。渴者爲欲解。今反不渴。心下有支飲故也。按嘔者氣逆不受水也。既嘔則渴。胃之虛火上炎也。渴者爲欲解。火無逆則亦自解矣。心下有支飲則不渴。客水停於心膈之間而不散。水火相逆故嘔。水氣在中則不渴也。

半夏一升　生薑半斤　○上下扞格。半夏以通之。水飲停蓄。生薑以行之。此爲有形之濕停於膈間故也。膈間有寒者此亦可用。若虛熱上嘔則薑不可用矣。今人謂半夏生薑爲治嘔聖藥。其亦求其所以然之故歟。

胃氣鬱於無形。益其氣而舒之。上下順矣。胃氣閼於有物。去其閒而通之。逆氣平矣。此上方所以用人參。此方所以用生薑也。

小半夏加茯苓湯 金匱

治猝嘔吐。心下痞。膈間有水眩悸。按此得之猝然者。客水乍停膻中。胃熱拒而不納也。其水氣上干頭目則眩。中陵於心則悸。其上下扞格不通則痞。此客水為主。

即前方加茯苓三兩〇以滲濕而通之小便。且以寧心。

苓桂甘朮湯 金匱

治心下有痰飲。胸脇支滿目眩。按積濕成痰。痰生於脾濕也。痰飲者清痰也。脾氣虛而肝木乘之也。痰飲干於膈上。胸脅支滿。因肝胃之火有所鬱而上逆。則痰飲亦為所逼而上行。

茯苓二兩　**桂枝**二兩〇舒肝胃之陽氣而達其鬱。且以祛外淫。　**甘艸**一兩　**白朮**三兩〇此濕蓄自脾者故白朮以補中而燥濕。甘艸以厚土而緩肝。

此治中焦有濕而逼熱上陵者。故主治脾濕而桂枝以行之。

厚朴大黃湯 金匱

治支飲胸滿，形氣皆實，上下不通者。

即小承氣湯但意主厚朴。

濕凝聚而不散，火上逼而不平，乃不得不以厚朴枳實破之，大黃以降而平之。

疏鑿飲

治偏身水腫，喘呼口渴，大小便閉，此爲結熱，所謂陽水也。陽水先上體，陰水先下體，下體者或不及上，上體者必漸而下。一身盡腫。則外濕盛甚。口渴便閉。則內熱鬱甚。此皆盛實。故宜疏鑿以通之。

羌活 一錢六分○辛能潤腎補肝。苦能堅腎瀉熱。辛以行水。苦以燥濕。此本去濕之藥。而今人多取其辛散。用以治風寒。活骨舒筋。此為君藥。

秦艽 一錢二分○辛能補肝。苦能燥脾。其根有兩足之形。性善行於下部。引肝木以疏土。能活血而榮筋。善治濕痺。此用之以佐羌活。

檳榔 一錢○其苦能降。其濇能收。降泄逆氣。以墜於下極。消積行痰。攻堅去癖。燥濕行瘀。治二便氣閉。腳氣上攻。

椒目 八分○苦辛。色黑。入腎。堅水。行濕。去汗水。平相火。

商陸 八分○苦酸。泄陰下行。收水濕。破結熱。

赤小豆 一錢二分○甘鹹酸。補斂心神。解心君之邪熱。以下達於小腸。而通行三焦水道。

澤瀉 一錢○瀉腎水之邪熱而滲之於膀胱。以達水道之委。

木通 一錢○甘淡以清肺金。去心火。通利三焦。下通二便。

大腹皮 八分○開胸膈。

茯苓皮 八分○滲脾濕。

薑皮

八分□行津液。

胃爲陽土。居三焦之中。而相火所行。三焦水道。自吸門入於賁門。得胃之化。而精微上輸。穀氣行衛。水氣行榮。精液四敷。灌溉臟腑。濁穢下達。下自幽門。別於闌門。二便出焉。小腸分沁水穀。而溺滲膀胱。糞下大腸。命門相火。起二腎間。行於肝膽。入胃敷化。而虛明上徹。心君實資命火。而後神明發焉。眞陰下榮。血以輸之心。氣以輸之肺。肺金淸肅而轉下生腎水。血會膈俞。氣會膻中。百脈滋焉。心主血脈。肺朝百脈。水不蓄不爲濕。火不鬱不爲熱。其有鬱熱。則水道隨所壅而濕生矣。外而身腫。內而燥渴。上而呼喘。下而便閉。則熱甚而水以妄騰隨在皆壅則隨在而分疏其壅亦治之宜也。檳榔自肺而泄之木通自上焦以行之赤小豆自心而泄之商陸自肝脾而收之椒目自腎而泄之澤瀉於下焦而出之此其節節自上而下相承為疏濬皆治在內之水而決水實所以瀉火皆苦酸鹹淡之品惟火平而後水流可順也大腹皮行水於胸膈茯苓皮行水於心脾薑皮行水於肝肺三皮皆自內達外以行皮膚之水而使之外達也。堅腎即以燥火而散濕益肝即以疏土而去痺。此謂用羌活秦艽。此立疏鑿之本則匪夷所思云。此在今人多不識其意矣。

大橘皮湯

治濕熱內攻心腹脹滿小便不利大便滑瀉及水腫者濕熱內攻外無腫也心腹脹滿內熱實也熱濕相

過。則腸胃之傳化失宜。火性急行。則小水并入大腸。故小便不利而大便滑泄。

滑石六錢 甘艸一錢。此即六一散。 赤茯苓一錢 豬苓五分 澤瀉五分 白朮五分 肉桂五分。此即五苓散。但意重心腹而不專下焦。故進赤茯苓而退澤瀉。 木香五分。升清自下而上。且能通理三焦。 檳榔五分。降濁自上而下。以下徹於下極。 陳皮一錢五分。六一五苓。以去濕除熱。通利三焦。而加此三藥以行其氣。以濕熱結甚。非氣行則濕熱不行也。三藥獨主陳皮。猶太無神朮散之意。以陳皮性獨冲和也。 加薑煎

每服五錢。

心腹脹滿。濕熱在胃。故主六一散。滑石通利三焦。而甘艸則主和胃。 二便不分。濕熱在小腸。故用五苓散。其重赤茯苓。所以治小腸。小腸熱濕平。則

能分泌水穀。小便通而大便自實。加以行氣之藥。氣之升降順。則結熱自平。熱平而水道自順。故方主橘皮名。

茵蔯蒿湯 仲景

已見寒部。此以治濕熱發黃。不拘傷寒症也。凡濕在臟腑。則大便濡泄。小便不利。心腹脹滿。濕熱相搏。乃有發黃。濕在關節則身痛。濕在肌肉則身重。濕在經絡則日晡發熱鼻塞。發黃之症。熱勝則色燥烈而便乾濇。謂之陽黃。濕勝則色沈晦而便溏泄。謂之陰黃。凡發黃則身無腫痛。濕熱攻裏也。腫痛則不復作黃。濕熱在表也。

大橘皮所治主於三焦。以二便相離。則三焦過也。茵蔯蒿所主在於脾胃。以土鬱發黃。則脾胃過也。黃土色也。方內梔子亦治三焦。而黃色統歸脾胃。○本方去大黃加黃連。亦治熱黃。然不如用大黃爲當。本方去大黃梔子用附子乾薑。治寒濕陰黃。寒濕亦有發黃者。脾虛而色外見也。然病鮮見有陰黃者。

白术除濕湯 東垣

治午後發熱。背惡風。四肢沈困。小便色黃。又治汗後發熱。按午後發熱。熱在陽明經也。四肢沈困。太陰脾濕也。小便黃。濕兼熱也。然而背惡風。則陽不足。汗後而仍發熱。亦陽之不足。陽不足者。其濕熱在陰。濕熱在陰者。太陰脾主血分。其人血熱而濕湊之。濕盛而陰之鬱熱轉甚。陽不能拔。則反虛也。

白术 一兩○其過在濕。濕責之脾熱。以濕深故君白术。

生地黃 七錢○滋陰生血。且以勝熱而能化濕爲血。

地骨皮 七錢○甘淡補肺淸金。而下生腎水。

知母 七錢○辛苦。瀉肺逆。即以生腎水。堅腎水。亦轉生肝血。此三味皆以瀉血中之伏熱也。

澤瀉 七錢○瀉腎之邪水。

使由膀胱而出之。**赤茯苓**五錢〇瀉心下之水。使由小腸而滲於膀胱。〇此二味去濕而兼以淸熱。**人參**五錢 **甘草**炙五錢〇以補脾土。脾土厚則能勝濕而血亦日滋不生熱矣。**柴胡**五錢〇升陽氣於至陰之下而達之膻中。布散經絡以解沈陰鬱熱。東垣最長於用柴胡。此方妙亦在柴胡也。

每服五錢。如有刺痛加當歸。七錢〇刺痛者。關節有阻。血不行也。故加當歸。**小便利減苓瀉一半。**

此以治濕熱之在血分者。在血分則主於脾腎。凡治三焦者主行濕。濕行而熱自消。此方名除濕。而治在去熱。熱平而濕自除。要尤在補脾胃而升陽。土厚陽升。則濕熱皆息也。

當歸拈痛湯 東垣

治濕熱相搏。肢節煩痛。肩背沈重。或偏身疼痛。或脚氣腫痛。及濕熱發黃。脉沈實緊數動滑者。亦治脚膝生瘡。膿水不絕。按脚氣皆主於濕。濕土淫而重著在下也。然亦有寒熱之異。此則以治濕熱者。脉沈實緊數動滑。皆挾熱也。脚脛生瘡。多是濕熱之毒下注。

羌活一錢○透關節。 防風一錢○散留濕。二者爲君。 升麻八分 葛根八分○味薄引而上行。苦以發之。 白朮八分○甘温和平。 蒼朮八分○辛温雄壯。二朮健脾燥濕爲臣。 苦參八分○主去熱濕。 黃芩八分○去肺火。 知母八分○去腎火。 茵蔯八分以上三味皆用酒炒。○散脾熱此爲熱濕相合。肢節煩痛。故苦寒以泄之。酒炒以爲因用。 當歸一錢○血壅不流則爲痛。故用當歸辛温以散之。 人參八分 甘艸炙八分○甘温補養正氣。使苦寒不傷脾胃。豬苓七分 澤瀉七分○治濕不利小水。非其治也。二藥甘淡鹹平。導其留飲爲佐。上下分消其濕。使壅滯得宣通也。○註釋皆從東垣本文。空心服。

此方本爲治脚氣而設。濕淫在下。多著於足。其有挾熱則鬱濕所爲。抑其人血多熱也。脚氣有由外觸驟雨行履濕熱之地。或觸山嵐瘴氣而得之者。有自飲食生冷油膩濕熱瓜果之類而得之者。大約與着痺相似。而脚氣有挾寒挾熱之不同。寒濕則憎寒。熱濕則壯熱。其上攻入於經絡。則頭痛背痛肢節痛。與傷寒症大同。亦有分經傳變。但不依傷寒之序。又濕則必重。有以異於傷寒。俗分筋脈緩弛不收而痛腫者爲濕脚氣。踡縮枯細不腫而痛者爲乾脚氣。大抵濕脚氣挾寒。乾脚氣挾熱也。以其下著。故羌防升葛以提而散之以其濕淫。故二术以燥之。以其挾熱。故苦辛寒以泄之。行之以傷血也。故當歸行之。而人參甘艸以厚土。所以治本。俗謂脚氣忌補。而東垣何嘗不用補也。豬苓澤瀉以行濕。以消其餘波耳。燥濕重二术。不重苓澤。以此在肌肉經絡之水。非三焦水也。○以治足瘡。後人推用甚當。

防已飲

治脚氣足脛腫痛。憎寒壯熱。按此今人謂之脚氣傷寒。實則與傷寒無涉。其辨之亦以身重足重脛腫痛爲異耳。且脚氣脈沈也。脚氣生於濕。濕傷氣則腫。傷血則痛。先痛後腫。氣病傷血。先腫後痛。血病傷氣。脚氣衝心。喘急不止。嘔吐不休者。不治。

防已祛風行濕。　木通瀉心及小腸火。　檳榔攻堅且專降下。　生地酒炒○滋陰涼血解熱。

黃蘗酒炒。滋水。去血分熱。**白朮**炒**蒼朮**鹽炒**川芎**二朮以去濕。川芎以行血氣。**犀角**清心肝之火。**甘艸**炙用稍，取其竟達於下。

大意與前方相似。然壹於攻下而已。此方殊未愜意。但聊備之而已。

蒼朮勝濕湯

治寒濕腳痺及腳氣之挾寒，由冒雨忍濕而得之者。予族中有以養池魚為業者，嘗負籃撈採萍及蘊藻以供魚食。籃著髀股間，衣褲皆濕，日久令濕深積，致左腿痺痛不能行動，皮膚腫硬，有如死肌。醫者以治風濕痺諸方治之罔效，且更時作寒熱。予診其脈沈遲而濇，因製此方與之，且囑之曰：服此覆被取汗，當作大痛，宜耐痛，無害也。痛定則愈矣。其人服之，果壯熱大痛，幾不可忍。然其痛自髀走股，自股走膝，自膝下脛，下足跗，其痛漸輕，至足大指，痛止汗收，渙然起立，行走如常矣。後稍加減以治寒濕腳氣，亦毎即効。

但其人方少壯。氣血强盛。若虛弱衰老者。則非可用也。

蒼朮五錢 羌活三錢 防風三錢 防已三錢 木瓜三錢。以消水濕。斂陰和血。調筋脈。 懷牛膝三錢。下行以壯筋骨。煖腰膝。 肉桂一錢。去寒行濕。 茯苓二錢。以滲脾濕。 甘艸稍一錢。使竟達於下。 水一大碗煎至半碗。入好酒半碗。酒以助行藥力。煎數沸。熱服。

當歸拈痛湯治濕著之挾熱者。此以治濕著之挾寒者。故蒼朮之辛烈以君之。而羌活防風佐之。本能行經燥濕。活骨舒筋。非風以勝濕之說。防已以逐而行之。木瓜以收而消之。肉桂及酒所以勝寒而活其血。牛膝草稍使壹於下行而無壁不破矣然則此之攻之不太猛乎曰羌活防風性能上升而朮草桂苓則未嘗非補正也。此用蒼朮爲君則異於防己飲之平用二朮古人餌朮皆以爲補養實補脾君藥也。

神朮散 許叔微

許學士觀書作字往往側傾向左又多引飲飲之覺水飲止自左邊而下身體偏重作渴因思此必因身傾向左致水濕皆積於左而結成澼囊之故因製此方服之愈。

蒼朮一斤 脂麻五錢研漿。恐蒼朮過燥故以此潤之。 棗五十枚取肉

搗丸服。棗以厚脾土土厚則濕亦自消。且蒼朮雖辛烈得此而甘緩矣。

水決平田漸成窪窟此負乾土以填之且築而實之也

五皮飲 澹寮

治水病腫滿，上氣喘急，或腰以下腫。按此亦濕淫自外，然要責之脾虛不能制水也。

地骨皮 甘淡，行潰骨之水而清膀胱之熱。**五茄皮** 苦辛，行筋節之水而祛肝風之鬱。

茯苓皮 淡滲，行心膈間水而靖心君之妄。**大腹皮** 淡苦，開胸膈之滯。

生薑皮 辛寒，行皮膚之水而散肌肉之熱。皆用皮者，以水溢皮膚而因類為治也。

浮水散漫溢於地面，此隨在開導之，然寓調補之意焉。

中滿分消丸

已見三焦部，治中滿鼓脹、氣脹、水脹、熱脹。氣脹者，濕傷於氣而胃之陽不升，心下堅大，氣促而喘。若血脹則濕傷於血而脾之陰不化，血結胞門，小便不利。然氣血有阻，則水道必不行而浸漬洋溢，肌肉腫脹成爲蠱矣。水濕鬱積轉而成熱。於是乎有熱脹者。大抵胃主上體。溢於肩背手膊頭面。脾主下體。流於腰腹股膝脛跗。濕多爲腫。鬱熱乃脹。四肢皆腫脹。外濕爲多。單腹脹而四肢不腫。俗謂之單蠱。中氣大虛而濕熱壅之。病難治矣。腫脹朝寬暮急爲陰虛血虛。暮寬朝急爲陽虛氣虛。朝暮皆急氣血皆虛。由臍腹而及四肢爲濕已將散。病起由四肢而及臍腹外淫內聚病危。又男自下而上。女自上而下。皆爲逆症。凡骨黑爲傷肝。缺盆平爲傷心。臍突爲傷脾。足心平爲傷腎。背平爲傷肺。腹起青筋。肝木乘土。身熱脈大。多死症也。然三陰結謂之鬭。則蠱脹多責之命門火衰而脾土因以積濕。其鬱而爲熱。只爲虛象。東垣此方主治熱脹實留意於脾也。

脾不勝濕。濕滿氣窒。血亦不滋。命火以衰。而鬱於濕下。濕轉成熱。此方爲分消之。舒土之鬱。厚朴君之。枳實半夏陳皮砂仁乾薑薑黃佐之。平火之炁。黃連黃芩知母。決水之流。澤瀉茯苓猪苓。而要歸於補脾厚土。參朮苓草亦探原之治也。

中滿分消湯

已見三焦部。治中滿寒脹寒疝。二便不通。四肢厥逆。食入反出。腹中寒。心下痞。下虛陰燥。奔豚不收。寒脹者。命門火衰。脾胃無氣。則中虛亦作脹也。寒濕積於肝腎爲疝。寒則凝痼而閉。故亦二便不通。氣不行也。脾主四肢。脾寒則厥逆矣。脾胃無氣。則不能納食。正所謂太陰結而爲關也。陰火微明。失所依而作燥。此氣血無所滋。不待滯而後病。東垣此方主治脾胃。而實留意命門也。

命火已衰。脾不勝濕。重以生冷客濕。則寒積於中。不能復成熱。此上下爲分消之。升其清陽。升麻柴胡麻黃生薑。皆以助肝木行相火而升。瀉其積濕。茯苓澤瀉皆以瀉濕。而厚其中以其陽也。方中辛味。皆能行水也。滋氣血。參芪橘半當歸所以厚中而滋氣血。宣其鬱。青皮厚朴。而重去其寒。川烏以君之乾薑茱萸澄茄益智草果。以補命門火而發脾土。皆所以佐之。壯元火也。中用連蘗以因用而已。

枳實導滯丸 東垣

治傷濕熱之物。不得施化。痞悶不安。腹內硬痛積滯泄瀉。

大黃一兩　枳實麩炒五錢　神麯炒五錢　黃連酒炒五錢　黃芩酒炒五錢　白朮土炒三錢　茯苓三錢　澤瀉二錢　蒸餅爲丸。多寡量服。

此治食傷濕熱而滯積於中者。故苓瀉以除濕。芩連以清熱。佐以枳實神麴之消導。而君以大黃。滯積除而瀉泄自止。加白朮以厚土也。

白朮芍藥湯 機要

治脾濕水瀉。身重困弱。

白朮四錢 芍藥三錢 甘艸三錢

○保命集云。瀉痢不止。或暴下者。皆太陰受病。故不可離芍藥。人不受濕則不瀉痢。故須白朮。更宜因四時詳外症爲加減之。愚按芍藥之能和太陰者。以其酸能瀉肝。使木不乘土也。又脾土主濕。而酸能收濕也。然芍藥本瀉肝血之藥。而今人以爲能補血。虛則誤久矣。○厚脾土亦以緩肝急也。大抵脾弱則受濕。脾弱而肝木乘之。肝主疏泄。脾濕因以下流。則泄瀉也。

枳實導滯丸。以濕熱方實則攻而行之。邪盡瀉自止。此方以水瀉不止。身重困弱。則斂而止之。補其正。邪亦平也。

痛瀉丸 劉草窗

治痛瀉不止。戴氏曰水瀉腹不痛者濕也。痛甚而瀉瀉而痛減者。食積也。瀉黃水腹痛腸鳴。痛一陣瀉一陣火也。或瀉或不瀉。或多或少。痰也。完穀不化者氣虛也。按此言痛瀉不止。是則當責之火。火而痛泄則在下焦。是火行於肝而肝木乘脾也。然肝木之乘脾。要因脾弱而有濕。濕而後肝木乘之。以鬱濕成熱迫而下流。是終以濕為瀉之原也。若乃水瀉不痛。及完穀不化。則其人陽衰也。此惟食瀉為當別論。

白朮土炒三兩　白芍炒二兩　陳皮炒一兩半〇辛本行氣。炒之使苦更以燥濕。

防風一兩。此治痛瀉不止也。責之肝木乘脾。白芍固以瀉肝。而陳皮防風則補肝藥。肝木既有餘。而又用此何也。曰瀉之者瀉其乘脾也。補之亦使之不至於乘脾也。譬之林木繁密冗雜。落葉穢積。則水濕壅而不消。故芍藥以瀉之。所以芟夷蕪穢而水濕不留也。其有嘉木則益爲培植。以使之暢茂條達焉。木既條直上達。則枝葉扶疏。而自不至於下壅。土氣亦益舒不留濕矣。故陳皮防風以升之。亦所以和脾而去濕。令人多以陳皮防風爲瀉木。又謂防風爲理脾引經要藥。殆不然矣。

合爲末。蒸餅丸。久瀉加升麻。以升舉下陷之陽。

意與前方略同。惟水瀉不止。故甘以補之。痛瀉不止。故辛以行之。皆主於理脾去濕而已。皆君以白朮。

升陽除濕防風湯　東垣

治大便閉塞。或裏急後重。數至圊而不能便。或有白膿或血。慎勿利之。利之則必至重病。反鬱結而不通矣。以此湯升舉其陽。則陰自降。按裏急後重。有因濕熱所積而然者。火性急驟而濕復窒之也。有因積滯而然者。有形以窒之不得出也。有因氣滯而然者。氣逆爲壅之不能宣也。有氣虛者。陽氣下陷。故無而似有爲虛墜也。有血虛者。津枯腸燥。故虛坐努力。實不出也。濕熱并積及積滯。皆宜攻下之。氣滯宜行其氣。大抵脈洪大實者則宜攻下。若脈浮大者則不宜下。此數至圊而不能下。則氣虛陽陷而虛墜也。然或有膿血則仍有濕熱傷於腸胃。但非如痢症之實盛耳。以陽虛下陷。故慎勿利之。而其所以治之者。則仍從濕熱爲治。

蒼朮泔浸四錢○辛甘苦溫。以補脾去濕。而猛烈正性。能行肝氣。達陰鬱。故以爲君。 **白朮**一錢○健脾燥濕。而性平緩。功專補正。 **芍藥**一錢○歛陰收濕和脾。 **茯苓**一錢○滲濕以助白朮。防風二錢〇補肝木而升達之。使不至鬱而乘脾。以陷於下。謂之升陽。主意在此也。

加薑棗煎。亦以和脾而升達陽氣。如胃寒瀉泄腸鳴加益志仁五分〇瀉泄不止。濕也。腸鳴腸虛也。此與閉塞不便不同。而其爲陽虛下陷同。故亦以升陽爲治。加益志仁以補命火而煖脾胃也。半夏五分〇達陽氣於陰中且能行濕。

人之生氣陽氣也。陽氣本於命門。行於肝膽。陽氣鬱於寒則句萌不達而傷腎。此傷寒症也。鬱於濕則蕪穢不治而傷脾。此卽陽陷陰中之說。如草木焉。遇寒多則萌芽不能達。遇雨多則枝葉萎爛而積穢於土。故治濕亦宜升陽。升陽者達肝氣也。肝氣達則胃氣舒。胃氣舒則脾濕散。是故脾胃之治。非有實熱則不宜攻下。此方所治便祕似實而不能便則繫之虛。故宜升舉其陽。陽升則陰自降。然蒼白二术茯苓芍藥皆除濕之品也。方意與劉草窗痛瀉丸同。而一以治瀉不止。一以治祕不能便。可以相參而悟治理矣但痛瀉丸以理脾爲急故君白术。此以升陽爲主故君蒼术。若胃寒瀉泄則亦未嘗不用此方也。

平胃散 局方

治脾有停濕。痰飲痞隔。宿食不消。滿悶嘔瀉。及山嵐瘴霧。不服水土。按痰飲則積濕所成。脾不健則胃不化食。食不化則宿積亦復成濕。痰食留滯故痞隔滿悶胃氣不能升則嘔。脾濕逼而下則瀉。山嵐瘴氣亦濕熱上蒸之氣。脾胃虛弱則易感之而生病也。

蒼术泔浸二錢　厚朴薑炒一錢　陳皮去白一錢〇去白欲其輕而能散。　甘艸炙一錢　加薑棗煎。傷食加神麯麥芽。濕勝加白术茯苓豬苓澤瀉。痰多加半夏。脾倦不思食加人參白术黃芪。悶痞滿脹加枳殼木香檳榔。大便祕加大黃芒硝。小便赤澀加赤茯苓澤瀉木通。挾寒、加葱豉取微汗。嵐瘴重陳皮。加石菖蒲藿香。

此方行肝氣燥脾濕舒胃氣最爲和平。凡初覺傷濕而脾胃不快者。即當服此。

柴平湯

治濕多成瘧。身重身痛。

柴胡二錢　半夏一錢五分　生薑八分　黃芩一錢　人參一錢　甘艸

甘艸一錢 大棗五枚〇此小柴胡湯。可以拔在內之伏暑。散外束之清淫。故通之治瘧。

蒼朮一錢六分 厚朴一錢 陳皮去白一錢〇此合之甘艸薑棗。卽平胃散也。以身重身痛。則受濕爲多。故合此以除濕。

南方卑濕。凡病瘧者受濕爲多。宜此方。小柴胡湯之治瘧。以能達伏陽而散陰鬱。伏暑亦陽也。清燥亦陰也。少陽傷寒。以寒邪深入。而陽氣與爭。故寒熱往來。瘧症則以清淫外束。而伏暑與爭。故亦以時而寒熱往來。柴胡以升陽而散陰。半夏以通陰陽之道。故可達伏暑而逐清淫。黃芩以平內暑。生薑以散外清。故治瘧可以通用。非和解之之說。亦非瘧在少陽經之說。且匡扶正氣。人參甘艸大棗。合平胃散則兼除濕也。平胃散可除痰食。今人云無痰無食不成瘧疾。抑知痰食皆由於脾胃氣衰而有之者。非病瘧之由也。

枳术丸　張潔古

本金匱枳术湯。以治上焦氣分積水。心下堅大如盤邊如旋盤。此加荷葉陳米飯爲丸。以通治痰痞。健脾進食。蓋痰亦水也。

白术土蒸　一兩○蒸之便與土氣相洽　枳實麴炒　一兩　爲末。用荷葉包陳米飯煨乾。荷葉苦濇微鹹。氣味淸芬。能淸金固水。除熱去濕。此生於濕熱之中而能除濕熱者。非必象震木之說。其氣味無關於少陽經也。煨陳米飯則以助白术厚脾胃而燥濕也。合藥末爲丸

痞悶加陳皮。能散氣滯加木香。能行傷食加麥芽神麴。

白术健脾燥濕而升胃氣。枳實以攻積水之堅。此金匱本方也。加用荷葉包煨陳米飯。資穀氣以厚脾。資淸芬

以除熱濕。故能健脾進食而除痰痞。枳朮本除痞之藥。以補爲攻。攻而仍補。制方之善也。痰濕多者加陳皮半夏。名橘半枳朮丸。氣滯成痞者加木香砂仁。名香砂枳朮丸。

解酲丸

專治酒積受傷。酒之傷人。上則爍肺銷金。中則濕熱傷胃。下則涸腎傷陰。故凡翻胃腸風勞瘵風痺瘡毒汗風諸病。實每因酒而起。爲害多矣。古有葛花解酲湯。愚閱其方似未愜意。因更製此方以用之。因酒傷嘔吐泄瀉者。亦多得効。因附於此。

葛花四兩〇輕虛上浮。以散濕熱之氣而救肺金。 砂仁二兩〇辛溫行氣以消酒食之積而和脾胃。 澤瀉一兩〇微鹹瀉水以通膀胱之道。而利小便。 白朮二兩米炒 人

參二兩　茯苓二兩○此卽四君子湯而白朮茯苓皆以燥濕。人參甘艸皆以補中且人參最能解酒。　黃連五錢○以去積熱。以厚腸胃。　陳皮五錢○以疏滯氣。以行濕痰。　炙卿艸一兩○以強脾氣。以消積水。能固衛和榮益精塡髓。內經用此合朮及澤瀉。以治酒後汗出漏風之症。　枳椇六兩○甘寒。功專解酒。緩肝和胃。淸心保肺。故用此爲君。　搗枳椇汁和酒麯爲丸。無枳椇則煮地黃四兩搗和。　每服五錢

此亦厚補其中以分消其濕熱而已。然於飜胃腸風消渴諸症。則有以防其源矣。

二陳湯局方

統治痰飮爲病。咳嗽脹滿。嘔吐惡心。頭眩心悸。挾痰卽濕也。而所因不同。濕無專氣。惟所挾也。其脾虛水

泛。其飲食生冷。痰生於寒。水停而腐。痰清而稀。其陽衰也。其風騰水湧。其驚恐迷心。痰生於風。水急浮嘔。痰響而急。其肝逆也。其水濕蒸滀。其煩渴引飲。痰生於暑。水熱生翳。痰稠而粘。其陰弱也。其陰火上逼。其嗜酒啖炙。痰生於火。水沸成膠。痰濃而濁。其血欲枯。其氣滯不運。其濕留隱僻。痰生於燥。水結浮石。痰頑不滑。其肺傷也。其土薄無力。其食多宿積。痰熱鬱濕。濕鬱生熱。痰見黃色。其脾虧也。是則七情五役六淫皆每生痰。而本要歸於濕。濕生於脾。其標乃多及肺也。痰無常在。與氣升降。涉肺則咳。涉心則悸。在胃則嘔。入腸而泄。入血血阻。上頭頭眩。在背背冷。在脅支脹。變怪甚多。不可測揆。然大抵痰脈多滑。滑且不匀。支飲則弦。頑痰乃濇。風湧痰窒。脈且結代。治痰之法。亦强胃健脾。行濕利氣而已。故此方固治痰之總率也。

半夏　薑製二錢〇痰者水濕之滯而不行也。半夏之辛。本潤腎補肝開胃瀉肺去濕行水之藥。而滑能通利關節。出陰入陽。是能治水。滯下行。故主爲治痰君藥。

陳皮去白一錢○水隨氣運。水濕之滯。而成痰。以氣不行故也。橘皮之甘苦辛温。主於行氣。潤命門。舒肝木。和中氣。燥脾濕。瀉肺邪。降逆氣。故每合半夏爲治痰之佐。

茯苓一錢○痰本水也。水漬土中則爲濕。濕積不化則爲痰。茯苓生土中而味淡。專主滲土中之濕。

甘艸五分○脾不厚不能勝濕。故甘艸以厚脾。然不多用者。以甘主緩。過緩則恐生濕也。

加薑煎。生薑之辛。亦以行濕祛痰。非徒以制半夏毒也。熱服熱服乃易行。○風痰加南星。白附。皂角。竹瀝。寒痰加半夏。薑汁。火痰加青黛。石膏芩連。濕痰重。脾弱加蒼术白术。弱甚加人參。燥痰加杏仁瓜蔞。蘇子。白芥子。食痰加山查。麥芽。神麯。頑痰積飲加枳實。海石。芒硝。痰阻氣滯加香附。枳殼。痰在脇下皮裏膜外加白芥子。痰在經絡走壅四肢加竹瀝。或荆瀝和薑汁。

痰症變幻無端。而揆其本皆生於濕。土不任濕。乃壅爲痰。故治痰宜專責之脾。脾土健運。胃氣周通。水澤流行。津液貫注。土無留濕。無所謂痰。或謂痰亦不可盡去。其說非也。是故南人多痰。南方卑濕也。肥人多痰。肥則肉壅脂滿。而水濕不行也。然以搜其本。則健脾去濕。而痰其標耳。既不能無痰。以有咳嗽（入肺）脹滿（膻中）嘔吐（寒胃）惡心（氣逆）頭眩（隨經絡而上頭）心悸（在膈上而潰心）諸症。則治標固又其急。而脾胃可徐理也（欲兼理脾胃。則六君子湯爲良。）二陳皆行肝氣以疏脾胃。而辛以行濕之藥。（半夏陳皮。性皆躁急。以陳久爲佳。故謂之二陳）木氣升散。而土濕亦隨之升散。無留鬱也。茯苓以自土中而滲之。甘艸以築土而厚之治痰之要。此其最矣。半夏辛滑。潤而非燥。今人每以半夏爲燥藥。非也。然陰虛火炎。至有火痰及肺傷乾咳煩渴者。則二陳自非所宜。蓋半夏乃肝命相火之氣。主於宣達陽氣以出入於陰土上下之間。故陰虛火炎。則半夏自非所用。非謂其燥也。若非陰虛。則半夏無不可用。因症加減。存乎人耳。

蒼术散

治寒痰積濕。痰飲腹痛。

蒼术一斤。泔水浸過。九蒸九晒爲末。橘皮四兩。留白。合爲末。薑湯調服。

此治寒痰之積於腹中者。有痰腹痛。或時作瀉無常。其脉必關滑。

桂苓甘术湯　金匱

治心下有痰飲。胸脇支滿目眩。按胸脇之間。手足厥陰所主。胸脇支滿。乃胃水泛溢。脾不能制。則隨經而上積於胸膈。橫溢兩脇。故支滿也。痰飲阻於胸脇。則胃氣之陽不升。水精不能上布。故目眩也。

茯苓四兩。○松魄也。魄能拘魂。淡能滲濕。故入心則能行心膈之水而安神。以其生於土中。故入脾則能去脾土之濕而除滿。入腎則能滲腎之邪水而達之膀胱。

白术三兩。○補煖脾胃以制寒水。

桂枝三兩。○以升達肝木之氣而暢於胸脇。行於肩臂。使榮脈宣通。則水濕自散。

甘草一兩。○助白术以厚脾土。協羣藥之中。支滿所不忌也。

此治寒水之溢於膈上者。張仲景曰。短氣有微飲。此湯主之。使從小便去。腎氣丸亦主之。按腎氣丸亦以治腎水之泛溢也。

生薑半夏湯 金匱

治似喘不喘。似嘔不嘔。似噦不噦。心中憒憒無奈者。

按似喘不喘。氣爲虛寒所抑也。似嘔不嘔。胃氣虛寒。

如上逆也。似嗽不嗽胃有寒飲。陽不上升。故欲出而不得行也。心中憒憒無奈。寒飲溢於膻中。故膻中之氣不快也。此雖不言痰飲。而實虛寒痰飲之爲病也。

半夏半斤　生薑四兩

此治寒痰之積於胃而上逆于膻中者。金匱橘皮湯。用生薑陳皮。治乾嘔噦及手足厥冷者。乾嘔噦而手足厥冷。亦寒飲閉之也。

生薑白糖湯

治寒痰上溢於肺咳嗽多痰而覺有冷氣上衝喉者。

生薑三錢。辛以行痰。而瀉肺之寒邪。　白糖一撮。甘以補肺。且亦能化痰。　煎薑湯熟盛白糖於碗中。以薑湯衝下。清晨服之。清晨則百脈方朝於肺。

治寒痰咳嗽。此方最爲簡易。

金沸草散 局方

治肺感風浮。頭目昏痛。咳嗽多痰。肺感風淫。風栖皮毛。則腠理閉而肺氣壅。鼻塞聲重也。肺氣壅則津液不行。風激成痰而上湧矣。痰湧於上。則陽氣不得升而頭目昏痛眉稜骨痛。痰觸肺則肺竇而咳嗽。

金沸草 一錢○鹹苦微辛。其花午開子落。與半夏意同。而輕浮上入於肺。苦能泄熱氣。鹹能化痰結。辛能行痰濕。凡痰飲之逆干於肺者。此能降而泄之。

前胡 一錢○甘苦微辛。能降泄高亢之氣而疏暢下行之滯。主下氣行痰。

麻黃 一錢○以大開腠理而袪其風。

荆芥 一錢五分○辛苦而性上浮。袪頭面之風。去經隧之濕。此方蓋以此爲君藥。以兼去風痰。諸藥亦隨以上升於肺。而後乃降而下墜其痰也。

赤芍藥八分○酸以瀉肝斂陰。且監麻黃之過散。用赤者以行水分收痰濕也。

半夏五分○此輕用半夏者。以風則挾相火也。然必用之者。非此不足以通滯行痰也。金沸草輕虛。此以行於下。所以助之。

甘艸炙五分○以厚脾土。以緩肝急。

加薑棗煎。滿悶加枳殼桔梗。有熱加柴胡黃芩。頭痛加川芎。

此痰以風動而感之輕者。故分爲理之。逐其風而汗以散之。荆芥麻黃**然後泄其逆而降之。**氣降則痰息。痰復爲水而已。**且汗則濕從汗出也。**半夏以行之。麻黃以出之。活人方用赤茯苓。使濕從小便出。愚意此風淫在肺則膹理必閉。以小便出之遠。不如以汗出之近也。麻黃最能治咳嗽。

星香散

方已見風部。此治風痰盛而體寒者。

風乘肝虛，風急痰湧。凡體肥者則多濕，而脂滿則氣滯不行。故風淫所激，濕湧爲痰。膽南星以補肝而除痰濕，木香以行其氣，全蠍以散肝風。風息而痰亦消矣。此其人體必虛寒，虛寒則用六君子湯下此丸可也。

青州白丸

治風痰湧盛，嘔吐涎沫，口眼喎斜，手足癱瘓，及小兒驚風，及痰盛泄瀉。按風急必挾痰，其方多見風部。此方主痰爲治，故列於此。白附子出青州，故名青州白丸。

白附子 二兩，生用○辛甘熱。補肝祛風，行陽明經，祛頭面之風。

南星 二兩半，生用○辛苦溫

祛風行濕破滯通關。其力甚猛。川烏頭五錢去皮尖用生○甘辛熱亦祛風行濕。然南星烏頭性實相反。此乃合用之者。蓋激之使怒。正所以治湧盛之風痰也。半夏七兩水浸生衣生用○用半夏為君。以治痰為主也。

為末。絹袋盛之。水擺出粉。未盡再擂再擺。以盡為度。貯瓷盆日曝夜露。春五日。夏三日。秋七日。冬十日。晒乾。粳米糊丸如菉豆大。每服二十丸。薑湯下。若癱瘓則酒下。以活血。驚風薄荷湯下三五丸。惟風痰實盛者可用。虛弱者宜慎之。

此治風痰相挾之尤甚者。用藥甚峻。而製治之使甚平。喻嘉言以此為治風痰之上藥。併治痰瀉。亦肝風逼之也。脈滑而作瀉無常。且糞中必有痰。

茯苓半夏湯 宣明

治熱痰。按熱痰亦火痰也。氣失其平。以逆而上則爲火。火氣炎上。痰濕隨之。沸而上湧。其痰必濃厚膠粘而色黃。然與陰虛火動之火。又有不同。

卽二陳湯加黃芩一錢 煎不用薑棗。

胃有熱痰。必上陵肺。卽二陳症之咳嗽脹滿嘔吐而胸膈必覺煩熱。熱上陵則傷肺。加黃芩以瀉肺熱。

二陳加梔連生薑湯

治熱痰在膈上。令人煩悶嘔吐。

卽二陳湯加黃連一錢。以瀉心脾之火。梔子一錢。以泄三焦之火。且除心煩。

生薑一錢。以行膈上之痰。且稍制梔連之寒也。

熱痰在膈上則當心分。故黃連以瀉之行之以梔子使濕熱自三焦而降也。三焦心包相表裏。加生薑以和之。本方除茯苓甘艸單用陳皮半夏。加黃連麵糊爲丸。薑湯下。名三聖丸。治痰火嘈雜。心懸如飢。又半夏用醋煮而去陳皮不用用三味薑汁丸。以消伏暑。

桑皮十味煎 許仁則

本治氣嗽經久將成肺痿。乍寒乍熱。唾涕稠粘。喘息氣上。脣口焦乾。或且唾血。漸覺瘦悴。小便赤少。色敗毛聳。亦成骨蒸。及久嗽成肺癰。唾悉成膿。出無多少

愚按此陰虛火動。肺受火傷。以致津液渾濁。是則火痰之不可以二陳治者。

桑白皮一升○甘酸微辛。補肺瀉火。斂肅清之氣。爲清肺主藥。地骨皮三升二味合煎取汁三升。○甘淡。補肺清金。而能下滋腎水。生地黃汁五升○大滋腎水。以靖君相之火。此方以爲君藥。生麥冬汁二升○地黃滋水而上交於心。麥冬清金而下生腎水。生葛根汁三升○此以提胃中之清氣而升之膻中。即以生津而解膻中之熱也。生薑汁方內皆寒涼之味。非薑汁無以調劑而行之。亦反佐也。又辛以行痰。○一升竹瀝三升○升散陰中之火。祛除經絡之痰。且滋陰生血。白蜜一升○以潤肺而治咳。棗膏一升○此以補土而生金。牛酥三合○資血氣之類。以滋陰潤肺。而養血治咳。以麥冬生地葛根薑汁竹瀝和煎減半。再內桑皮地骨汁和煎。三分減一。再入酥蜜棗膏。攪勿停手。煎如飴糖。夜臥時取如胡桃大一塊含之，稍加至如雞子大，或晝日九服亦可。

凡人之生，生以元火，而賴元水以滋之，如膏沃而光煜也。若用有偏勝，則火熾者其膏焚。偏勝如七情以動君火，醲厚以助相火之類，而又色慾以耗其水也。膏欲枯而火益熾。水不足以制火，則火益熾。胃釜也，以受水穀。肺蓋也，而皆金也。胃亦對化陽明燥金。濁飲熏爍，水沸金流，皆成濁液，於是乃有所謂火痰。與尋常火氣上逆之火痰有不同。肺癰肺痿羸瘵骨蒸，所自來矣。火痰若是，則不可責之於濕，而二陳非所用，是必大滋陰水，以制其火，不得議其徒與火爭也。仲景麥門冬湯，以治火逆上氣，咽喉不利。其方用麥冬、半夏、人參、甘草、大棗、粳米。已見三焦部然其所治胃火耳。喻氏稱其不用寒涼。不與火爭。然治各有所施。要不得謂寒涼概不可用。此命火獨炎。與胃火之一時上逆者。固不同治也。

紫菀湯 海藏

治肺傷氣極。勞熱久嗽。吐痰吐血。及肺痿變癰。按此所治症與前症略同。而此方主於保肺。是亦一治也

紫菀 一錢五分洗淨炒。辛苦溫散伏陽於陰中。舒鬱熱於膈上。

阿膠 一錢蛤粉炒成珠。潤肺清金。滋陰而下澄腎水。

知母 一錢。清胸膈浮游之火。以下滋腎水。而伏命門之火。

貝母 一錢。苦辛。主散心肺之鬱。降上逆之氣。其能行痰與半夏同。不得謂半夏爲燥而貝母爲潤。然其用則有不同者。半夏行於陽。貝母行於陰也。

桔梗 五分。苦辛。以瀉肺之邪熱而降上逆之氣。

人參 五分。補土生金。且能瀉火。

茯苓 五分。咳而有痰。究本於濕。特以火炎則不敢

大爲燥之耳紫菀阿膠貝母要皆行痰之品而茯苓則自土中以滲之 甘艸五分 五味子十二粒○稀斂肺氣以滋腎水尼久嗽氣傷肺虛有火者所必用也 食後服按醫方云食前服食後服者皆不必盡拘但須食遠服之勿使與穀氣相混可也

前方主於滋腎此方主於保肺果其火炎水涸則用前方其氣極金傷則用此方相緩急而施之惟其是也

順氣消食化痰丸 瑞竹堂方

治酒食生痰及胸膈膨悶五更咳嗽酒食多則鬱積成濕鬱濕成痰痰鬱痰成熱此以過食而脾胃不能勝又油膩辛腥皆能助熱也痰隨胃氣上升而壅於胸膈則膨悶痰熱上熏於肺則肺癢而咳嗽五更咳嗽者平旦脈朝於肺而熱氣隨之也

半夏薑製一斤 膽南星一斤。膽製南星。難以猝得一斤。或用半夏南星各一斤。白礬皂角生薑各一斤。同煮至南星無白點爲度。去皂角生薑切片同晒乾用。 陳皮去白一兩 青皮一兩。發肝氣之鬱而攻堅破滯。 香附一兩。補肝破鬱。去脾胃之滯積而宣達血氣。 葛根一兩。行肝氣抒土鬱。而升其清氣於膻中。以除酒食腐積之熱。 蘇子一兩用沈水者炒。辛甘而潤。能散熱順氣除咳消痰利膈。 杏仁一兩去皮尖炒。甘苦辛降泄逆氣潤肺寧心。而能攻堅破積。 萊菔子一兩。辛甘生用。以除痰攻積聚寬胸膈。 神麯一兩炒。健脾消食。 麥芽一兩炒。消穀食。 山查一兩炒。順氣消肉食。 薑汁以行痰通徹經絡。 和蒸餅糊丸。

用治酒食生痰。此方甚爲周密。酒食有形之積。酒雖無質。亦屬有形。宜堅力以破之。膽星以協半夏。用膽製者兼可以平肝膽之熱。青皮以協陳皮。青皮之行肝氣尤烈。二陳用治痰之主。食積去而後熱可除。神麯麥芽山查萊菔子。所以去酒食甘肥之積也。氣行而後積可去。葛根陳皮杏仁蘇子香附。所以升降而順其氣也。

蘇子降氣湯 局方

治虛陽上攻。氣不升降。上盛下虛。痰涎壅盛。喘嗽嘔血。或大便不利。按此所謂虛陽上攻者。陽極於上。不復歸根。如否剝之為卦。故上盛而下虛。非熱非火也。氣雖盛於上。而其下津液已枯。其痰涎壅盛。其氣不下通。則痰涎亦留滯於上。而為咳為喘耳。是以大便不利。此乃秋金清燥之氣。乃所謂燥痰也。治者慎勿以爲火。

蘇子一錢○潤肺清金順氣。半夏一錢五分○陽氣不能復入於陰故仍君半夏以升降陽氣而除其上壅之痰謂半夏爲燥而燥痰不可用半夏者其失之矣。前胡一錢○泄高亢之氣使復於下而行其痰。橘紅一錢○行痰必主半夏利氣必主陳皮。厚朴一錢薑炒○破土中之鬱氣以除滯濕而通升降之道路而痰涎不上壅。當歸一錢○此則萃津液以榮其根幹根幹潤澤則枝葉流通。肉桂五分○此又補命火以復其生氣於根荄根荄之生氣復於下而通於上由命而肝行以當歸由肝達胃行以橘紅由胃上達行以半夏此自下而上也由是順之以蘇子降之以前胡破之以厚朴而上之氣又復於下上下通貫無所謂上實下虛矣。甘草炙五分○以厚其上亦以和上下也。加薑一片煎氣鬱斂而血枯濇則謂之燥燥者秋氣淒滄之象也燥則不潤何以有痰氣之所斂濕亦聚之其下欲枯故痰涎蘊於上而津液不行也此方乃所謂治以苦溫佐以甘辛以苦下之者今人所言燥皆失其所謂矣今人所謂燥皆火症耳

導痰湯

治頑痰膠固非用二陳湯所能除者

即二陳湯加膽南星一錢　枳實一錢

頑痰膠固亦燥痰也惟燥故頑加膽星以協半夏辛以

潤之且苦以降之加枳實以攻堅所以破其膠固也。

茯苓丸 指迷方

治痰停中脘兩臂疼痛。中脘胃也。手經六脈皆出入於膻中。痰停中脘。則胃氣之升膻中者不快。而手經六脈阻滯難通。兩臂滯痛而脈見沉細。

半夏麴二兩。製之爲麴。畏其燥耳。然半夏實不燥。但製之爲麴亦佳。兼有消導之意。 茯苓一兩乳拌蒸。茯苓則有燥意。乳拌以潤之以滋陰也。 枳殼五錢麩炒。枳殼之破氣行氣甚於陳皮。此以停痰故用之亦兼能斂陰。 朴硝風化者二錢半。然風化硝難猝得。只用朴硝撒竹盤中。少頃盛水置當風處。即乾如芒硝。可取用之。痰停中脘。頑結膠固。故鹹以軟之。 薑汁糊丸薑湯下。

亦本二陳之意以其停結中阻故加以變化潛消之術用麯用硝皆是也。其用鹹所以輭堅勝燥也。喻嘉言曰痰藥雖多此方甚効。

控涎丹 三因方

人忽患胸背手足腰臂筋骨牽引鈞痛走易不定或手足冷痺氣脈不通此乃痰涎在胸膈上下誤認癱瘓非也李時珍曰痰涎爲物隨氣升降無處不到入心則迷成癲癇入肺則塞竅爲喘咳背冷入肝則膈痛乾嘔寒熱往來入經絡則麻痺疼痛入筋骨則牽引鈞痛入皮肉則瘰癧癰腫陳無擇三因方並以控涎丹主之殊有奇効此乃治痰之本痰之本水也濕也得氣與火則結爲痰此方大戟能泄臟腑水濕甘遂能行經隧水濕白芥子能散皮裏膜外痰氣惟善用者能收奇功按此方亦峻險而堅痰流注者則必宜之顧痰之與癱瘓則何以別曰痰脈必滑而不匀且或有結代閉塞者

甘遂去心　大戟去皮　白芥子辛温。芥性專入肝木。行於兩脇。及筋膜之間。去兩脇支飲及皮裏膜外之痰。等分為末糊丸臨卧服五七丸至十丸。痰猛加丸。丸數無定如脚氣加檳榔行滯氣沈於下極。木瓜斂陰能收水氣而消之。松枝按當是用松節使行水通於筋節膝脛也。卷柏辛可行痰。鹹能輭堅。驚痰加硃砂鎮心安神。全蠍辛祛肝風。鹹補心血。酸收心散驚。則動肝膽之風。故兼風治。驚氣成塊加穿山甲攻堅破塊。鼈甲驚則動肝膽之氣。成塊還歸於肝。二甲皆入肝而滋陰輭堅且亦能逐水濕也。蓬朮破堅積。行氣中之血。延胡索辛苦能通氣血之凝滯。肝則主血。故兼血分之意。熱痰加盆硝鹹以輭之。且寒。勝熱。寒痰加胡椒補命火。丁香益心氣。祛膈間寒氣。薑補肝行痰。

桂補命火和榮血隨宜加減不必執一。

以行水爲行痰時珍稱之謂得其本然行水與行痰究有未容一視者水流於委曲之地氣有所滯而不能到。然後停積而爲痰使氣果流通而無不到則水自無所渟濕而安得爲痰也肺爲氣主氣有所滯而不周是皆宜責之肺氣所不徹渟濕愈加膠固渟濕膠固氣愈窒而不行是則頑痰燥痰牽引流走之痰皆一類也燥也者金氣偏有揫斂而木之生氣不得行也驚氣亦然故此方所主究在經絡委曲凝滯之濕若燥辛行其得用尤在白芥子。甘遂大戟。苦以燥濕。白芥。辛以行之。雖曰以行皮裏膜外之痰。而辛散之性。實能使肝氣大行。不爲清燥所遏。不止行皮裏膜外。不然者。則無所爲控涎也。其所加用則有鹹輭消之。以其類也。潤下作鹹。濕之凝結也。鹹則還能輭堅。故用以消燥結之痰。如卷柏全蠍穿山甲鼈甲盆硝皆其類也。不用二陳。二陳所難猝及也

三仙丸　百一方

治中脘氣滯。痰涎不利。胃氣不上輸。則肺氣無能四布。肺氣不四布。則滯積不行。

南星麯四兩　半夏麯四兩　香附米二兩。行肝氣以疏脾胃之鬱。而亦能行濕。　糊丸。薑湯下

此治胃氣不舒者。亦本二陳之意。而主治中脘發陳鬱

也。故南星、半夏皆用麯，而以香附代陳皮，香附之行氣爲尤快也。

百花膏 濟生

方已見肺部。此治喘嗽不止。只百合款冬花二味。

此治肺虛而燥者，百合以斂之，款冬花以溫之。

半夏天麻白术湯 東垣

治脾胃內傷，眼黑頭眩，頭痛如裂，身重如山，惡心煩悶，四肢厥冷，謂之足太陰痰厥頭痛。東垣曰：太陰頭痛必有痰也，少陰頭痛足寒而氣逆也。太陰少陰二經雖不上頭，然痰與氣逆，壅於膈中，頭上氣不得暢而爲痛也。按痰本於濕，濕主於脾，太陰頭痛之主痰固也，而痰之所以生，則脾胃內傷，脾土不能勝水，故漬於濕而成痰。痰何以逆厥，則肝氣欲行於胃而濕壅之，胃氣欲輸膈上而痰隨之，是以逆厥而上也。胃氣既弱而痰溢於膈。升降不能自遂。是以惡心煩悶。濕氣浸淫肌肉故身重。陽氣不能周布故四肢厥冷。頭爲諸陽之會。痰壅胸膈。則陽氣不得上行。而頭痛目眩。頭痛非太陰。而太陰致頭痛矣。此何以辨之以身重四肢厥冷。而其脈必沈緩不勻也。

半夏 薑製二錢。痰滯在脾胃。仍以達陽氣。燥脾濕爲主。

麥芽 一錢五分。甘鹹平。不惟輭堅化食。而且有宣達生氣。解鬱去濕之意。

神麯 炒一錢。甘辛。以鬱於濕熱而變化。故有能變化而除濕熱之長。凡半夏南星之用麯者。亦是此意。然不如直用半夏而佐以神麯之爲捷也。

白朮 炒一錢。脾胃內傷。必用白朮健之。

蒼朮 泔浸五分。以宣達肝氣。以疏通脾濕。

陳皮 五分。主於行氣。氣行則濕行。必仍用陳皮。

人參 五分。補益中氣。乃足爲行痰去濕之本。

黃芪 蜜炙五分。益胃氣而輸之膻中。使痰濕不得而壅之。

茯苓 五分。欲滲脾膈之濕。必仍用茯苓。此方中半夏陳皮茯苓。仍二陳湯也。人參白术茯苓則四君子湯。合之則六君子湯。以除痰濕。以理脾胃。必此爲之主。但不用甘艸。蓋治病宜急。不欲其緩而中守以滋滿歟

澤瀉 五分○與積濕以下行之路。

天麻 五分○痰中挐則上虛。以上虛故頭痛。天麻宣達陽氣以直上於頭目。頭目得陽氣之充則陽實而痛可定。此非用以祛風也。方中皆除痰補中之藥。惟用此味以上治頭痛。故方頭特表其名曰半夏天麻白术湯。

乾薑 三分○脾胃不能制濕。是中寒也。用乾薑以助二术而溫之。

黃蘗 酒洗二分○水濕之不下行。是腎不攝水。用黃蘗以潤之。以助茯苓澤瀉而宣達膀胱。使之能出水也。

每服五錢 此方分作兩服而已。

痰變無窮。要本於濕。濕淫四注。要歸於脾。脾不制濕。痰乃生焉。經絡肌肉之痰。可以行水之法逐之。而非其本

也治本必從脾脾濕主二陳脾胃內傷則參芪茯朮不容缺此方以治痰厥頭痛法至周密然不獨痰厥頭痛也中虛而痰壅宜視此爲則而斟酌焉矣

白金丸

治癲狂失心按多喜爲癲多怒爲狂大槩分之則然內經治狂症絕其飲食飲以鐵落水謂其陽之有餘而治從陽明也癲症則未言治法顧癲狂之症每因七情鬱抑而成而七情皆由於心心血涸而痰湊之則神明迷亂而癲狂之疾成焉其爲癲爲狂則因乎其人之强弱耳不能有大別也古者人民質朴而和樂以七情失心者寡其有狂症或因熱鬱陽明如陽明傷寒發狂之類故其治與後世不同不容泥古矣

白礬三兩○酸能收心之散鹹能補心之虛且輭堅而消頑痰

鬱金七兩○苦能瀉心之妄火

辛能開心之鬱。塞。且能去惡血。

薄荷糊丸薄荷辛寒。行肝氣而除痰清熱。

治癲狂之方甚多。此方爲簡易而有理。然知也無涯。則非藥餌所能與。

辰砂散 靈苑

治風痰諸癇。癲狂心疾。按癇病有得之驚恐憂怒者。亦有稟之於胎中者。其平時無病如常。其猝發則仆跌搐搦。口吐涎沫。呌吼如豬羊聲。食頃乃甦。人以其聲分六畜爲說。此俗論也。大抵癇症雖因七情。亦兼外風。情有乍傷。風淫乘虛湊之。病不即發。溢於奇經。奇經滯而成痰。以不在十二經中。故病不常發。偶或有觸而後發也。其在督脈則角弓反張而仰跌。其在蹻脈則足高而側仆。其在維脈則手搐而俯仆。其在陽則身熱脈浮。其在陰則身冷脈沉。大約在陰者爲難治。此亦無庸細分。要亦風痰隨經。乍承心闕而病

發作隨經散而病復愈。如日月食焉已耳。人每以風癇癲狂。同類並稱。其實癇症之與癲狂。則又有別也

辰砂光明者一兩。鎮心安神。**乳香**光瑩者五錢。入心而散瘀血。**棗仁**炒五錢。瀉肝膽之火。收心神之散。

溫酒調下。恣飲沉醉。聽睡一二日勿動。此爲妙法。**萬一驚寤。不可復治。**治痰癇者。治其風痰迷心耳。然其病不恒在心。則無從爲治。服此者宜於其作仆而復甦時服之。以潔清其靈府而滌蕩其餘邪。又藉酒力以使藥氣。亦溢奇經。而直詣其痰之所在。爲祛除之。故須使沉醉熟睡。勿動而後可以奏效。萬一驚寤。則不可復治。

治癇藥亦甚多。此方最有理。又本方加人參一兩。蜜丸如彈子大。名寧志膏。每服一丸。薄荷湯下。亦佳。加人參則可於平時服之。平時有以固其心神。則風痰亦自不能猝犯也

牛黃丸

治風癇迷悶抽掣潮涎此症在小兒爲多。大人亦間有之。

膽南星一　全蠍去足炙　蟬蛻各二錢五分　牛黃一　白附子

殭蠶洗焙去絲　防風　天麻各一錢五分　珍珠一　犀角

麝香各五分　煑棗肉和水銀五分細研。合入藥末爲丸。

或荆芥湯。或薄荷湯。或薑湯下。

牛黃丸各有配合不同。茲錄一方。備用緩急而已。

卷之六終

醫林纂要探源卷七目錄

方劑

燥部

黃芪湯　炙甘草湯
甘草乾薑湯　丁香柿蒂湯
橘皮竹茹湯　秦艽扶羸湯
清燥湯　五磨飲
三解湯　小柴胡湯再見
清脾飲　柴平湯
柴苓湯再見　四獸飲
常山飲　何首烏湯
鼈甲飲

凡二十九方 內複見四

火部

清骨散　石膏散

大補陰丸　腎熱湯

小薊飲　左金丸再見

瀉青丸　龍膽瀉肝湯

蓮子清心飲　導赤散再見

伏兔丹　金鎖固精丸

珍珠粉丸　定志丸

桔梗湯　利膈湯

元參升麻湯　犀角地黃湯

醫林纂要探源卷七

婺源汪　紱雙池輯
後學　畢芳宗香輪　董鴻起靜菴　梓行
程鑾池愚亭　仝校

方劑

燥部

燥淫於內，治以苦溫。佐以甘辛。以苦下之。按治以苦溫者。以燥爲凄清之氣。金氣也。故以火勝金。以溫勝涼。但異於補肺之用酸。而第以苦泄辛瀉。蓋燥爲陰邪。遏抑生氣。故不欲助之斂。而但泄之以苦。散之以辛。然外淫必乘於內之不足。如使肺虛不能斂氣。而致清淫漸深。氣散血枯。則酸濇以補正。亦自不能已。此宜權以善之矣。燥爲金氣。凄清涼肅。有類於寒。即寒之輕者耳。自立秋已行金令。

而暑氣未退。濕令正行。此時之淫。三氣交雜。爲痢爲瘧。多起於此時。以濕熱伏於中。而清燥束其外也。及秋分後則燥令大行。而草枯木脫。人之陽氣亦愈加遏抑於內。是以諸濟枯涸。乾勁皴揭。皆屬於燥。此金氣嚴肅收斂使然。非肺金不能生水之說。惟秋氣清高而不下。故當苦以下之。秋氣揫斂而不舒。故當辛以散之。而甘則以平之。及至立冬。則寒水布令。而燥氣即寒威矣。後世之言燥者。乃大抵只云火淫。火炎水涸。是則當治以鹹冷。佐以苦辛。以酸收之。以苦發之。與經之所云治燥淫者。正相反也。此不可以不辨。至於燥有自內生者。則七情之鬱。情鬱而不得舒。亦陽氣之揫斂而不舒。其氣象多慘悽。丹溪以六鬱皆屬之燥。誠得之矣。諸氣憤鬱。皆屬之肺。肺不足以主氣。則氣先鬱。鬱必有鬱之者。即燥淫也

升陽益胃湯

已見濕部。此復述之。以夏秋之交。濕熱方退。而餘氣未消。則脾胃氣虛。乃燥令復行。兼見肺病。灑淅惡寒。慘悽不樂。是則燥束於外而不復散。陽鬱於內而不得舒。其病自屬之燥矣。李東垣曰此治肺之脾胃虛何故。秋旺用參朮芍藥之類。反以補脾。為脾胃虛則肺俱受病。故因時而補。易為力也。又曰胃乃脾之剛。脾乃胃之柔。飲食不節。則胃先病。脾無所稟而後病。勞役疲倦。則脾先病。不能為胃行氣而後病。胃為十二經之海。脾胃既虛。十二經之邪。不一而出。假令不能食而肌肉削。此本病也。右關脈緩而弱。此本脈也。或本脈中兼見弦脈。症中或見四肢滿閉。淋溲便難。轉筋一二症。此肝之脾胃病也。當加風藥以瀉之。脈中兼見洪大。症中或見肌熱煩熱面赤肉消一二症。此心之脾胃病也。當加瀉心火之藥。脈中兼見浮濇。症中或見短氣。氣上喘咳痰盛皮澀一二症。此肺之脾胃病也。當加泄肺及補氣之藥。脈中兼見沈細。症中或見善欠善恐一二症。此腎之脾胃病也。當加瀉腎水及瀉陰火之藥。百病皆從脾胃生。處方者當從此法加時令藥。按此乃東垣治主脾胃之大旨。而土爲金母。秋令繼濕而行。則此時治燥。尤當本之脾胃。故重錄此方。以爲治燥淫之首法。

黃芪二兩○補胃氣而上輸於肺。　人參一兩○補土而即以生金。　甘草炙一兩○補土生金。　半夏一兩○宣達土中之陽。使之通行上下。而不爲陰氣所鬱。　羌活五錢　獨活五錢　防風五錢○此以祛燥淫之外束者。燥氣近於寒。能遏肝木之生氣。故辛散以達之。亦與寒淫略同。　陳皮留白四兩○助半夏以行陽氣。　白朮土炒三錢○助人參以健補脾胃。　茯苓三錢○以滲留濕。小便利不濁者。去此不用。　澤瀉三錢○以瀉濁濕不淋者。去此不用。○朮苓瀉又皆以承土令之後。而去其溽濕之留者。　黃連二錢○以瀉心脾之火。而去暑暍之留者。　柴胡三錢○升達內鬱之陽氣而散外束之燥陰。　白芍炒五錢○補斂肺氣而定晏陰肺陰足以斂氣。則陽氣自升而得所主。燥淫不得以乘之。每三錢薑棗煎。

陽氣宣達。長夏而極。秋令承之。遽爲擎斂。陽常有餘。爲陰所斂而不能達。則鬱矣。陽鬱於中。陰不能斂。陰盛則内爭。爲瘧疾。陰微則外束。時方秉令。不退聽也。灑淅惡寒。慘悽不樂。此燥淫也。燥即灑淅慘悽之謂。非熱盛火炎之謂。人生陽也。陽氣宣達而後無病。而陽氣本於腎命。行於肝膽。滋於脾胃。然後達於膻中。暢於四表。故宣達其陽。則濕熱可無鬱。而燥之外束者。亦以自平。然陰陽貴得其平。而後陽不至於過散。芍藥以斂之。順時之正也。凡東垣方主治脾胃。而脾胃之治。則兼可斂肺。則其只升陽。其曰益氣。皆自補中益氣湯加減。惟通其意者。能自得之。方不具錄。

蘇子降氣湯

已見濕部。其虛陽上攻。氣不升降。痰涎喘嗽。是正以燥淫東於外。陽氣鬱而上爭。而陽氣內虛。則下莫爲繼。前東垣方主於升陽。爲脾胃虛弱中有餘邪而陽氣不能升者治也。此方主於降氣。爲肺氣虛熱引腎陰寒。而上下不相濟者治也。其實則皆爲陽鬱於陰。故以此爲治火之劑誤矣。

虛陽上攻。氣上逆也。肺苦氣上逆。則苦以泄之。蘇子前胡厚朴皆苦能降泄者。而莫或過之。氣胡爲逆。痰涎喘嗽。皆氣爲清寒所過而然。故辛以瀉之。蘇子前胡半夏橘紅又皆有辛味。能瀉肺邪。上盛則下竭。肉桂當歸以復其陽於下。上下相承。陰乃不逆。有降有升。氣乃不竭。此正所謂燥淫於內。治以苦溫。佐以甘辛。以苦下之者。凡薄寒侵肺。皮毛灑淅。鼻塞咳嗽。皆只是燥淫。

定喘湯

治肺虛感寒。氣逆膈熱而作哮喘。按此所謂寒。卽燥也。肺不足而燥淫乘之。其異於寒者。果其傷寒。必且作熱頭痛鼻塞畏寒。此止於氣逆。則薄寒所謂燥也氣逆者。肺主氣而燥淫傷肺。則氣失所主。故上逆而不能下。氣逆而膈熱者。猶傷寒之作熱。此陽爭於肺。故只膈熱而未及周身。燥淫自上。先及其標。與寒淫在下而傷其本者。又不同。膈熱而作哮喘者。陽併爭而不得越。則痰濕上湧隨之。抑其人先有積痰也。氣不足則喘。喘而有聲。其痰鳴。亦猶秋聲也。

白果三十二枚炒黃○甘苦濇。甘補肺金。濇斂肺氣。苦泄肺逆。故以爲君。

麻黃三錢○升肝氣

以瀉肺邪。去其寒、燥之外束。凡哮喘家服麻黃不發汗。

半夏 薑製三錢○行陽氣於土中。去其上湧之痰濕。

款冬花 三錢○辛溫。行肝氣於上部。而散其外閉之清寒。

桑白皮 蜜炙二錢○斂肅清之正氣。行積聚之痰涎。散外束之清寒。降憤爭之虛火。

蘇子 二錢○降逆氣。散清邪。

杏仁 去皮尖一錢半○降逆氣。破結痰。潤心肺。

黃芩 一錢半○清肺熱。泄膈熱。

甘草 一錢○以和中氣。中和而後氣順。

加薑煎。

肺爲氣主。肺不足而燥淫乘之。故以斂肺清金爲主。白菓爲君。而款冬花桑白皮皆斂肺清金之助。而祛外寒者輔之。麻黃爲主。而款冬花蘇子又以助之。邪外束而陽憤爭。故氣逆膈熱而喘。故以降氣泄熱行痰之藥佐之。捍其外。靖其內。大法與治寒同耳。

瓜蔞丸

治積年哮喘。偶觸清寒。即發。此有寒痰宿積於肺。而胃氣方實盛。故和緩則相安。更遇外寒觸之。則陽氣鬱而忿爭。積寒併發。氣促而喘矣。此病小兒多有之者。

瓜蔞一枚用麵包裹煨熟。去麵用。○甘寒滑潤。性質輕浮。入肺能蕩肺中之積熱沈寒。此用麵裹煨之者。殺其寒。而資其潤。且麥本金穀。亦能補肺而潤燥也。　百部四兩○苦甘溫。功專入肺。以去沈寒宿冷。　麻黃二兩○以祛肺寒。非此不徹。　黃芩一兩○以泄肺火清膈熱。　杏仁一兩○破結痰。潤心肺。降逆氣。

合為末。搗瓜蔞為丸。清晨服。

不時喘咳。身有微熱。此清淫耳。遽以虛火治之。有反致成勞瘵者。清淫散則氣平喘定咳止熱除矣。清薄寒、也即燥也。

麻黃人參芍藥湯 東垣

治吐血外感寒邪內虛蘊熱按此方乃東垣經驗得意之方脾胃本虛獨居曠室夜臥熱炕衣服單薄內虛而臥夜炕則內蘊虛熱矣衣單而居曠室則外受寒邪矣寒遏於外熱不得舒迫而傷陰血出於口補表之陽瀉裏之熱其治當矣乃此以治寒而予附之燥部者寒重傷而即病則爲傷寒此以曠室衣單之故且不至病傷寒則其寒薄而淺淺薄之寒受而不覺是亦燥淫而已惟其陽虛而不能發越故外寒束而不散內復有蘊熱所以迫而傷血要其治法則亦與傷寒同

桂枝五分○補表虛補表之陽虛也　麻黃一錢○去外寒　黃芪一錢○實表益衛

甘草一錢炙○補脾　白芍一錢○安太陰內熱傷陰故以此安之　人參三分○益元氣而實表

麥冬三分○保肺氣去火清金所以保肺　五味子五粒○安肺氣

斂氣固金。所以安肺氣。白芍言安太陰氣。兼脾肺言。此言安肺氣。專以肺言。

熱服。方內東垣本註。加註以發明之。

當歸五分○和血養血。

實其表所以祛外寒。桂枝黃芪人參。皆能實表之陽。卽麻黃以達陽氣於表。亦所以實表也。此之用麻黃。有必非羌活防風所能代者。安其裏所以瀉虛熱。甘草人參白芍麥冬。五味子。皆所以安內。而卽以瀉虛熱。積寒外束皮毛。未入於經。不作寒熱。虛陽上攻於肺。肺與皮毛相表裏。外邪束皮毛。則內關於肺。故虛陽上行。則鬱於肺。不得越而成熱。肺爲爭所。故保肺急焉。人參麥冬。白芍五味。而脾胃素虛則肺氣不足。補中尤要也。參芪甘草。虛熱迫陰而咳血。故歸芍以斂之和之。白芍斂陰而安之。當歸和血而養之。師其意焉。應變可無窮也。李時珍曰。觀此一方。

足以爲萬世模範矣。蓋取仲景麻黃湯與補劑各半服之。但凡虛人當服仲景方者。當以此爲則也。

越鞠丸 丹溪

統治六鬱。胸膈痞悶。吞酸嘔吐。飲食不消。按六鬱者。氣鬱則胸膈痞悶。血鬱則四肢無力。而能食。痰鬱則氣喘而咳。火鬱則目昏便赤。濕鬱則身重筋節痛。食鬱噯酸不能食。此其大略也。氣鬱脈沈濇。血鬱脈沈弦。痰鬱脈沈滑。熱鬱脈沈數。濕鬱脈沈緩。食鬱脈沈濇。而寸口獨緊盛。此旣言統治六鬱。而又言胸膈痞悶。吞酸嘔吐。飲食不消者。六鬱皆主於氣。氣主於肺。而肺氣又稟於脾胃。胃氣升則肺氣足。肺司治節。則六鬱皆平。朱丹溪曰。鬱爲燥淫。燥乃陽明秋金之位。肺屬金。主氣。主分布陰陽。傷則失職。不能升降。故經曰諸氣憤鬱。皆屬於肺。愚按丹溪謂六鬱爲燥淫是也。然燥爲外淫。則與寒風暑熱火同爲得之外感。而燥淫屬肺。肺傷而失職。必有所以失職者。惜丹溪未之言。內經於主客六氣。多變燥言清。然則燥淫爲慘清凉冷之氣。夫亦斷可識矣。寒。乘於腎。足太陽膀胱先受之。風乘於肝。則肝及筋受之。暑乘於心。小腸三焦多受之。濕乘於脾。脾胃肌肉受之。燥乘於肺。則肺大腸受之。此六淫之自外乘也。然亦有自內作者。腎虛則生寒。肝虛則生風。心虛則生熱。脾虛則生濕。肺虛則生燥。是也。肺傷失職而爲鬱。此燥之自內生者。鬱主於肺燥。則何爲有六。曰氣行則潤。潤則無不行。氣鬱則燥。燥則無不鬱。血也。痰也。火也。濕也。食也。皆以燥而鬱者。風寒何以不鬱。曰風寒鬱則成熱。然寒鬱物者。非鬱於物者。寒之鬱物。甚於燥。燥鬱之初。寒鬱之極。秋始收斂。而冬則閉藏者。以其閉藏則氣且消沮。而不止於鬱。故不言鬱。其實寒閉作熱。何嘗非熱鬱乎。風之爲性。發散條達。不鬱於物。亦不鬱物。其有濕熱所兼挾而動。而非鬱也。然則肺傷失職而爲鬱。其燥亦非盡自內生。而外淫亦實有以乘之。重見而爲痢爲痿。輕之亦滿悶肢倦咳嗽身痛身重少食。

皆何嘗非燥自外淫也。

香附醋炒○辛甘補肝破鬱○宣達氣血○通利三焦○ 蒼朮泔浸炒○辛烈大行肝氣○疏通脾胃○燥濕祛寒○ 撫芎辛甘○行血中之氣○下徹血海○上達巔頂○ 神麴炒○以穀食經變化而成○故能和中開鬱○消滯去脹○破結行痰○而不傷於正氣○ 梔子炒黑○苦酸○能斂相火之妄行○而瀹三焦之水道○ 等分○麴糊爲丸○用麴糊者○麴以鬱成而能破鬱○ 濕鬱加 茯苓滲脾濕○ 白芷宜胃氣○ 火鬱加 青黛辛鹹○舒肝木相火之鬱○瀉肺金過斂之邪○而補心氣○ 痰鬱加 南星 半夏 瓜蔞專清肺痰○ 海石消鬱痰○

血鬱加 桃仁 紅花 氣鬱加 木香 檳榔 食鬱加 麥芽 山查 砂仁 挾寒加 吳茱萸寒不言鬱○寒○鬱物者○非鬱於物者○寒○燥同類○內有積寒○而燥復動之○則相挾耳○吳茱萸亦行肝而破鬱也○ 或春加 防風

夏加苦參冬加吳茱萸不言秋者。本方自為秋設也。經所謂升降浮沈則順之。寒熱溫涼則逆之也。此以主客運氣言也

鬱者陰鬱陽也。困剛揜也。澤無水困。故鬱。氣陽剛也。而為淒清之陰所揜。是剛揜也。兌卦本以陰揜陽。而困卦則以兌之陰揜坎之陽。兌為澤為金。正秋之位。本屬肺象。以兌揜坎則水下漏。鬱於地中。而澤無水。正燥淫乘肺。而陽氣不得上行。為肺燥不能主氣而鬱之象也。陽氣鬱而不舒。則血澀濕壅痰阻火熱。而飲食亦不消。諸鬱皆病矣。故治鬱者。治其氣而已。行肝木之發生。破燥金之揫斂。使肺不失節。肺主治節。澤上有水。中正以通。水即陽氣之謂。則氣舒而諸鬱皆散。故此方以統治六鬱。越鞠者發越鞠

鬱之謂也。辛以潤之。正所以治其燥也。朱丹溪曰。鬱病多在中焦。脾胃水穀之海。五臟六腑之主。四臟一有不平。則中氣不得其和而先鬱矣。此方藥兼升降者。將欲升之。必先降之。將欲降之。必先升之。蒼朮辛烈雄壯。固胃強脾。能徑入諸經。疏泄陽明之濕。通其斂澀。香附陰中快氣之藥。下氣最速。一升一降。故鬱散而平。撫芎足厥陰藥。直達三焦。上行頭目。下行血海。爲通陰陽血氣之使。不但關中焦而已。胃主行於三陽。脾主行於三陰。脾胃既布。水穀之氣得行。則陰陽臟腑不受燥金之鬱。皆由胃氣而得通利矣。按丹溪此論主於脾胃。與東垣略同。然以言不受燥金之鬱。則是鬱在脾胃。而鬱之者燥金。病在中焦而所以病者。由於肺也。其所以用藥。丹溪亦主言脾胃。而愚則以爲行肝者。辛以行氣。則皆補肝。木自土中生。行脾胃之氣。正所以達肝氣。所言雖似不同。其致一也。

四磨飲　和　嚴用

治七情氣逆。上氣喘急。妨悶不食。夫七情不盡關於肺。而氣逆則肺爲之病。肺主氣而出治節。肺治不失節。則氣得所主而升降皆順。肺治失其節。則胃氣阻於下而不能升。故反鬱於膻中而不得降。是以上則氣逆喘急。而中亦妨悶不食。人之七情。惟喜爲舒暢之氣。餘若怒憂思悲恐驚。則皆有所拂逆而氣鬱不揚。七情皆主於心。而心肺同處膻中。膻中氣血之會。氣血舒暢。則喜樂出焉。氣血不舒暢。則鬱結亦存焉。大抵憂思恐驚。多傷於心。心傷而血涸。怒憤悲哀。總多傷肺。肺傷而氣沮。氣沮血枯。總歸於燥。何者。遏抑閉藏。固秋令也。當斂而不能斂。治節之失。非所以斂而斂。亦治節之失。惟其不能斂。是以非所斂。其正氣傷也。此四磨飲治七情之傷肺氣者。

檳榔苦濇溫。濇能補肺而斂氣之正。苦能泄肺而降氣之逆。其形質堅而下垂。能攻結破鬱。以墜之下極。

沈香辛苦溫。辛能升胃氣於膻中。苦能泄肺氣以歸腎。其性質重而下沈。能通天徹地。以反固源本

之

烏藥 苦辛溫。辛能行肝命之氣。以舒心脾之鬱。苦能順膻中之氣。以泄肺胃之逆。且以祛逐清地。

寒。

人參 大補中氣。而升之肺。使肺有所滋。則治節能不失。

等分。濃磨。沈香不喜見火。而檳榔沈香烏藥質皆堅硬。磨之者不惟用其氣味。且用其形質。以重而能降逆攻結也。因併人參亦磨之。煮三四沸。溫服。一方去人參用枳殼。謂氣實者宜枳殼。愚謂以七情致鬱。則正化已虛。氣焉得復實。且正惟人參可以潤肺之燥耳。

此亦行肝氣之升散。破肺金之挛斂。而燥由內鬱。則肺化不行。故人參補之。有升而後有降。降之乃所以升之。氣行則鬱舒矣。

七氣湯 三因方

治七情氣鬱，痰涎結聚，咯不出，咽不下，胸滿喘急，或咳或嘔，或攻衝作痛。按此治內鬱而兼外淫者，故主於治痰。痰以熱生，濕以燥成，寒以氣鬱燥，故結聚而咯不出，咽不下，故愚以痰頑不滑，歸之燥也。其所謂七氣，謂寒熱喜怒憂恐恚也。然喜不鬱，氣怒不異恚，此亦以猝喜猝怒加憂之餘，正化方虛，熱內作，外復襲於清寒，而濕聚成痰，以交鬱於肺胃間耳。所謂七者，當是喜怒憂思及清熱濕也。

半夏薑汁炒，五錢　厚朴薑汁炒，三錢　茯苓四錢　紫蘇二錢。

半夏、厚朴、茯苓，皆行氣祛痰去濕藥也。然半夏能通順陰陽之氣，厚朴能除熱濕，散清寒，茯苓以養心神，定肝魂，去脾濕，則內外有以兼治。其用紫蘇，則專以宣達肝氣而外逐清寒。此方治內鬱之意少，而宜外鬱之意多，與四磨飲不相似也。

加薑棗煎。薑以行痰去清寒，棗以和中，益肺氣，而皆潤燥也。

內外交鬱，而氣不行，肺氣不行，而痰結聚，此以除痰者通其氣之內鬱。以宣氣者散其清燥之外鬱也。

四七湯 局方

治七情氣鬱。痰涎結聚。虛冷上氣。或心腹絞痛。或膨脹喘急。按此治七情久鬱而傷氣。肺氣久虛而生寒者。肺主氣。腎納氣。肺不能主氣。則腎無所納。腎之陽氣不足。則虛冷上攻。

人參 一錢○肺之正氣久虛。以此補之。

官桂 一錢○肺不主氣。則腎無所納。腎陽不足。則肝氣無以行。肝氣不行。則寒水之氣反上行。而或為絞痛。或為膨脹。官桂所以補腎之陽。而行肝氣之鬱也。

半夏 一錢○又以升達肝氣於土中。而出之脾胃之上。且以燥濕祛痰也。

甘草 五分○以和脾生氣。以益肺主氣。而又以緩肝之急。

加薑煎。心腹痛加延胡索。五分○辛苦溫能統通血之寒凝窒滯。

肺氣久鬱，必成虛寒，燥鬱之氣陰氣也，與寒同類者，陽不勝陰，則漸斂而寒矣。此以傷氣者言也，若傷血而致血涸，則亦反成熱矣。補肝而達之胃，官桂由胃而輸之肺，半夏補肺以為氣主，人參陽之舒暢，令行陰之肇，鬱自解。此與越鞠丸方異而意同。凡鬱而肺氣虛寒者，則宜此。又非必待久鬱也。鬱雖久而仍覺有熱者，又宜越鞠丸。

養心湯

治心虛血少，神氣不寧，怔忡驚悸。按：心用血者，心虛血少，由思慮憂勞，用血之過，故血少。血少則心失所養而益虛矣。此亦七情之肇斂抑鬱，而偏傷於血分者。鬱在氣則肺傷氣，而傷心何也？曰：金氣淫而侮所不勝則傷心。乘其所勝則傷肝。故氣鬱則肝不行。血鬱則心失養。且金勝則火衰。故血少而神氣不寧。屬之燥淫。秋氣驟陵。而木無津液也。

黃芪蜜炙一兩　**當歸**酒洗一兩○黃芪補胃氣以輸之肺。壯衛氣而布之周身。本足以通氣之鬱。而以蜜炙之。則有滋血之意。與當歸合用。則黃芪亦以爲生血之倡。當歸辛溫。潤腎補肝。萃津液以化血而歸之肝。猶木之生氣日滋。則土膏萃以養之。而榮於周身。達於枝葉也。　**川芎**一兩○辛行肝氣。上達巔頂。下徹血海。本足以破氣之鬱。合當歸則又以行血中之氣而通血鬱也。　**肉桂**二錢半○潤腎補肝。大行肝氣之鬱。且色赤能蒸津液以化血而通於心。　**遠志**二錢半○交腎氣於心。以濟水火。且能解七情之鬱。　**酸棗仁**炒二錢半○瀉肝之過。收心之散。以靖思慮。　**柏子仁**去油二錢半○辛甘鹹潤。補養心神。潤燥益血。　**茯苓**一兩○定魄拘魂。使無妄馳。　**茯神**一兩〇棲魂於心。使神有所依。心神以靜存而舒。以偏主而鬱。心血以靜養而滋。以妄用而涸。所謂靜則神藏。躁則消亡也。故芪歸芎桂所以滋血。而二仁二茯所以寧心。寧心所以解鬱。滋血所以潤燥也。

人參二錢半　**五味子**二錢半。〇人參補脾土以養肺金。且益陽氣而能生陰血。合五味子則氣歸於肺。而氣有所主。不旁耗矣。五味子酸溫。收心補肺。留津液以潤肺而通其氣。猶木之生氣固。則入秋津液不涸。斂得所斂。而非有所鬱也。

甘草炙一錢。〇補土生金。緩肝和脾。

半夏麴二兩。〇行陽氣於陰中。且鬱則必有痰。半夏亦以除痰。其用麴者。麴以鬱變。因其變以治鬱。陽氣內通。而陰鬱以解。

每服五錢

燥淫乘於肺。情鬱本於心。心火發揚。鬱則摯斂。人心不快。觸目皆秋。秋令乘之。總歸於燥矣。是以七情之鬱皆屬燥淫。肺鬱氣沮。心鬱血枯。氣索血枯。秋之爲象也。此方主滋血以養心。所以平其鬱。佐以斂肺。而益氣所以卻燥淫。使無隙可乘。且氣以倡血也。君以半夏麯。散鬱潤燥之微意。方夏至一陰生。而已榮於下。其辛滑能散能潤。正所謂生氣內固。而不爲秋氣所傷者也。

人參養榮湯

治脾肺氣虛。榮血不足。驚悸健忘。寢汗發熱。食少無味。身倦肌瘦。色枯氣短。毛髮脫落。小便赤澀。亦治發汗過多。身戰脈搖。筋惕肉瞤。按脾肺氣虛者。由七情之有所鬱。而脾肺之化虛也。鬱而氣沮。則肺胃病。鬱而血枯。則心脾病。而七情之鬱。皆本於心。榮血不足。則心病矣。驚悸健忘。寢汗發熱。心病血少也。食少無味。身倦肌瘦。脾病也。色枯氣短。毛髮脫落。肺病也。小便赤澀。津液枯也。身戰脈搖。筋惕肉瞤。皆以氣沮血枯。而不足以榮於周身之故。

人參一錢　白朮一錢　黃芪蜜炙一錢　甘草炙一錢○此以補肺胃之氣。

陳皮一錢○以行氣散鬱。　當歸酒拌一錢　熟地黃一錢○此以補血而養心。

桂心一錢○以行血散鬱。　五味子七分炒杵碎○補肺金而生腎水。　遠志五分○升腎水以濟心火。　茯苓七分○安心神以滲脾濕。　白芍一錢五分○瀉肝以和脾。使之能生血收心以寧肺。使之能生氣。故以此爲君藥。　加薑棗煎。

此爲氣血皆傷而枯燥者設。故主於補脾胃而滋氣血。又斂肺以爲氣主。五味子　白芍　健脾以資血源。氣血足則心氣亦以和平。鬱散而滋榮潤澤矣。養榮主血言。以情鬱歸於心爲主也。

黃芪建中湯 金匱

統治虛勞諸不足。亦治傷寒汗後身痛表虛惡寒。脈遲弱者。按虛勞不足。謂氣血枯竭也。傷寒汗後而身痛。則亦氣血枯也。津液枯而陽氣攣斂不舒。故脈遲弱。

桂枝三兩○以舒達陽氣。生薑三兩○桂枝以行榮分。生薑以行衛分。甘草炙一兩○以理脾胃。大棗十二枚○以益脾胃。芍藥六兩○重用芍藥。可以瀉肝和脾。而使之生血。收心補肺。而使之主氣。黃芪一兩五錢○益胃氣而輸之肺。壯衛氣以布行於周身。入飴糖一升。大補脾胃。以爲資生氣血之主。且飴由變化而成。其膠粘滑潤。尤足以化堅去滯而滋養氣血也。微火解服。

此方之意與人參養榮湯大意略同。主於補脾胃而宣達氣血。其君飴糖。與前方用四君子同。其重用芍藥。與前方君芍藥同。其治症亦同也。

黃芪湯 本事方

治心中煩躁。不生津液。不思飲食。按燥鬱之至。則津液枯。津液枯則轉而似熱。此高秋水涸土乾。草枯木落時也。津液自下而上。本於腎之眞陰。而隨元陽以上行。藏於土中。注於草木。肝者幹也。木之根幹。肺者茆也。蔽茆於上。木之枝葉也。土氣和潤。則土膏所榮由根幹而上暨枝葉。及夫陰氣外來。元陽下抑。則土膏枯竭。澤不上榮。陽鬱在土中。而陰燥先見於枝葉。故肺病也。心中煩燥。枝葉枯也。津液不生。土膏竭也。不思飲食。元陽抑也。脾胃賴飲食以滋氣血。飲食減則津液愈枯。津液枯則心愈煩躁。故治躁者必留意於脾胃。而此方兼以補肺焉。

黃芪四兩。○補胃氣而輸之肺。則肺可不燥矣。**五味子**三兩。○肺虛則不能斂氣。故五味子以補之。然後胃氣之上輸者。肺得而主之。以布於周身也。**麥門冬**三兩。○肺金不清。而雜以陰濁。故有非所斂而斂者。麥冬以清之潤之。而後肺乃不燥。**熟地黃**三兩。○肺主津液。津液之本在腎之眞陰。不滋腎之眞陰。則土膏下涸。無以上行於枝葉。故熟地以資腎元。使津液有本也。**芍藥**三兩。○津液本於腎。而潤澤於土中。不自土中受之。無以自根荄而上行枝葉。故芍藥以和脾而爲之節焉。凡辛者散津液而行之。凡酸者致津液而聚之。此症非腎虛而無津液。實脾肺鬱於清燥之淫。而無以致津液耳。故芍藥所以致津液於脾。五味子所以萃津液於肺也。**甘草**三錢。○脾土不厚。則無以容膏澤而反成濕。故黃芪人參甘草。又皆所以厚脾土。**茯苓**一兩〇以滲邪濕。實以大厚脾土。天門冬三錢〇輔麥冬以清肺又以轉生腎水。烏梅一百枚〇助五味子芍藥以斂致津液。每服五錢。加生薑方內少行氣之藥。須重加生薑以升達陽氣。使津液得隨陽氣而上行。大棗每服三枚。以助參芪甘茯。而能蒸化津液。煎。

此爲脾肺燥甚而津液不生者設。故主於厚脾胃斂肺氣而致津液以勝燥淫。勿誤以爲治熱清火之藥。方內固多斂陰。五味子芍藥烏梅而實主於益氣。參芪甘茯使津液以氣壯而滋。故君以黃芪方以黃芪名。陽氣內充。則斂所當斂而非燥矣。

炙甘草湯

已見寒部。治傷寒、脈結代。心動悸。及肺痿咳唾多。心中溫溫液液。寶鑑用此方以治呃逆。千金翼用此以治虛勞。按心動悸而脈結代。皆氣血枯燥之甚。肺痿者肺虛氣憊。而肺葉枯萎。此乃清燥之甚。如秋樹之枯葉。非由火熱。與肺癰大不相似。縱有熱而咳血者。亦屬燥淫所鬱之陰火。非實火也。故仲景治肺痿。用此湯。及甘草乾薑湯。俗醫以與肺癰例觀。大失之矣。肺枯而反多唾者。肺燥之甚。不能復受津液。則胃氣之上蒸者。皆化痰涎而已。痰涎積於膻中。津液不復流布。故心中溫溫液液。呃逆之病。有火有寒有虛有實。痰阻氣滯血瘀。皆作呃逆。總以胃氣之失其平。而不能升降之故。若中氣虛憊之甚。而上下不相接續者。宜此湯治之。

燥者津液枯也。津液之枯。以陰氣肅殺斂而陽氣衰憊。不能復引津液以上榮也。結代之脈。及肺痿呃逆之症。皆是如此。木葉已欲枯萎。不潤之以水。不能使之復榮。君以生地。佐以麥冬麻仁阿膠。潤之以水矣。而不置之煖處。不烜之以日。使陽氣復滋。則所潤之水。只益其寒。而無由上潤。猶不能使之復榮也。人參甘草大棗以厚爲培之。而桂枝生薑水酒以大復其陽。以升而達之。巽乎水而上水。陽氣上達。井養乃可以不窮。枯者再潤矣。

甘草乾薑湯

治肺痿。吐涎沫而不欬不渴。頭眩遺溺。小便頻數者。

按此則肺氣虛甚。清冷積久。近於寒者。所以不渴不欬。陽氣上虛。故頭虛而眩。上虛無以制下。故小便不禁。

甘草炙四兩○補土以生金。

乾薑二兩○溫其脾胃。則胃之陽氣自能上升以勝清寒。且辛以瀉肺邪也。

肺受燥淫已甚。但寒凝而津液未枯。故獨從肺胃治之。不渴不欬。是津液未枯。厚燥其胃。使陽氣內充。則陽氣自上行而燥淫散矣。

丁香柿蒂湯 嚴用和、

治久病呃逆。因於寒者。○古方書無言呃者。而有欬逆。仲景書作噦。說文云噦氣牾也。是即今人所謂呃忒。呃逆之症。寒熱虛實不同。而大抵內外相拒。內寒而外投以熱則逆。內熱而外投以寒則逆。內有痰阻氣滯血瘀火熱。而外投以飲食。胃氣不相容受。則皆逆。此其症皆屬之實。實者各治其所阻之實而已。若肺胃氣虛。游氣無主。胃不能升。肺不復斂。腎不復納。不待飲食而長呃不息者。宜炙甘草湯。若陰火上衝而呃者。宜橘皮竹茹湯。若虛寒、而嘔呃者則宜此湯。

丁香二錢○下煖腎命。治衝脈之寒、氣上衝。中煖脾胃。去積穢之沈寒、宿壅。上瀉肺邪。去上焦之風寒濕熱。　**柿蒂**二錢○苦濇寒。濇能補斂肺氣。以受胃氣之上輸。而不至於游散。苦能降泄肺氣。以平上焦之虛熱。而不至於衝逆。且蒂以主管全肺之氣而充周之。猶肺能主管五臟之氣而升降之也。故可以平呃逆。丁香自下而上。以主於祛寒。柿蒂自上而下。以主於泄熱。使寒熱得其平。而上下不相拒。則逆氣平矣。

人參一錢○此以虛寒之故。而加之以補正氣。　**生薑**五片○所以行胃氣而升之。○此方因症加減。凡呃逆者亦可通用。

呃氣牾也。氣之牾非一端。而久病呃逆。多責之寒。寒不必真寒。以肺虛失治節。而不能升降諸氣。胃虛不能出納諸氣則中寒也五臟惟肺金居心火之上四時以秋燥承炎暑之後陽散而盡則陰不能斂陰斂爲斂則陽不能平是皆相牾故曰肺失治節若夫久病之後正氣消衰已甚則微陽游散欲上不能此其呃似火其中實寒也前人謂之陰呃然通用桂附薑茱亦恐失平惟此方有人參生薑以扶正氣而丁香以達之柿蒂以安之是爲正當若久病於熱眞陰消涸相火上衝莫之能遏則其呃固火然而肺胃無氣不能有所遏抑則是亦虛寒而已前人謂之陽呃顧其火本非實火乃無根之陽上逆而已李東垣治以寒涼之劑亦恐非宜以寒藥重虛肺胃也宜橘皮竹茹湯然此方亦可通治以有人參補正而丁香柿蒂調劑得宜也水火之鬱

達之發之。丁香金水之鬱。泄之折之。柿蒂補其正以主之。人參氣通達而和平。呃不作矣。

橘皮竹茹湯 金匱

治吐利後胃虛膈熱噦逆。亦治久病虛羸嘔逆不止。

按噦逆即呃忒也。以吐利而胃虛。以胃虛而膈熱。此亦驟爲衰殺。而陽未能平也。然胃氣已虛。而氣牾而莫之制。則補益胃氣。乃所以制其逆氣之牾。其有虛陽。亦升散之而已。久病而虛熱嘔逆者。固同一治。

橘皮二升。以升達陽氣。 竹茹二升。震木之氣。宣達陰鬱。以升抑過之陽於膻中。而平君相之虛火。 人參一兩。補脾肺之虛。 甘草五兩。土氣以虛而逆。故重用甘草以補而平之。 生薑半斤。胃虛則寒。其膈熱而呃。乃虛氣未平耳。生薑以煖胃而宣達其陽。虛熱自隨以可平。

大棗三十枚。以厚和脾胃。

此治胃虛呃逆。是則所謂肺胃無氣。而虛火上衝。不能過抑者。然其於火之上浮。以竹茹清之散之而已。竹茹雖寒。而實能宣達陽氣。略與柴胡相似。今人視爲大寒。失之矣。或問此治相火。何不用知蘗。吳鶴臯曰。此少陽虛邪。非實邪也。故用柿蒂竹茹之味薄者主之。若知蘗味厚。則益戕其中氣。否塞不益甚乎。古人蓋深權之矣。

補其中氣。人參甘草大棗而以辛行之。生薑橘皮誠以陽氣之鬱。由於揫斂之驟。而失其宜。陽固不能宣。而陰氣亦弱。是肺虛也。惟厚其中土。則四氣和平。肺有以主氣。補土卽以生金。胃氣上升。卽肺氣亦足。而升降道順也。後人用此方加半夏麥冬赤茯苓枇杷葉。以治久病虛羸。嘔逆不已。

按嘔則其熱在胃而上恐傷肺此方有可用也

秦艽扶羸湯 直指方

治肺萎骨蒸或寒或熱成勞咳嗽聲嗄不出體虛自汗四肢倦怠按肺痿自屬之虛寒虛寒者肺無生氣而枝葉枯萎所謂燥也然亦有以火熱而得之者則如夏秋熯旱而木葉焦枯要亦以肺無生氣故不能勝熱而津液不上行也抑凡清燥之久則每轉而生熱以人身陽也陽氣受鬱則不能平相火上爭而不能達熱氣內鬱轉復傷肺亦如傷寒之症轉而發熱而火炎就燥則枯萎之肺愈傷水源亦絕矣但寒之鬱火勢急而暴金之鬱木勢緩而深此其症有不同耳勞熱骨蒸相火內鬱相火本在腎命故熱蒸骨髓或熱或寒清燥外束清寒栖於肺外合皮毛相火行於膽欲達不能故或寒或熱以金鬱木以火爍金則咳嗽聲嗄皮毛枯而腠理不固肺不復受津液故自汗术鬱土傷中氣亦憊故四肢怠倦四肢怠倦要以

陰方斂濇。而陽氣不充也。

柴胡二錢。少陽之火。本於命門。柴胡宣達少陽之火。故能透骨清熱。火氣宣達。則陰鬱自散。故能表散外束之清寒。此方君柴胡表裏兼治也。　秦艽一錢半。佐柴胡以疏達肝氣。　鼈甲炙一錢半。鹹寒。色青入肝。潛而善穴。故亦能透骨散熱。而散血中之熱結。形穹上覆。入肋分布。則亦能入肺而分布經脈。以通氣分之阻滯。且滋陰輭堅。　地骨皮一錢半。甘淡。補肺清金。資腎水以平肝火。

人參一錢半。補陽而能和陰。扶脾兼以益肺。　當歸一錢半。補陰而行於陽。滋血即以潤燥。　半夏一錢。達陽氣以開陰鬱。行肺痿之痰涎。　紫菀一錢。辛苦。以補肝之升發。瀉肺之清燥。躋陽氣於陰中。舒鬱熱於膈上。且潤肺除痰。　甘草炙一錢。助人參以理中。　加薑棗煎。

燥淫鬱氣。氣鬱成熱。熱鬱血枯。益成爲燥。故人每有薄受風寒。寒之薄者。即清燥也。肺鬱作咳。此即清燥之淫。感在皮毛而入栖於肺者。失不爲治。或治失所治。有忽而不即治者。有本屬清寒。咳嗽。而遽作勞療治之者。逐積久而成肺痿骨蒸諸症者。此正燥淫鬱氣。氣鬱成熱。熱鬱血枯者。內外併傷。氣血交鬱矣。君以柴胡。佐以秦艽。治探其源。達湮鬱也。此方之佳。在君柴胡。充其陽以宣之。人參甘草大棗以充其陽。半夏生薑紫菀皆以宣之。滋其陰以潤之。鼈甲地骨皮以滋其陰。當歸以潤之。潤燥扶羸。得其道矣。

清燥湯 東垣

治肺金受濕熱之邪。痿躄喘促。胸脹少食。色白毛敗。頭眩體重。身痛肢倦。口渴便閉。按肺金受濕熱之邪者。肺金主斂氣。如中有濕熱未除。而肺金遽爲斂之。則濕熱之邪歸於肺矣。夏秋之交。秋令已至。而火熱土濕之氣未降。斂非所斂。而肺反受邪之道也。瘦躄諸症。皆濕熱之鬱。而色白毛敗。則肺燥所傷。然肺無燥淫。則濕熱不鬱。濕熱不鬱。則無所爲濕熱矣。故此方主於去濕除熱。而方名清燥。去其濕熱之鬱。正所以清燥也。

黃芪一錢半。君以黃芪。清燥之大旨見矣。　蒼朮炒一錢。除濕且以去鬱。　白朮炒五分　陳皮五分。行氣通鬱。　澤瀉五分。瀉其濕使之下行。　人參三分

茯苓三分　升麻三分。升清陽之氣。所以解陰燥之淫。　當歸酒洗二分

生地黃二分　麥門冬二分　黃檗二分。此皆以滋陰潤燥清金。　甘草二分　神麯炒二分　豬苓二分　黃連炒一分。佐黃檗以清熱。　柴胡

一分。佐升麻以升清陽。

五味子九粒。合之黃芪人參麥冬。有以斂肺氣之正。肺氣得其治。而濕熱之邪。無所容矣。

方名清燥。以濕熱之邪。皆燥淫爲之鬱。而肺因受之。肺受濕熱之淫。則三淫併而成熱。濕鬱生熱而火就燥。燥亦成熱矣。而痿躄諸症成焉。所謂諸痿皆生於肺熱也。要其原本於肺燥。肺之正氣不足。而燥淫乃猝乘之。故黃芪人參五味子皆所以實肺氣之正。而麥冬則以清而潤之。燥鬱於上。而陽氣不行。愈以蒸爲濕熱。故陳皮升麻柴胡。皆所以行陽氣而散燥淫之鬱。二术以去濕。二苓以行之。蘗連以去熱。歸地以潤之。參苓朮草又以補益中氣。而神麯以化氣。還以輔黃芪而輔之於肺焉。燥清而羣鬱皆清。此所以爲清燥也。肺燥而後生熱。不可以燥爲熱。丹溪嘉言之論。多失此方本旨。

五磨飲

治暴怒猝死。名曰氣厥。氣厥不止因暴怒。而怒爲甚。以氣逆而上也。

檳榔　沈香　烏藥　木香　枳實　白酒磨服。

此即四磨飲去人參而加木香枳實。以氣鬱塡實。則不可補而一於用破。木鬱而逆。乃從金化。怒甚則兵矣。

三解湯

治時行瘧疾之通劑。按瘧之爲病。必由內有伏暑。而外當涼風冷雨。或沐浴清冷。乃致內外扞格。陰陽交爭。是瘧疾之成。以燥邪外束故也。燥淫所感。始常棲於太陽督脈之間。而人身血脈周行。適與邪會。以動其氣。故每發有常時。燥入而與暑爭。則表虛而寒。暑出而與燥爭。則表實而熱。燥淫循脊而下。其入愈深。則瘧發愈遲。由脊入裏。棲於肝腎之間。則間日乃發。或間再日而發。或發無定時。積久不愈。乃有成瘧塊者。謂之瘧母。此瘧之源委也。俗謂無痰無食不成瘧疾。抑知痰食皆其後焉。因瘧而後有者耳。瘧之有寒熱。大抵暑盛則多熱。燥勝則多寒。燥衰而伏暑未平。則有癉瘧。獨熱不寒。暑消而寒氣猶存。則有牝瘧。獨寒不熱。其濕多者。濕亦從熱爲濕瘧。其作不以時而感於不正之氣者。則有溫瘧瘴瘧。凡發瘧多在夏秋之間。正暑濕燥三氣交雜之會。發在夏至以後。三伏時者。則其邪淺。發在處暑以後。則其邪深。邪之深且重者。其病難愈。每延及三冬。更延及春夏。而謂之痎瘧。謂發在春夏爲陽。秋冬爲陰者。其說非也。瘧之始作。只是燥淫傷氣。肝氣鬱而不行。其後病深。則有併傷血者。或分氣病屬陽。血病屬陰。亦不然也。瘧之始作。每日一周而發。其邪將散者。其發漸促而易愈。其邪日深者。其發漸遲而難愈。有自晨而移之晝。自晝而遲之夜。復自夜而遲及次日之晨者。此安得以晝夜分陰陽。謂晝作爲陽。暮作爲陰者。其說亦非也。瘧非有分經傳經。亦非專屬少陽經。但邪循膂脊日下而深。故瘧將發時。必先覺脊寒而痺始。其猶在膂脊則屬之陽。自脊入裏。棲於肝腎之間。橫連膜原。不從衛氣而動。則發以間日。其發時必腰更重痛。旣入於裏。則屬之陰。或以瘧同傷寒。分三陽三陰。或謂瘧專主少陽。其說皆非。或曰瘧脈必弦。而治瘧者每通用小柴胡湯可愈。然則瘧安得非專屬少陽經乎。曰瘧脈必弦。固也。弦肝脈也。瘧以燥淫乘肺。合於皮毛。棲於膂脊。金乘所勝。肝氣鬱而不舒。故肝脈見焉。非必少陽經也。且少陽傷寒。寒熱往來無定時。瘧之寒熱作有恒期。少陽傷寒。其脈常弦。且兼見有胸脇痛耳聾諸症。若瘧則不必然。瘧將發寒。則脈必沈緊。及其發熱。則脈洪大。惟不發時。乃見弦脈。豈未發時邪在少陽經。及其方發則邪反不在少陽經哉。凡此當詳玩內經。毋得徒拘舊說也。

麻黃三錢○瀉肺以通肝氣。大開腠理。以逐其外閉之燥邪。

澤瀉三錢○補心而瀉邪。水達於膀胱。以導其內伏之暑濕。

柴胡三錢○引腎水於肝膽。以堅水而瀉火。升陽氣於膈上。以散熱而祛寒。此以調劑陰陽。而爲內外之中權者。

水煎服。

以秋承夏暑濕未平。而淒陰驟爲揫斂。此陰陽之所以不能平也。及陰燥之斂束未深。而外爲散之。麻黃以經言。則行太陽經。浮在皮毛。而太陽經夾膂脊以行者。以臟言。則麻黃瀉肺邪。而肺俞則附於脊骨之第三椎下。寒涼之氣襲於皮毛。栖於膂脊。故用麻黃最爲對症之藥。勿以過於表散疑之也。因暑濕之留伏於內而導而下之。澤瀉以滲濕。而暑氣亦隨之以下。以陽氣之鬱而不能升也。藉柴胡以升之。柴胡主能散鬱。不必問其專經。瘧之初起。此方爲最宜。瘧之邪氣方殷。無庸慮其虛而欲遽加補也。

小柴胡湯

已見寒部。而瘧症通用之。通用之者。以其扶正氣而祛表邪。平內熱。治法同耳。非和解之謂。

陰陽乖爭。挾憤屢戰。則元氣日索。血氣漸傷。此時之去邪。必期於處置得宜。而扶正以自强。尤治平之本計也

生薑以祛外寒。燥亦寒也黃芩以除伏熱。人參甘草大棗。以厚其中。而補益氣血。半夏以通陰陽道路。使陽氣之行

無所鬱閼而柴胡則統為主之拔陽氣之鬱於陰中者而升之撥陰邪之束於陽外者而散之內外可平矣此治瘧之與治少陽傷寒同法也

清脾飲 嚴用和

治瘧疾熱多寒少口苦嗌乾小便赤澀脈來弦數按瘧之始作每見熱多寒少以夏令未平故也若寒多熱少則陰寒重而病深以治熱多之瘧而云清脾者脾胃為十二經之海暑濕留伏多宿於脾而肝鬱乘脾則脾益受病故清理其脾即所以去伏暑消積濕達肝鬱而散清寒也瘧病俗謂之脾寒亦正以瘧必先寒實中氣不足耳論者或以為非脾病或以為亦因脾病皆非有的見者

柴胡二錢　黃芩一錢　半夏一錢薑製　生薑一錢○此平內熱散外寒猶小

之法。

柴胡湯　白朮土炒一錢。以健脾土。茯苓一錢。以滲脾濕。甘草一錢。以補脾土。此皆扶正氣。猶小柴胡湯之用人參甘草大棗也。厚朴醋炒一錢。破脾胃之結積留聚。凡伏暑沈寒積濕。青皮一錢。行肝氣之鬱。以疏通留滯。檳榔一錢。青皮宣鬱氣而達之於上。檳榔降逆氣而沈之下。草果麵煨八分。大補肝氣以宣達肝木之鬱於土中者。而袪其沈陰積濕。大渴加麥冬一錢　知母一錢。以肅清肺金。而不使火爍其燥。瘧不止加用常山酒炒一錢。辛苦寒。補肝平相火。瀉肺泄逆氣。其入脾則刼痰去滯。功專截瘧。烏梅二枚。酸鹹溫。瀉肝消鬱熱。補肺斂正氣。其入脾則和陰理亂。此二味所以平內外上下之偏。故能合以截瘧。

此小柴胡湯之變劑。以其熱多故以潔清內治。扶持脾胃爲主。蓋瘧之內熱。由暑濕中留。而肝火之鬱者。又重以助之。則脾胃厚傷也。顧暑熱之留。肝氣之鬱。則皆由燥淫之外侵鬱之。而謂瘧爲肝膽之邪。又言因脾胃受傷而起。則非病之原。亦未必嚴氏制方意也。既言肝膽之邪。又言脾胃受傷而起。其語亦支離。宜其不免於劉氏張氏之譏。然劉氏張氏之語。則亦未能有定見。故此方雖主於破鬱清脾。而君以柴胡。輔以薑半。仍所以外逐清寒之閉塞也。

柴平湯

治溫瘧身重身痛。身重身痛所以見爲濕也。

柴胡二錢五分　半夏一錢五分　生薑一錢　黃芩一錢　人參一錢

甘草一錢　大棗三枚。此卽小柴胡湯。約以今用分兩如此。　蒼朮泔浸二錢

厚朴薑炒一錢　陳皮去白一錢

合小柴胡湯平胃散，以治瘧之多濕者。濕淫多，故勝之以蒼朮厚朴也。

柴苓湯

已見暑部。此以治熱瘧痺瘧。

合小柴胡湯五苓散，以治熱瘧痺瘧。以熱重濕盛，則非黃芩所能泄，故五苓散以導而下之。

四獸飲 三因方

治五臟氣虛。七情兼并。結聚痰飲。與衛氣相搏。發爲瘧疾。亦治瘴瘧。按此內傷之重者。然內傷非外淫不爲瘧。但五臟氣虛。則外淫易入。七情已鬱。則外寒得重鬱之。氣鬱則濕不行。而水爲痰飲。由是內氣之鬱與棲於衛分之燥淫相搏。而瘧疾難愈矣。此有因瘧而乘內傷者。有因內傷而竊瘧者。要不當專責內傷而既有內傷。則必顧內傷爲重。此其瘧寒熱不甚。發無常期。其脈雖弦。要必沈濡細弱也。

人參三錢　白朮二錢　茯苓二錢　甘草一錢　半夏一錢。達陽氣於陰中。而通其阻滯。　陳皮一錢。行肝氣之鬱滯。破肺淫之阻塞。　草果麴煨一錢。補肝瀉肺。煖胃和脾。去積行痰。此常山爲和順。　烏梅三枚。補肺瀉肝。斂陰和胃。去瘀消濕。此二味有以平內外上下之爭。　生薑二錢。賴此以協半夏。祛外閉之邪。　大棗三枚。助四君子以和中氣。

此治瘧之乘於內傷者。故四君子君人參以補中也。半夏以滑之。陳皮以宣之。雖有七情之鬱。亦可使通而無滯。二陳以除痰。痰因氣阻。加草果烏梅而謂之四獸。謂陳皮以行春氣。半夏以散夏氣。烏梅以斂秋氣。草果以保冬。陽皆以陽爲寶也。陽氣流行。陰邪莫能遏。助以薑棗。所以大暢其陽。使由中而達外也。此方兼治寒瘧牝瘧。

常山飲 局方

久瘧不已。用此截之。按截者強爲止之之義。邪未盡平。而強爲止之。非善道也。但勞於久瘧。幾不復耐者。

或權爲用之。使瘧止而後徐理其正以清其源。則先標後本。是或亦一道而已。

常山燒酒炒 二錢　草果煨 一錢　檳榔 一錢　知母 一錢　貝母 一錢　穿山甲 一片　甘草 五分　烏梅 二枚　生薑 三片

半酒半水煎。瘧由暑濕中積。宜藉酒以發之。露一宿。瘧由清冷外閉。故借露以散之。日未出時面東以受生氣。空心溫服。渣用酒浸煎。待瘧將發時先服。凡瘧正發時。不可服藥。邪氣方鬬怒。而反逆攖其鋒。必反傷血氣。惟將發之先。旣發之後。乃可服截藥。用兵之法。所謂迎其未至。擊其惰歸也。

諺謂無痰不成瘧。此方君常山以刼去其痰。然瘧症由暑而挾濕。而濕積復生熱。重以淒清之氣遏之。則氣鬱不舒。氣鬱不得行。而濕熱成痰。結聚胸胃。壅滯經絡。是痰其後焉。而刼痰乃治標事也。顧痰行則氣亦可通。而方內知母可以去暑。草果可以燥濕。貝母可以破鬱積。榔可以行滯。穿山甲出入陰陽走竄經絡。可以徧搜其宿暑清寒之鬱塞。而又歛以烏梅。行以生薑。和以甘草。以平其陰陽之爭。則其截之也。亦有道矣。瘧之久者。血氣必羸。未可以緊施也。虛羸甚者。不任截藥。宜四獸飲以補正爲急。其可截者。則用此截之。而後爲調理之。○截瘧之方。惟此爲良。

何首烏湯

治久瘧陰虛，或發或止，無有定期，寒不甚，熱不甚，而羸瘦不堪任者。

何首烏五錢。苦甘濇溫，甘能補正，濇能斂陰，苦可平熱，其根藤皆蔓引堅勁，好穿石砌，而深入地下，故善行下部，而固精髓，堅筋骨，保合陽氣，歸於陰靜，與地黃之用，大不相似，用以治瘧，則以遂秋冬清肅之治，而平暑濕留滯之邪，使正氣斂固，而榮衛不傷，則雖有外入之陰寒，亦可無所爭而自散，實治久瘧之良藥也。

青皮一錢。何首烏恐壹於斂補，故以青皮輔之，行肝氣之深鬱於下者，以達而上之，又所以去外過之燥淫也。

當歸一錢。瘧者燥淫而肝氣鬱也，肝鬱久必傷血，榮衛皆澀而不行，故青皮以行其氣，當歸以行其血，且潤之也。

白水煎服。

瘧久邪深，入自脅脊，栖於肝腎之間，橫連膜原，不與榮衛相值，故其發不以時，或作或止，此則脾胃榮衛之藥，皆不足以達之。故治宜從肝腎。燥淫始入於肺。從其類也。卒乃入肝。乘所勝也。何首烏以斂之。正氣中存。而邪不能間。畢冬藏也。青皮當歸以行之。鬱者外達。而邪不能過春令和矣。久瘧必延及冬、春。此亦因時之治。此治陰瘧之良方也。何首烏以治瘧。昔人未嘗言及。近今乃有知用之者。愚製此方以治久瘧。每十愈八九。

鱉甲飲 嚴用和

治瘧久不愈。腹中結塊。名曰瘧母。按瘧母多結於左脅之下。此即所謂瘧久邪深。入自腰脊。栖於肝腎之間。橫連膜原者也。其結而成塊。則有不得不用消破而又不可過用消破者。此用鱉甲甚爲得宜。但此方覺未甚愜意。姑錄於此。用者或臨症爲加減而變通之。

鼈甲醋炙○鹹能輭堅。色青入肝。能滋陰補血。清熱散結。故治瘧母。用爲君藥。　白朮土炒　黃芪此二味用以補脾胃之正氣。　當歸本方中無當歸。此特爲加用之。　川芎此二味用以滋陰血。而川芎能行血中之滯氣。　陳皮補肝而行氣去壅。　芍藥瀉肝以斂陰和脾。　檳榔行氣降逆。破滯攻堅。　厚朴破血結。散氣鬱。　草果麵煨○行肝命之氣以溫煖脾胃。　甘草以和中厚土。　等分。薑三片。棗一枚。烏梅一枚同煎。

氣血不虛。瘧不至於成痞。瘧至成痞。則是正不勝邪。中氣憊矣。滋補氣血。而兼用治瘧攻堅之藥。宜也。但痞在肝脅間。而消痞者在脾胃。則兩不相當矣。厚朴草果皆只能破脾胃之結聚。瘧邪猶盛，宜用此方。正氣甚衰，而瘧亦不甚，或不瘧者，宜用補中益氣湯、六君子湯之類，加柴胡、鼈甲、川山甲、烏梅、桃仁、紅花、莪蒁、三稜之屬，審其氣血所偏而用之可也。氣虛脈沈濇。血聚脈沈弦。

火部

火淫於內，治以鹹冷，佐以苦辛，以酸收之，以苦發之。火之所以異於暑淫者，火相火也。以在人身言之，則相火爲人之元陽，乃受生之本，而君火即相火所發之神明，爲泛應之大用，故謂相火爲天火，而君火爲人火。然以六氣之感言之，則暑氣自天行之令，而相火只爲虛燄，凡得之飲食燒炙及鬱怒憂思勞役所動者，皆謂之火，是火淫只屬人火。而暑淫乃爲天火。飲食燒炙，得之自外，而相火亦爲應之。思怒勞役動於心火，而相火乃起而從之。故火淫屬之相火。而相火本受生之元陽，則人火亦天火矣。治火淫者，變鹹寒而言鹹冷。蓋火兼木化，而冷者薄寒金氣，兼以金而勝木云也。佐不以苦甘，而以苦辛。暑爲陽散之極，不可再散，而火多由於陽氣之鬱，則或宜有以散之。至於鹹補酸收苦泄，則亦與治心法同。人身六經各有火，而六經之火，皆應於心。心固火之主，而相火亦從心火爲治法也。要之火即生氣之陽，生陽不鬱，則不爲火。有所拂逆，而後爲火。寒風濕燥之鬱，皆成火症。此分見於各部。惟以外火動內火，及臟氣失平而動爲火者，乃列爲火部云。

黃連解毒湯 郎三 補九

已見三焦部。治一切火熱，表裏俱盛，狂燥心煩，口渴咽乾，大熱乾嘔，錯語不眠，吐血衄血，熱甚發斑諸症。

按此實盛之火。蓋內外火熱交煽。君相二火合作。其勢已燎原者。溯火之作。必有所由。而火已燎原當急撲。火元自命門始。而三焦行命火之令。臟腑氣有所鬱。其熱皆觸於三焦。故治火主治三焦。而此方則以統治三焦之火也。火動於七情勞役者。其火爲虛。此方不宜。火鬱於寒風濕燥及飲食炙煿者。其火爲實實甚者宜之。

黃連瀉心脾中焦火。　黃芩瀉肺上焦火。　黃蘗瀉腎下焦火。　梔子統行三焦之火。

此全用苦以發之者。火性炎上而其本在下。泄其本以下之。則火勢衰歇。故云苦以發之。非徒云以寒治熱也。節其所在而分泄之。芩連黃蘗統自上下而通行之。梔子而黃蘗之辛。則相火得所行。梔子之酸。則君火有所斂。非徒以抑而塞之。收其上行其下。火不爲熱矣。

涼膈散 局方

治心火上盛。中焦燥實。煩躁口渴。目赤頭眩。口瘡脣裂。吐血衄血。大小便祕。及諸風瘛瘲。胃熱發斑。及小兒驚急。痘瘡黑陷。按心火上焦火。中焦燥實則胃火。煩躁口渴。目赤頭眩。吐血衄血。多心火所爲。而口瘡脣裂發斑。則胃火之實盛也。諸風及驚急痘。肝木所爲。而風急火炎。其熱必歸於心。故治火亦即所以治風。謂之涼膈者。心在膈上。肝胃在膈下。肝胃有火。必自膈以上干於心。而心爲火之主。肝火多得之風。胃火多得之食。總皆心爲受之。是火在膈間。去火所以涼膈也。

連翹 四兩○苦寒。其形似心而色赤。故入心。其味苦而性善裂。故能泄發心火。此苦降而有發散之意。故與黃連之瀉火。又稍不同。大黃酒浸二兩○蕩胃火。用酒浸之。以清膈上之火。芒硝二兩○補心輭堅滋陰。甘艸二兩○大黃芒硝之峻。故甘以緩之。大黃芒硝甘艸。此調胃承氣湯。所以清胃火也。黃芩酒炒一兩○以降泄肺火。薄荷一兩○靖肝風。散肝火。清頭目之風熱。梔子炒黑一兩○除心煩瀉妄火。通行三焦之火。爲末。每服三錢。加竹葉升散陽氣於上焦。而宣達其陰鬱。白蜜甘潤能補肺寧心。去火而清潤胸膈。煎服。

凡熱莫盛於胃。胃爲水穀之府。相火所行。而多氣多血。蒸變失宜。即動爲火。又風木喜乘陽明。風火合淫。亦歸於胃。寒濕之鬱。皆作熱而爲胃火。而火每變見於心。心爲君火。諸經之火所宗。故凡有火。必變見於心。如煩躁目赤面赤舌胎口瘡脣裂血熱吐衄之類。然心爲虛位。每胃火自膈而升。則其燄上熾。燄有不達。而熱在膈間。心病變見矣。餘有不達。上或過之也。在膈上者。因爲發之。連翹爲君。以心爲火之主。黃芩梔子竹葉。則所謂佐以辛苦。以酸收之。以苦發之。在膈下者。從而奪之。大黃芒硝之蕩胃熱。所謂火淫於內。治以鹹冷也。甘以緩之。不欲遽爲拂也。甘草白蜜發之靖其標。若以發之。發之如撥開之義。撥開四散。則熱勢自衰。奪之清其本。火炎於上。其本在下。○李東垣曰。易老法減大黃芒硝。加桔梗竹葉。治胸膈與六經之熱。以手足少陽俱下胸膈。同相火游行一身之表。乃至高之分。故用桔梗入肺。以去胸腹六經之熱。重症用前方。輕者用此方。喻嘉言曰。按中風症大勢。風木合君相二火主病。古方用涼膈散居多。如轉舌膏用涼膈散加菖蒲遠志。活命金丹用涼膈散加青黛藍根。蓋風火上炎。胸膈正燎原之地。所以清心寧神。轉舌活命。涼膈之功居多。不可以宣通腸胃輕訾之也。愚按膈火自胃而上。胃火正宜宣通。有病服藥。當可而施。多爲畏忌。醫之所以日庸也。

升陽散火湯 東垣

治肌熱表熱。四肢發熱。骨髓中熱。熱如火燎。捫之烙手。此病多因血虛得之。及胃虛過食冷物。抑遏陽氣於脾土。並宜服此。按熱在肌膚。中焦火鬱。熱在骨髓。下焦火鬱。下焦腎命。陰陽並居。陰有所虧。則陽獨盛。火無所依。而熱在骨。中焦脾胃。一燥一濕。脾濕勝胃。則陽氣過。火無所泄。而熱在肌。四肢發熱。與五心煩熱。亦稍不同。此熱在中下二焦。未及膈上。故無煩燥口渴吐血衄血等症。

柴胡 八錢○拔腎水以行於肝膽。而升肝膽之陽。以散於經絡。榮於四表。使陰陽無所滯鬱。故能退骨蒸之熱。爲治相火勞熱君藥。

葛根 五錢○行肝氣於脾胃。以升達膻中。而逐外閉之淸寒。解肌肉之鬱熱。

升麻 五錢○行肝氣於脾胃。以升達膻中。而散陰陽之鬱塞。

羌活 五錢 **獨活** 五錢○二活皆能宣達陽氣。外透肌表。以去在表之寒熱。但羌活氣尤雄勁。專行於外。獨活獨莖直上。升達於中。二活相輔。乃自下極。宣達四表也。

防風 二錢五分○亦所以升達肝氣。而藉木之行以疏開脾土之濕。故脾胃之藥亦用之。

白芍 五錢○方中皆升散之藥。用白芍以歛之。爲之節也。此所治症謂因血虛得之。乃方中皆用升散以行氣。而無滋血之藥。又用芍藥以瀉肝。其血不愈虛乎。曰芍藥瀉肝。不使過散。非瀉血也。酸味能聚津液。所以節而留之。謂之補血者非。言瀉血者亦非。此症雖云血虛。只是陰陽偏勝。陰血素不足者。非有虧失也。但火氣盛則眞陰愈爍。爲行其陽氣而留其津液。則火熱既散。而陰血可徐滋也。

人參 五錢○以補陽氣。即以滋陰血。陽氣之升。賴此以固其本。

炙甘艸 三錢

生甘艸 二錢○甘以厚其土。此用炙又用生者。脾胃傷於冷食。炙艸合人參所以益胃。合防風可以去滿。陽氣過於脾胃。生艸合葛根升麻。又有以助其宣達也。

毎服五錢。加薑棗煎。

清陽之氣。倡陰以行。本於腎命。行於肝膽。蒸於脾胃。達

於膈上布於膻中而後暢於四表陽氣即火而暢則無所謂火陽氣一有所遏抑則憤逆而見為火焉血之不足者陽行而陰不能從陽氣已失其侶而又遏於飲食生冷則不能上行此所以憤鬱於中下二焦而為火也以飲食生冷故火鬱在中下二焦此方所治是也若酒食醲厚燒焫則又助火而火逼中上二焦乃為凉膈散症矣火鬱於下真陰愈爍苦以發之拔自腎命之中柴胡解骨髓中熱宣之脾胃之上葛根升麻散脾胃熱達之四表之末二活祛四肢熱陽氣可不鬱矣參芍甘艸薑棗以厚滋脾胃而和其陰陽所以固其氣血之本也胃傷冷食何以不用消導而用和補曰此非傷食傷於所

食之冷而抑遏陽氣耳。胃已虛矣，何可更消。人參甘艸薑棗以溫之，則冷氣消矣。熱盛如此，何以不用寒涼。曰陽氣已爲陰所抑遏矣，而更用寒涼，是重爲抑遏之。凡火盛水虧，則滋其水。陽爲陰掩，則暢其陽。火炎於上，可自下奪之。火鬱在下，必升以散之。此與涼膈散之治所以大不相似也。

火鬱湯

此以治火鬱於中，外寒內熱，脈沈而數者。前方所治，上鬱下也，故熱得橫達於外。此方所治，外鬱內也。熱在肌骨而外畏風寒。

即前方除人參獨活，加葱白，每服三莖。外有寒未盡，故不用人參。既不用人參，故減二活之一。

加葱白以達陽氣於外。

葛花解酲湯

已見濕部。專治酒積。酒漬脾胃。鬱爲濕熱。釀成腸胃胸膈之火。

酒能助脾胃肝膽之火而爍肺消腎。此方亦能厚脾胃而分消其濕熱。

瀉黃散

治脾胃伏火。口燥脣乾。口瘡口臭煩渴易飢。熱在肌肉。按脾胃開竅於口。故口燥脣乾。口瘡口臭。皆脾火也。脾胃熱則善消。故易飢煩渴易飢。此所謂中消也。脾主肌肉。熱在肌肉者。輕按重按皆不熱。不輕不重乃得之也。凡面上熱。胸前熱。一身盡熱。狂而妄見妄言。屬陽明胃。肩背熱。足外廉脛踝後熱。屬太陽膀胱。口熱舌乾。中熱而喘。足心熱痛。屬少陰腎。肩上熱。耳前熱。項似欲拔。屬太陽小腸。身熱膚痛。手心熱。屬少陰心。洒洒淅淅。似寒似熱。皮外熱。屬太陰肺。熱而筋縱不收。陰痿。屬厥陰肝。又腎熱在骨。肝熱筋弛。心熱血妄。脾熱在肉。肺熱在皮。胃熱則臍上熱。腸熱則臍下熱。膽熱則脇下熱。肺熱則胸背熱。腎熱則腰間熱。腎火多由房勞。心火多由思慮。肝火由風淫及鬱怒。肺火鬱於清寒。及心胃之火所熏爍。脾胃之火則飲食勞役。風寒燥濕。皆足以致之。而飲食爲多。醲酒燔炙。皆脾胃之害也。

防風 四兩○君防風引木以疏土。 **藿香** 七錢○理不正之氣。舒胸膈鬱熱。 **甘艸** 二兩○厚脾土之化。正所以瀉土中之火。合之防風。能消實滿。 **山梔** 炒黑一兩○脾胃中焦也。中焦有火。則上焦受其熏灼。而心肺皆熱。下焦亦受其遏。而腎水不升。故山梔以靖心煩而瀉三焦之火。 **石膏** 五錢○此正所以蕩脾胃之熱。而解肌肉之炎蒸。不必謂爲瀉肺也。脾胃之火。何以不用黃連。曰黃連實主瀉心火。膽火。以爲主瀉脾火者。非也。且此須玩伏火二字。伏火猶鬱火也。其用防風藿香石膏意亦主於升散。不欲以苦寒折之。致傷正氣。惟山梔乃所以導其熱而下之也。 **右末炒香。蜜酒調**

服。用酒調益見升散之意矣。

脾胃無火何以化食脾胃之氣常舒則無所謂火脾胃伏火有火爲塡實之火獨治而脾胃之氣濁而不能清也。火爲塡實之。以外入之火塡實之。如釀酒肥肉辛熱焦塼之類。皆是。此只以外熱作其內熱。非傷食也。

火獨伏於脾胃故以升散之法治之。口燥脣乾。口瘡口臭。煩渴易飢。熱在肌肉諸症。皆尚只是脾胃之變見。未及於膈上。以犯上焦心肺。故謂之伏火。而治之仍用升散。若燥實之甚。炎及膈上。上焦心火併作。而有煩躁頭眩。吐血衄血諸症。又下焦二便皆閉。則胃火不得不爲推蕩。而兼折以苦寒。兼之升散。如涼膈是也。其更實盛。而三焦皆熱。二火合炎。則獨用苦寒。以勝之。黃連解毒湯不可廢也。或如陽明之火。因風寒外鬱。而陽氣憤作。至不可復平。則升散又非可用。而調胃承氣及諸承氣湯。固皆所以治火。

所以救欲絶之陰矣。若乃鬱在脾胃，以至下焦之火不得舒暢，釀爲骨蒸肌熱，則又必以升散爲治，如升陽散火湯是也。其若中氣虛少，而見爲有火，則又所謂虛火，補其氣而火自清，補中益氣湯治之。君用防風、术，氣升而土中之積熱可解也。錢仲陽瀉黄散，用防風、升麻、枳殼、黄芩各一錢半，石斛一錢二分，半夏一錢，甘草七分。方亦和平可用，其用石斛、半夏，尤覺有理。

清胃散　東垣

治胃有積熱，上下牙痛，牽引頭腦，滿面發熱，其牙喜寒惡熱，或牙齦潰爛，或牙宣出血，或脣口頰腮腫痛。

按積熱與伏火，又稍不同。積熱者，有熱氣積於胃中，而非如伏火之塡實鬱結也。上下牙痛，則胃熱之行於經者，不專在腑也。陽明胃脈循鼻，脈入口上齒中，挾口環脣，循頰車，上耳前，主上牙齦，喜寒飲而惡熱。其支者別絡腦，故其痛牽引頭腦，脣面腮頰，皆陽明經脈所行，故面熱，脣口頰腮腫痛。此方所治，主陽明胃經言也。若陽明大腸經脈。則亦上頭貫頰。而入下齒挾口。主下牙齦。其痛喜熱飲而惡寒。以大腸正屬燥金也。牙宣者牙縫出血也。牙齒本腎之餘。牙宣常出血而少者。宜屬腎之虛火。若急出而多者。則仍屬陽明之火。皆主此方。

生地黃一錢○陽明經熱。是陽勝也。齒牙屬腎。陽明經熱干於齒。且喜寒惡熱。是水不足也。故君生地。使上行以濟火。

牡丹皮八分○陽明牙痛。熱腫齦爛。宣血。是其血併熱。故用牡丹皮以靖之。

黃連八分○牙痛雖由胃火。而血熱則干於心肝。故黃連以瀉心肝之火。

石膏八分○正用以蕩胃腑之積熱。而味辛能散氣。味輕薄上行。又以清胃經頭面齒牙之火。

當歸八分○使血得所歸則不逆。且方內之藥皆涼。此用溫以和之。

升麻八分○又以升胃中之清陽。亦所以散其火也。

胃熱上行於齒。則經病而非腑病。胃經氣血皆盛。故氣熱則血隨以上行。輕爲齒痛。牙宣腮腫齦爛。重則亦至吐血衄血。此其爲熱。風寒暑濕燥火之鬱。以及酒食燒煿之味。皆足以致之。胃固熱之腑。亦六淫之會也。大腸經熱。亦有牙痛。然胃熱牙痛爲多。而大腸熱牙痛者甚少。以胃熱傷血傷陰。故以滋陰養血爲治。生地丹皮當歸是也。平陰陽也。此滋陰以配陽。非用水以勝火。苦以泄之。除内熱也。黄連泄心肝之熱。又石膏之淡。亦能泄以去胃腑之熱。辛以散之。去經熱也。石膏升麻皆辛以散經熱。〇陽明大腸牙痛。亦可用此湯。但宜易黄連以黄芩。若腎經虚熱牙宣。可用六味。或八味。風熱腮腫。則宜如聖湯。

甘露飲 局方

已見暑部。治胃中濕熱。口臭喉瘡。齒齦宣露。及吐衄齒血。按此猶前症而經熱尤甚者。

所治猶前症。而方意亦同。但熱甚加以保肺。且欲其生水也。

補脾胃瀉陰火升陽湯 東垣

治飲食傷胃。勞倦傷脾。火邪乘之。而生大熱。右關脈緩弱。或弦或浮數者。按飲食填塞。胃不能化。則胃氣不行。勞倦疲憊。脾不能運。則脾因生濕。而胃病則脾無所稟。脾病則胃無所滋。二者交病矣。胃鬱成熱。熱轉生濕。脾濡積濕。濕轉生熱。濕熱併合。氣濁而不清。則所謂陰火也。陰火鬱於中焦。而清氣不得升矣。生大熱如肌肉皆熱。四肢疲熱。其熱烙手。且熱犯上焦之類。右關緩弱。脾虛也。右關弦。木乘土也。右關浮數。胃熱也。身有大熱。而右關緩弱。故知其爲脾虛陰火。弦浮數者。其爲肝火胃火不待言也。

柴胡 一兩五錢〇升拔陽氣於陰中。以清脾胃之陰火。此用爲君藥。 **黃耆** 一兩 **甘艸**

炙一兩　人參七錢〇此所以補脾胃。脾胃之正氣足。則能化能運。而濕熱之氣自消。蒼术一兩〇以行肝氣。燥脾濕。而舒土中之鬱滯。升麻八錢〇升胃氣以布散於膻中。羌活一兩〇達陽氣於肌表。黃連酒炒五錢〇以瀉心火而清脾胃。黃芩炒一兩〇以泄肺熱。陰火上炎。勢必過於膈上。故以此靖心肺之火。石膏二錢〇以蕩胃火。長夏用此。過時則去之。蓋脾胃已虛。此恐傷胃氣也。每服五錢。

生氣陽也。陽氣舒而升降順。無所謂火。氣有所拂。則鬱而爲火。火亦無所謂陰也。顧陽氣上升。方升而過之。使降。以至鬱而有火。升爲陽。降爲陰。是則所謂陰火。旣爲陰火。則不可不有以瀉之矣。脾胃爲後天化氣之主。肝腎之氣升於脾胃。然後賴脾胃之化水穀以滋氣血。而布散於周身。脾胃爲飲食勞役所傷。則氣自中阻。肝腎之氣不能升。而後天氣血無以化。脾所積皆成熱濕。然氣非不升也。升而不暢。雜於濕熱。混濁不清。故曰陰火。以是行於肌膚。而肌膚皆火熱矣。升達肝腎之陽。以行於脾胃。柴胡爲君而大補脾胃以立後天化氣之主。黃芪甘艸人參蒼术又升脾胃之氣於膻中。以達之四表。人參黃芪升麻羌活乃降泄其陰火以清之。芩連石膏此治火之探其本者。

瀉白散 仲陽

治肺火。皮膚蒸熱。洒淅寒熱。日晡尤甚。喘嗽氣急。按肺臟無火。肺之有火。皆由肝腎心脾胃火上行而熏爍之。否則外淫之淸寒束之。而肺氣不得舒。則鬱爲肺熱耳。此所云皮虛蒸熱洒淅寒熱症似屬之外感。然此方則非治外感之藥。蓋肺合皮毛。肺氣虛而邪火客之。以有火故皮膚蒸熱。以肺虛而氣不足以外固。故洒淅寒熱。則非由外感。此其辨當察之。日晡尤甚。喘嗽氣急。以肺金自病。故日晡尤甚。以肺虛故氣喘氣急。若外感則蒸熱不必日晡。且咳嗽而不喘急矣。然肝脾心胃無火。而肺反獨有火。何也。曰肺火未有不自下而上。蓋虛熱上蒸。至肺而極。肺獨斂之。久而不散。則其下反不覺有火。而肺反有火矣。此方實是淸金補肺。而曰瀉白者。瀉肺之火邪云爾。

桑白皮 二錢○甘酸微辛。補斂肅淸之氣。而瀉其邪火。爲淸肺君藥。

地骨皮 一錢○甘淡。甘則能補。凡甘淡之味。能上行而補肺。以其補土而上浮。則土能生金。而淡者又水之源。金能生水。故凡甘淡上行者。又多能瀉火而下滋腎水。凡木之根皮。其氣上行。其體在下。地骨皮上行。則瀉肺中之伏火。而解肌熱。止嗽定喘。又淡滲以下行。而瀉肝腎之虛熱。以凉血退骨蒸。此所治症。雖曰肺火。實亦本肝腎之火上行。故用地骨皮。兼清上下也。

甘艸 五分。生用能補土上行而瀉肺火。瀉火者清之散之。非必抑而下之。

粳米 百粒。補斂肺氣。

肺居上極。火自下爍者。皆肺受之。肺無火而火之聚也。火氣炎上。上極於肺則肺熱。而下反不見爲熱矣。故變見喘嗽。而虛熱在皮膚。肺氣足則治有節而不受火邪。肺有火邪。肺氣之不足也。桑皮地骨清金而降其逆上者以復之下。上逆則爲火。復之下則不爲火邪矣。不用二冬。而用二皮。二皮之瀉火。比二冬爲峻。

且熱氣變見皮膚。則還以皮行之。亦因其類也。二皮皆甘瀉而有補。而桑皮尤能益氣。地骨能滋水以清火。**甘艸粳米。則補斂肺氣。使不受邪也。**肺不受邪。而二皮爲下其邪。二皮行水。使熱自小便出也。李時珍曰。此瀉肺諸方之準繩也。按東垣用此方加人參五味子茯苓青皮陳皮。以治咳嗽喘急嘔吐。又用此方加知母黃芩桔梗青皮陳皮。以治咳而氣喘煩熱口渴。胸膈不利。羅謙甫除甘艸粳米加黃芩知母麥冬五味子桔梗。治過傷飲食酒毒。氣出腥臭。唾涕稠粘。嗌喉不利。口苦乾燥。是此方誠瀉肺邪者所宗主。然肺豈可瀉。瀉肺者瀉其邪耳。凡有餘者邪有餘。不足者正不足。五臟之正。皆不可瀉。五氣之邪。皆不可不瀉。錢仲陽制瀉黃瀉白瀉青導赤諸方。皆井井有法。則試問瀉其邪歟。瀉其正歟。而獨言肝無補法。腎無瀉法。則一時偏說臆見。使後人執其說而昧本經之旨。學者不可不察也。

人參白虎湯

已見三焦部。此以治肺胃火傷。傳爲膈消。

肺火自胃升。胃輸氣膻中。火從氣上炎。則熏蒸於肺。火炎傷肺。則金不能斂。石膏知母。辛散甘泄。以去火邪。甘草粳米。甘補酸收。以肅肺氣。人參補氣而能生津。此以治肺熱盛實。盛於瀉白散之症。而肺氣虛者。人每言實熱不可用人參。此膈消之症。其熱亦實矣。而古人補之。

二母散

治肺勞有熱。不能服補氣之劑者。按肺氣虛勞。則宜用補氣。而有不能服補氣之劑者何。曰火爍肺金。腎水源絶。陰虛已極。補其氣而陰不能從。則陽反滋亢。不如滋陰降火。使火退而金淸。然後可徐議爲補其氣也。

知母炒〇氣輕能上淸肺金。以除胸膈之熱。味厚能下滋腎水。以靖相火之妄。貝母炒〇苦泄以降肺火。辛潤以淸肺金。化燥痰。解鬱結。等分爲末服。

肺虛而後邪熱乘之。是肺氣本而邪熱標也。然以陰火爍肺。而肺日轉益虛。有火居之。氣亦不能復斂。則補之有無從而補者。則瀉火宜急。而補氣反其後矣。故二母以淸之散之潤之。庶火散而肺不受刑。氣可徐復也。此治熱之尤甚者。

蒼耳散 陳無擇

治鼻淵。鼻淵者。鼻流濁涕不止也。凡津液外泄。皆由有火爍之。釜熱則水湧。木熱則液流。金熱則汁鎔。故肝熱則淚出。心熱則汗出。肺熱則涕出。脾熱則涎多。腎熱則唾多。肺開竅在鼻。故肺熱甚則鼻淵。內經又曰膽移熱於腦。則辛頞鼻淵。故俗謂鼻淵爲腦漏。要之膽熱移腦。亦相火之爍水而侮肺金也。

白芷一兩。主陽明經。上行頭面。以散熱祛風去濕。陽明脈夾鼻。故白芷爲君。辛夷五錢。辛溫宣行肝氣。上徹巔頂。瀉肺中之風熱。而通關利竅。主治鼻淵鼻塞目眩牙痛。薄荷五錢。辛寒行肝氣。瀉肺熱。上清頭目。蒼耳子炒二錢半。辛苦溫。燥濕祛風。外達皮膚。上徹巔頂。爲末。食前葱茶調服二錢。葱以通竅。茶能清肺。皆能上行。散風清熱。

鼻淵鼻瘜。皆少陽陽明之熱所爲。而少陽陽明之熱。則由風寒外束。肝氣不舒。則陽氣鬱而爲火。以上熏於肺。且爍腦而外泄之鼻也。故治之仍從少陽陽明。白芷行陽明。薄荷行少陽。而宜於肺竅。辛夷蒼耳子。皆主通肺竅。辛以散之也。散內熱。且散外淫。

辛夷散嚴用和

治鼻生瘜肉。氣息不通。不聞香臭。按瘜肉者。鼻竅中生惡肉。塞於鼻孔。此濕熱所熏蒸而生。如濕地蒸熱而生菌蕈也。故治之亦以辛散爲主。

辛夷木之花葉。本有肺象。高而在上。辛夷辛香。尤能宣通肺竅。故主治鼻病。白芷祛頭面風濕。升麻升達胃氣之清陽。藁本行督脈。達巔頂。以祛在上之風。川芎行厥陰經。祛風入腦。防風宣通肝氣。以疏脾胃之陽。細辛散熱利竅。木通此用之以通氣去熱。甘草藥皆辛散。甘以緩之。等分爲末。每服三錢。茶調下。上清頭目。惟茶最佳。外用燒礬爲末鹹能軟堅。酸能收濕。加硇砂少許。鹹苦辛。專主爛去瘀肉。吹鼻中。以消去瘜肉。

鼻生瘜肉肺氣濁也。氣之升降。肺爲之主。肺氣呼吸。鼻爲之通。故變見於鼻。肺氣何以濁。氣本於腎。命行於肝膽。輸自脾胃。飲食和平。興居有節。元氣不雕。則氣常清順。一或風濕干之。鬱而成火。肝風脾濕鬱成相火。外感內傷皆足致之。則氣之上輸者。混淆而成濁矣。濁氣之升。或一時不爲他病。而漸漬熏蒸。攻於上。極泄於肺竅。則鼻淵鼻瘜。所由來矣。鼻淵多由風熱。風熱激水。鼻瘜多由濕熱。濕熱蒸成菌。爲升其清。辛夷白芷升麻。爲激其濁。激而去之。藁本川芎細辛防風。爲通其竅。辛夷主之。細辛行之。木通通之。協以上行。

所以通肺竅之鬱也。所用似皆風藥。頭面巔頂之病。非風藥不能達也。

清骨散

治骨蒸勞熱。骨蒸勞熱者。其熱在骨。蒸蒸然也。不必見他症。惟常覺蒸熱。而血氣日憊。肌肉日消。四肢日以無力。精神日以倦怠。故曰勞也。此相火獨炎。眞水枯涸。腎陰欲盡。故其熱在骨。此凡七情以耗其血。房勞以竭其精。昏醉以消其液。皆足有以致之。東垣曰。晝熱夜靜。陽氣旺於陽分。晝靜夜熱。陽氣下陷陰中。晝夜皆熱。重陽無陰。當急瀉其陽。峻補其陰。晝病在氣。夜病在血。惡按雖如此分。要以滋陰爲主。陽陷陰中。宜東垣升陽散火湯。陽旺於晝。可用石膏散。重陽無陰。尺脈必沉數。或弦數。或六脈皆弦數。乃可用此湯。或知蘗八味丸。

銀柴胡一錢半○柴胡出銀州者。根長尺許。粗大有力。味尤苦寒。能堅腎水於至靜之地而滋之。拔相火於至陰之中而出之。故主治骨蒸。以爲君藥。**胡黃連** 一錢○出胡地者。外黃內黑而中虛。折之塵出如烟。是能泄陰中之伏火。故亦主治骨蒸。**地骨皮** 一錢○此能清肺金以滋生腎水。行積熱。退虛熱。主治有汗之骨蒸。然不論有汗無汗。要取其滋陰生水。**秦艽** 一錢○根每兩歧如分髀股。其紋交糾螺旋而下。能行肝氣以下搜熱濕。袪陰分血分之熱濕而散之。故亦主治陰熱。**知母** 一錢○苦堅辛潤。清肺金以下生腎水。郎能堅腎水以安相火而保肺金。**鱉甲** 童便炙一錢○介蟲陰物。穴處水中。而能出入於水。故能除陰分之熱。色青入肝。童便炙之。引以入腎。又甲亦骨類。引諸藥以入骨。而徹去骨中之熱也。**青蒿** 一錢○得水之生氣。拔腎水行於肝膽以清血中之濕熱。舒鬱火。暢微陽。消蓐勞虛熱。骨蒸勞熱。**甘艸** 炙五分○藥多寒涼。故和以甘溫。且炙艸亦能去虛熱。

腎人之本。骨人之幹。陽以資始。陰以資生。而陽恒易盈陰恆易耗。陽常有餘。陰常不足。天地之數。況百爲以雕喪之。百憂感其心。萬事勞其形。況思其智之所不及。憂其力之所不能。重以飲食色慾之斲喪。而血以日耗。精以日衰。是猶以火爍水。水日消而火無所制矣。眞陰安得而不竭。陰消水涸。髓竭骨枯。重陽無陰。陽亦游散。此養生之所以惓惓於守黑也。前人有言曰。五行六氣。水但其一耳。一水安能勝五火哉。蒸熱在骨。是必當大瀉其陽。峻補其陰。猶恐不及。此方以瀉陽而生氣不傷。銀柴胡胡黃連秦艽青蒿。皆以瀉陽。而實皆所以宣達其陽。原非以陰寒遏抑之也。以滋陰而下而能潤。地骨皮知母鼈甲。皆以滋陰。然補金以生水。亦非大寒凝閉之藥。知母能潤命門。鼈甲能滋氣血。今人不問病體。不詳藥性。則惟以溫煖爲寶。而視寒涼爲雔。一言及銀柴胡及黃連地骨皮知母等藥。

則比之於鴆毒。遇有陰虧之症。其何能治。嗟乎。是爲清骨熱之良方。學醫者毋以苦寒讎視之也。若夫頤養以正。以靜制動。使子珠常溫於下。則固存乎其人。不病可也。頤以山止雷。使不妄動。而震之一陽。常安於下。

石膏散 外臺

治勞熱骨蒸。四肢微瘦。有汗脈長者。按骨蒸則肢瘦常也。骨蒸而有汗。則陽猶外泄。中未大虛也。其脈長則陽明熱也。陽明之熱。多由於酒。及肝怒鬱而乘土。又或外淫所鬱。陽邪入腑。時不即病。或病而蕩滌未盡。久不爲治。則積久而釀爲骨蒸。陽明亦爲骨蒸者。土固克水。而土熱尤能涸水。則亦致骨蒸。此即所謂陽旺於陽分者。固不盡由陰虛。然久爍則陰亦不能不耗矣。但其病在陽。則比之七情色慾者爲淺。惟不知審症。而遽用溫補。則不復治矣。

石膏一味。研細。每夕新汲水服方寸匕。寸大方匙一匙也。取熱退爲度。石膏氣輕味辛。能發表。解肌熱。而上保肺金。質重性寒。能入裏。瀉胃熱而下滋腎水。且淡能滲濕。甘能補氣。以去濕熱。爲和平之劑。今人每以寒凉而畏忌之如鴆毒矣。

此以治亢陽之爍陰而爲勞熱者。亢陽爍陰。陰雖本不有虧。而亦終歸消涸。此如釜雖有水。而盛火焚燒不止。釜中之水。亦終於消涸而已。故不必滋陰。而但爲散其已亢之陽。陽平則陰自復也。此方不獨陽實骨蒸可治。胃火吐血盛盆成碗者。亦可通治。以其能散火。非他寒藥比也。

大補陰丸 丹溪

治水虧火炎。耳鳴耳聾。欬逆虛熱。腎脈洪大。不能受峻補者。按耳爲腎竅。耳鳴耳聾。皆屬腎虛。而水氣不能上榮。則虛火反作聲也。欬逆謂呃忒。亦無依之火。不安位而上衝於胃者。腎脈宜沈石安和。腎脈洪大。是水虧而火炎矣。此方名大補陰。而又云不能受峻補者。謂不可以參芪補耳。

熟地黃六兩○此專爲腎水虧衰而相火無制者。故熟地以補水。陰即以養陽。滋腎亦以補心。且血氣之類。而貞固之守。有貞以起元之意焉。

敗龜版酥炙六兩○補陰。

知母鹽水炒四兩○瀉肺火而下生腎水。去腎中氣分之邪熱。

黃蘗鹽酒炒四兩○堅腎水而轉行肝木。去腎中血分之邪熱。

牛脊髓和蜜丸過於椓喪。腎精必枯。先天之稟受不足者。腎水亦易枯。水虧火炎。骨髓必空。脊髓上通髓海。下接命門。補之以其類也。丹溪本方用豬脊髓。愚按內則食豚去腦。謂其有毒也。腦有毒則脊髓亦有毒可知。古人精於物理。必非無謂。故改用牛脊髓。牛土畜。土足以防水。且其性和順。而力任重。

用之爲宜。鹽湯下。鹽以導之趨下。

以火炎而爍水，釀爲骨蒸，其勢橫軼，水火不相能，其過在火。此骨蒸勞熱之症，多由七情之鬱，而加之酒色之傷。以水虧而火炎，欬逆虛熱，其勢上浮，水火不相依，其傷在水。此耳聾耳鳴呃逆虛熱之症，或由色傷，或本體弱者，先天腎命，水火相依，水得火而行，火得水而居，故腎水不足，則相火失所依，而上浮爲耳聾耳鳴呃逆虛熱等症。過在火者，急瀉其陽，拔而上之。柴胡、胡連、青蒿、秦艽，皆自陰中升拔其陽而上之。是則所謂瀉陽也。而峻補其陰，以平之，所以殺其橫也。地骨皮、知母、鱉甲，皆滋水之源而下之，乃所以補陰也。過在水者，大補其陰，引而上之。熟地黃正爲補水，龜版則能引腎水以交於心。而接引其陽以下之，所以俾相依也。知母黃蘗。降上浮之相火而下之。使仍依於水中也。黃蘗之性。不專下行。合知母則專行入腎。故昔人云。黃蘗無知母。如水母之無鰕云。均以濟水火。而方藥不同。可以知所法矣。

腎熱湯　千金方

治腎熱。耳流膿血。不聞人聲。按耳爲腎竅。腎水不足則相火上浮。火氣上衝。而耳不能納聲。且虛火作聲而爲耳鳴。又耳雖腎竅。而視聽皆督於心。心腎交。水火平。而後能聽。心腎不交。則心火獨上。耳目血虧。而視聽不清明矣。且十二經絡。惟足太陽經及手厥陰不行於耳。餘十經皆入絡耳。故凡風寒濕熱之淫。及有暴怒驚恐。氣逆不順。皆能上干於耳。而有鬱熱積痰結核塞耳。且腫痛而流膿血者。外淫濕熱病耳。謂之聤耳。不關於腎。則但散其風濕可已。若腎虛耳聾。則專補腎。如大補陰丸是也。此言腎熱耳聾。而至於耳流膿血。則是心腎不交。君相二火皆作。以浮於耳竅。而且火鬱成濕矣。然不爲他症。而獨病耳。則亦有經邪爲之引故也。

生地黃汁 一升。大滋腎水。以清心火。此爲君藥。**葱白** 一升。引腎氣以上通於耳。**磁石** 煅紅淬七次五兩。體重色黑。下沈入腎。性能引鐵。引肺金以下生腎水。而味辛能潤腎以破其凝閉。味鹹能瀉腎以除其邪熱。使腎水澄清。則眞陰上榮。有以濟火。且能開竅而使耳目聰明矣。**牡蠣** 鹽水煮過煅粉五兩。介蟲。水屬也。而味鹹濇。以能補心收散。亦所以滋水而交心腎。**白朮** 炒五兩。脾爲心腎之交。所謂黃庭也。脾有積濕中梗。則心腎不得交。且二火交鬱而生熱。故白朮以補脾去濕。**麥門冬** 四兩。以寧心清肺而生腎水。**芍藥** 四兩。以補斂肺氣而瀉相火。耳爲腎竅。而洪範五事。則以聽屬金。葢金主收斂。而聽自外入。是金收之用也。肺腎子母之臟。必金清而後水足。水足而金益清。金水清而後能受。故此方兼用麥冬芍藥。以斂氣清金。而磁石又引金以入水。其用物亦甚精矣。

甘艸一兩　大棗十五枚以佐白朮。○　分三服。此必漢劑若唐劑依唐分兩。則如此大劑。如何只可作三服。且三字亦必有誤。即如漢分兩。亦當作五服。

耳流膿血。當不只責之腎熱。而至不聞人聲。則腎熱爲主。不聞人聲。耳聽聾也。腎何以熱。腎水不足以制火。則熱生。相火合心火以上炎。則金不能生水。而熱益甚。則聰聾矣。熱甚則生濕而傷血。故流膿血。故此方以滋腎爲主。使水火交濟。生地牡蠣而又清金以爲生水之源。芍藥麥冬磁石益脾以爲交心腎之地。白朮甘艸大棗乃導而通耳竅。且散外邪也。葱白。或加石菖蒲亦妙。

小薊飲

治下焦結熱而成血淋。按小腸膀胱。皆在下焦。而一火一水。小腸心之腑。膀胱腎之腑也。心熱遺於小腸則小腸熱結。然使腎水旺。則水足以濟火。乃小腸之熱。又遺於膀胱。則是亦腎虛而水不能制火故也。心主血。心火妄則傷血。腎開竅於前陰。腎水虧則小便癃。而血從溺出。心腎皆熱。則血凝而瘀黑。不可以血瘀爲腎膀胱虛冷。但痛者謂之血淋。爲實熱。不痛者只爲溺血。爲虛熱。爲腎虛。

小薊苦甘寒。堅腎水。瀉心火。去血熱。此不用大薊而用小薊。蓋以大薊主大便。小薊主小便云。**蒲黃**炒黑○蒲黃清血熱。炒黑以止妄行之血。**藕節**藕味甘鹹。微濇。散瘀血。退血熱。其節亦能止血。**滑石**滑關竅。行水道。瀉三焦之火。**梔子**炒○去心及三焦之火。炒黑亦能止妄血。

木通導心小腸之火而通之下。淡竹葉行相火之鬱。而散之於膻中。甘艸和中亦能瀉火。當歸以上各五分○滋陰而行陽。以萃津液於肝。使血得所歸。血得所歸。則不妄行於小便矣。生地黃一錢○以滋腎水。安相火。且上升以濟心火。退血熱。

火上行者。而或熱結下焦。熱在血分。陰不足也。邪湊所虛腎陰不足。熱隨水道下行。而侮所不勝。厥陰心包主血。而與三焦相表裏。故心包血熱。循三焦水道下行極於下焦。不獨心之遺熱小腸也。相火合焉。二腑皆熱。小腸膀胱也。腎水衰而火侮之。腎中相火因之。則熱結矣。火沸而血妄行。則或從溺以出。熱結而艱出。故血淋也。去血分之熱。止其妄行。小薊蒲黃藕節。而君以生地。佐以當歸。水壯而血有所滋。熱清而下焦不結矣。

左金丸

治肝火燥盛。左脇作痛吞酸吐酸。筋疝痞結。亦治噤口痢。脇下肝脈所行。而左脇尤木之正位。肝火鬱盛。則左脇作痛。其吞酸吐酸者。木鬱於土也。木生於土。而能克土。然土有陰寒積濕。則反能鬱木。而木之生氣。不獲直遂。由是鬱濕成熱。而酸水橫溢。或嘔作酸氣。或酸汁醋心。或泛吐酸水。或欲吐不出。究竟皆屬之熱。所謂曲直作酸者。曲而後直。所以作酸也。東垣謂嘔酸甚者。治以大辛熱劑。必減。不當但以爲屬熱過矣。夫吐酸治以辛熱而解者。是蓋木鬱達之。火鬱發之。理有固然。然安得謂吐酸爲非熱。亦以木之所由以鬱者。或有寒耳。若鬱不因寒。而因濕因滯因有形之物。而概欲治以辛熱。豈非以火散火。益滋之害乎。疝症多屬寒。而筋疝偶有屬熱者。則相火爲寒所鬱之故。而相火急驟。則見熱不見寒耳。大抵火即生氣。生氣不鬱。不見爲火。旣見爲火。則不可不有以泄之。然此方雖曰左金。實亦辛以發之。非徒逆以制之。

黃連六兩薑汁炒○黃連生於陰厓窮谷之中。得水石之氣而生。大抵抑陽伸陰。味苦善降。其在心。則能瀉君火而兼燥脾土之濕熱。其在肝。則能瀉相火而兼發腎水之邪熱。此方中炒以薑汁。復佐之以茱萸。所以引之專入於肝。以瀉肝火。而平其怒。非用以瀉心火。實瀉其子之說。

吳茱萸一兩鹽水泡○茱萸性熱。而其辛能散鬱。苦能降泄。能引熱以下行。泡用鹽水。益所以引之就下。而解熱結。辛味歸肝。合黃連以入肝。則黃連以平其熱。茱萸以散其鬱。而木之生氣直遂。木之鬱熱自平矣。且茱萸能燥脾濕。消食積。去積冷。祛腎寒。實補肝藥。非伐肝也。

水丸

陽氣之鬱而不伸則爲火。火鬱於淸寒。則實而脇痛。謂肺金抑之於上。**火鬱於濕土則釀而作酸。**此脾濕過之於中。**火鬱於沈**

陰則急而筋疝。此腎有寒氣而鬱之於下。濕火交鬱。傷於腸胃。則流而腸澼。此謂痢疾。火鬱實盛。則痢。且噤口。陽鬱而憤。憤則爲邪。故苦以泄之。辛以發之。使肝氣得其和平。而鬱之者亦散。鬱之者即清寒濕熱之類。而連萸之辛能散寒。苦能燥濕也。以平鬱熱於左。故曰左金云爾。凡鬱皆金氣。此以治左金。

瀉青丸 錢仲陽

治肝火鬱熱不能安卧。多驚多怒。筋痿不起。目赤腫痛。肝火性動。故卧則不安。且卧則肝氣愈滯。肝不足則驚。肝有餘則怒。風木無恒。乍驚乍怒。熱則筋緩。故筋痿不起。其尤盛則有瘈瘲矣。肝開竅於目。故風熱上走空竅。則目赤腫痛。肝火有血熱。鮮身熱。其或作煩熱。則在亥丑寅時。

龍膽草。苦寒。色青碧。入肝。主瀉相火。除下焦濕熱。定肝膽虛邪。亦能上行。去赤睛努肉。山梔炒黑。○此瀉三焦火。三焦亦少陽也。且以除煩燥。大黃酒蒸。○此瀉脾胃火。然肝火未有不乘於脾胃者。當歸酒洗。○肝火鬱則肝血必耗。肝血足則肝火自平。故當歸以補潤肝木。而萃其陰血。川芎以行血中之氣。而散其鬱熱。且上行頭目。羌活升陽散火。防風以助羌活。

等分蜜丸。蜜亦能緩肝木而平相火。竹葉湯下。竹葉升陽而散鬱火。

熱而不能安臥。多驚多怒。此肝火內煩之症。火鬱於肝。未涉他經。未乘他臟。其筋痿目赤。亦肝自病。肝火自鬱。從肝而瀉之。不用黃連而用龍膽草。龍膽艸質輕。瀉虛火。且有升散之意。黃連質重。以降瀉實火。然浸及心脾。故自心脾靖之。肝木傳子則及心。如臥不安驚怒亦心病。故梔子瀉之。肝木乘土。則入胃。不安臥亦脾胃病也。故大黃瀉之。此肝不足也。故補之。正不足而後邪得而鬱之。故補用歸芎。所以裕其生氣之本。

亦肝有餘也。故散之。鬱而為火則邪有餘。故散以羌活防風。所以達其生氣於上。散

之正所以補之也。升散正所以補肝。且散邪即所以補正。此方若無後四味。則前三味不成

方矣。

龍膽瀉肝湯 局方

治肝膽實火濕熱。脇痛耳聾。膽溢口苦。筋痿。陰汗陰腫陰痛。白濁溲血。此言實火。火勢盛也。熱多挾濕。肝膽無濕。然肝居近腎。則腎水之邪熱從之。不為血而為濕也。口苦有心火。有膽火。膽火上溢而口苦。其苦不可耐。腎虛耳聾。膽熱亦耳聾。少陽經脈絡耳。其聾不鳴。其熱為實也。厥陰脈絡前陰。肝主宗筋。筋因熱緩故痿。熱故痛。熱挾濕故腫汗。肝熱而腎失閉藏。則有白濁。且或血自溺出。

龍膽艸酒炒 黃芩炒○亦能瀉肝火。但比黃連爲輕緩。 梔子酒炒○熱挾濕。則流於三焦。故宜用梔子。 澤瀉瀉腎濕。 木通瀉小腸濕。 車前子瀉膀胱濕。此三味皆合梔子以行濕。而亦即所以瀉火。 當歸酒洗 生地黃酒微炒○此二味以補肝滋陰。爲去肝熱之本。 生甘艸用生艸所以資其生達上行之氣。以緩肝而散鬱熱也。 柴胡拔肝膽之生意於至陰之下。而升之於上。以舒陽氣。散陰鬱。則熱可自散。濕可自行。此方當以此爲君。非分以龍膽艸行肝柴胡行膽也。

瀉青丸所治肝熱其熱虛方意多在升而散之。以達其鬱。川芎當歸防風羌活補肝之升散。 此方所治肝熱其熱實。脇痛耳聾膽溢口苦陰汗陰腫陰痛白濁溺血。皆有實熱。不只於不能安臥。多驚多怒。 且熱鬱生濕方意多在降而瀉之。以泄其熱。黃芩梔子澤瀉木通車前。皆所以行濕而瀉火。然補以歸地。升以柴胡。則所以達其鬱者。亦已備矣。龍膽艸生甘艸。亦有升散之用。東垣去黃芩梔子甘艸。以專治前陰熱癢臊臭。用意甚佳。又一方除當歸生地木通澤瀉車前。加人參五味子天冬麥冬黃連知母。以治筋痿攣急。口苦爪枯。亦兼治前症。意在補肺以平肝。且兼去心腎之火。

蓮子清心飲　局方

治憂思抑鬱。發熱煩燥。或酒色過度。火盛克金。口苦咽乾。漸成消渴。遺精淋濁。遇勞卽發。四肢倦怠。五心煩熱。夜靜晝甚。及女人崩帶。按諸火皆總於心。未有他經熱而不涉於心者。七情皆生於心。未有傷七情而不動心火者。而七情之鬱。憂思爲甚。至於酒則助相火而併動心火。故神爲之昏。色則由心火而遂動相火。故精爲之泄。諸火合炎。則水虧而火獨熾。氣血皆傷。煩燥並作。上鑠肺金。下煎腎水。上則口苦咽乾。

下則遺精淋濁。氣血皆虛。故四肢倦怠。五心者手足掌心。及心窩中。足掌心。湧泉穴。腎經所始。手掌心。勞宮穴。心包絡經所榮。心腎皆火。水涸血枯。故五心煩熱。遺精淋濁。皆火爍而腎水不能閉藏。不勞則暫靜。偶有勞心勞力。則皆觸動其火。勞心動君火。勞力動腎火。腎爲作强之官。夜得陰氣故暫靜。晝則陽盛故熱甚。此皆陽氣偏盛。不得謂爲陽虛。謂陽虛者。非也。婦女崩中。亦多由七情酒色。但其傷歸於衝任。則爲崩中。亦陽盛過陰之故。女子崩中。亦猶男子之遺精淋濁耳。帶下有白帶。有赤帶。亦猶男子之赤濁白濁。以其稠粘而下如帶。故謂之帶。又帶脈束腰一周。所以提舉下焦。而升達其氣血。帶脈虛而不能約束。則陽氣陷而濕熱下流也。

石蓮肉五錢。○即蓮子之堅老者。今廣中有石蓮子生樹上者。此大苦。不堪用。勿誤用也。蓮子生於水。而實於上。其中菂復本上而向下。其殼黑。其子赤。其肉黃白。其薏青。其味甘而苦濇。以入水則沈。以入鹵則浮。

其能交心腎可知。斂心神。瀉心火。固腎水。藏腎精。此以爲清心君藥。**茯苓**三錢○寧神固精。安魂定魄。滲濕利水。**人參**三錢　**黃芪**三錢○壯火食氣。故參芪以補氣。非補陽虛而瀉火之謂。**柴胡**引腎水之清氣而升之。以散上浮之火。**黃芩**炒。以上皆三錢○瀉妄火之上浮而下之。以清金而生水。**麥門冬**二錢○火爍肺金。故麥門冬地骨皮皆以保肺。**地骨皮**二錢○補肺清金。而下生腎水。以靖相火。**車前子**二錢○甘鹹。能補腎氣而澄治水中之邪熱濁濕。**甘艸**炙二錢○助參芪以補氣。**空心服**。

此方以清心火。而無瀉心火之藥。以心自生火。可安之而無可瀉也。火傷氣。參芪甘艸以補之。火鑠金。黃芪麥冬。以保之。火遏水。地骨車前以清之。皆止火之爲害。而非治火惟蓮肉茯苓乃所以清火而斂而安之蓋心君不妄則火靜而陰陽自平如徹政除而民害自免民氣自平餘則加意焉以甦其尤困者耳。治心火之藥可參心部求之此不盡複錄也。

導赤散

已見暑部治心火遺於小腸溺赤淋痛面赤狂躁口糜舌瘡齲牙口渴此心火自病而未涉他經未乘他臟者然此有外火以動內火非徒自內作者。

熱下遺而溺赤淋痛熱上逼而口糜面赤熱中鬱而煩渴狂躁此心火內熾之症。小腸有熱亦只是心火自病。心火自鬱從心而瀉之。導赤自小腸而下。正所以瀉心。自下導之。木通甘艸稍自上散之。淡竹葉。滋腎水以濟之。所以平其心也。此所治與蓮子清心飲大異。

伏兎丹 局方

治遺精白濁。及强中消渴。遺精之症。有因勞心過度。心不攝腎而遺者。有思慾不遂。致精失位而遺者。有色慾無節。滑泄不禁而遺者。此其病在腎。而其過則皆在心。心君妄動。而相火因之。腎水受傷。不能復爲閉固矣。其或有少壯氣血旺而未定。久無房事以滿而溢者。則又不足爲病。濁有赤白。白濁傷氣。赤濁傷血。然皆由心火之妄致之。而相火以見病於腎。鮮見有虛寒者。强中消渴。亦腎水虧而心火亢也。

兎絲子十兩〇甘辛平無根而榮。藤蔓繁衍。甘辛能補潤命門之火。以續絶强精。實能上通心氣。以靖其無根之妄火。故治遺精者。以此爲君藥。

五味子八兩〇酸温。補斂肺金。其核苦辛。形似於腎。故能下行生水。而堅腎潤命。且能濇精固氣也。石蓮肉三兩○瀉心火。斂心氣以交心腎。亦能濇精。白茯苓三兩○安心神。滲濕熱。亦能通心於腎。以清水火。山藥六兩○健脾去濕。亦能防水濇精。兔絲子用酒浸。其浸過餘酒。煮山藥糊爲丸。漏精用鹽湯下。鹹以瀉腎之濕熱。赤濁燈心湯下。淡寒以泄心經血分之熱。白濁茯苓湯下。以泄心經氣分之濕熱。消渴米飲下。和脾胃之氣。以平水火。使心腎交於黃庭。

心君妄則有火。安則無火。故君火無可瀉。非外淫也。故堅腎水。卽以濟心火。心火安則相火亦安。此方補而有瀉。謂茯苓能滲邪水。勿以過於斂濇疑之。

金鎖固精丸

治精滑不禁。此心火炎上。心神飛越。不能攝腎。相火無依也。然亦有寒者。

沙苑蒺藜炒二兩○苦鹹平。堅腎益精。而能瀉邪濕。主治虛勞及帶濁遺精痔漏癥瘕明目。

芡實蒸二兩○甘濇平。生於水中。結實於上。能交心腎。固水益精。

蓮鬚二兩○苦甘濇平。其濇味尤重。輕而上浮。收心之散。而瀉其妄火。苦而下沈。以堅腎水而止其妄泄。能交通心腎。斂固精神。安靖夢寐。

龍骨酥炙一兩○斂心神之飛越者而安靖之。以潛於深淵。故能濇精固秘。

牡蠣鹽水煮一日夜煅粉一兩○斂腎水之清微者而上升之。以成爲血氣。故能安神去妄。

蓮子粉**爲糊丸。**蓮子亦交通心腎而濇精安神者。**鹽湯下。**

火生於木。火盛木焚。陰陽之道浸長。陰陽消長。其幾甚微。常始於忽微。而終則至於相反相賊。是故載營魄守一無離，長生久視之道也。衆人不能。魂魄相守，精神內固。而不紛馳，養生家之大旨。旣有所營，不能無傷，營營不返，魂與魄離，神不守形，精且內耗。此所謂心不攝腎也。眞陽不居，謂相火。精滑無禁矣。致精滑者，火之爲病。然精滑而不能禁，則其下固虛寒矣。至於精滑而求止之，末也。然培養得其道，亦不無助焉。此方皆水物也。惟沙苑蒺藜，不生於水。然生自沙苑，得金水之氣。血氣類也。謂龍骨牡蠣。而有各正性命，保合太和之意焉。蓮芡蒺藜皆結實堅固，而性味收濇，龍骨牡蠣又皆有收斂歸藏之意。利貞之守也，體物精矣。味能養化，亦可使心不妄營。

珍珠粉丸 潔古

治思慾不遂。相火不居。致精失位而妄遺者。

黃蘗以靖相火而安之水中。**蚌蛤粉**以靖君火而下交於水。雉大水爲蜃。雀入水爲蛤。而蛤有離象。是水火之交也。鉛汞之守也。且蚌肉視月盈虧。得眞陰之精。而此用其殼。則有保固眞精之意焉。

水丸

積想成淫。其傷甚於交媾。宜服此以靖之。固精丸治憂思之過。心火上而不下者。過專在心。此方治積想成淫。心火下而不上者。二火交煽。以動其精。故此方以鉛止汞之道也。

定志丸 局方

本以治目不能遠視。亦治健忘。丹溪用之以治精滑不禁。

遠志二兩○通腎氣於心。**石菖蒲**二兩○水石之英。用以開通心氣。所以使之淸定從容。有以泛應。而不膠滯於一物。**人參**一兩**茯苓**一兩○交心於腎。目之不能遠視。火不足而神短也。故人參茯苓所以補心。而非心腎交通。則心神易散。故遠志以通之。用石菖蒲所以達之於目也。心神足而能達於目。則視能遠矣。丹溪用以治遺精。爲想存於色慾。以致心神不守。則志之不遠故也。故宜補心定志。

蜜丸。硃砂爲衣硃砂亦以鎮心安神。

相火從令於心。心涉想而成結。是火有偏照。而明以不足。水以偏注。而陰亦受傷也。腎水又隨相火之動。而偏泄不能禁。**故注想而致精遺者。陰陽並傷。從心以治之。使神不失守而已。**

張子和用此方去菖蒲。加茯神柏子仁酸棗仁。酒糊丸。菖湯下。用以安魂定魄。此亦可以識古人加減之法。

桔梗湯金匱今人謂之甘桔湯

治少陰咽痛喉痺。及肺癰吐膿。乾咳無痰。火鬱在肺。亦治心臟發咳。咳則心痛。喉中介介如梗狀。少陰心腎二經也。心脈挾咽。腎脈循喉嚨。而心腎合化少陰君火。故二經火熾則病咽痛。咽痛嗌乾。咽腫頷腫。舌本強。皆屬君火。君火勢稍緩。惟喉痺則屬相火。相火勢益急。內經言一陰一陽結。謂之喉痺。一陰者足厥陰肝手厥陰心包。一陽者足少陽膽手少陽三焦。肝脈循喉嚨之後。上入頏顙。膽脈雖不行於喉。而與肝相表裏。故二經火炎則結而喉痺。膽及三焦。皆相火也。此以咽痛喉痺連。以此湯可兼治君相之火耳。非以喉痺亦屬少陰也。肺癰者熱結於肺。血以凝滯。血釀成膿。壅塞肺竅。吐如米粥。其症咳而胸滿振寒。咽乾不渴。時出濁唾腥臭。方其始作可治以此湯。濃煎急飲。使滿而吐。吐濁唾至盡。則癰亦隨愈。此方本君甘艸而佐以桔梗。若如今人輕用甘艸。又且二味皆不過數分。則安能使之吐而愈疾也。肺癰與肺痿不同。肺癰屬之熱。肺痿多屬寒。故仲景治肺癰以甘草桔梗。而治肺痿以甘草生薑。今人多以肺癰肺痿同類言之。亦誤矣。肺癰初起可治。以外有振寒而內不渴。則邪束於外。內熱未深。故桔梗散之。若熱深而已成膿者。則治之爲難。或不得不酸以補肺。若以泄逆而勝之以寒矣。乾咳無痰。肺氣鬱熱也。以非滯血。則不爲癰耳。咳而心痛。喉中介介如梗。此心火上衝。肺癢而咳。其火在心不在肺。其熱上衝於喉。故喉中介介如梗。此亦咽痛相類。但其火更緩。要之此方所治皆在肺部咽喉之間。此其爲火邪。皆內熱已盛而上逆。而外淫又過之。故皆用桔梗也。

甘草生用二兩。當今六錢六分六釐。益胃氣而輸之肺。生用能散火解鬱。

桔梗一兩。當今三錢三分三釐。苦能泄肺火而下之。辛能瀉肺邪而發之。然苦勝於辛。其用多主於降逆氣而清肺。以其性輕虛上浮。專入肺部及膈上。咽喉之疾。多用桔梗。如此方是也。今人每謂桔梗載藥上升爲舟楫之用。則是桔梗只為引經上行之藥。而沒其降熱祛邪之功矣。不亦謬乎。如此方只甘艸桔梗二味。生甘艸自能上升入肺。何勞桔梗之載。而此方若無桔梗。則甘艸又豈獨能有治咽痛喉痺肺癰乾咳之功乎。

此治火鬱於上焦之上者。肺處上極。並於咽喉。喉自肺而下。以通於五臟之氣。咽循肺而下。以達於三焦之道。諸經有火。皆上逼之至肺而極。咽痛心腎火也。喉痺肝膽三焦心包火也。肺癰心火胃火也。乾咳心咳亦心胃火而專傷氣分。其津液枯者。凡肺本無火。肺之有火。皆諸經諸臟之火。逼而爍之。然莫或過之。如清寒外束。莫或助之。如酒色內傷。則其火不鬱。鬱而有火。不傷於肺。則傷咽喉。肺虛則行於肺內。為肺癰肺咳。肺氣猶實而不受。火則行於肺外。為咽痛喉痺。然在臟腑則入肺。在經則上結咽喉也。故甘艸以補土生金。且能瀉火。而桔梗以降逆祛邪。內降逆氣。外祛寒邪。君甘艸者。火氣方急。平之以緩也。且正足而後邪逆可平。仲景方多君甘艸。而後人只以甘艸爲藥奴。郎如此方。或用等分。亦失仲景之意。海藏有此方加味法。亦多未甚當。故此皆不錄。

利膈湯本事方

治脾肺火熱。虛煩上壅。咽喉生瘡。按脾之有火。以脾虛生濕。濕蒸鬱而成火。肺之有火。郎脾胃之火上膈而熏蒸於肺也。抑或輕寒外閉。栖於皮毛肌肉之間。則脾肺亦因而鬱熱成火。脾之上。肺之下。則膈間也。脾火上行。故胸膈虛煩上壅。其火本虛。故爲虛煩。其上壅膈間。則又似實矣。虛故宜補。壅則宜散。太陰脾脈挾咽。連舌本。散舌下。故咽痛生瘡。此虛熱壅膈間。故以利膈爲治。

甘艸生用　**桔梗**其病在膈上。肺部咽喉之間。故亦用甘桔。其熱上衝咽而不專結於咽。故有加味。

其方內用人參補中。故甘桔可等分。之。

人參 虛煩則非實熱。補虛而煩自息。且必爲補之。而後可以散之。

牛蒡子 辛寒上浮。功專瀉肺。去熱散結。且能解毒。治瘡消腫。

薄荷 辛寒。以散外束之寒。解內鬱之熱。且能清咽利膈。

荊芥 除風濕。去壅熱。淸咽膈間之熱。

防風 此引肝氣以疏脾濕而升散。

等分爲末。每服二錢。

以此治脾肺火熱。虛煩上壅。與治心火上盛。中焦燥實者不同。 涼膈散所治煩躁口渴目赤頭眩口瘡唇裂吐血衄血。其火爲實盛之火。此湯所治止於虛煩上壅咽痛生瘡。則其火只虛妄之火也。**故涼膈散以鹹寒折之。以苦寒泄之。此湯以辛涼散之。** 薄荷牛蒡子 **以甘涼補之。** 甘艸人參。治症視病之輕重。爲用藥之輕重。喻嘉言謂此方不用苦寒下降之藥。而用辛涼。爲較勝於涼膈散。抑何其不審輕重歟。

此以虛煩上壅而咽痛生瘡與治少陰咽痛喉痺肺癰不同。少陰咽痛。火雖由少陰。而熱結在咽喉。喉痺火雖由少陽。而熱亦結咽喉。肺癰乾咳。則熱結在肺。皆結熱也。此湯所治虛煩上壅。則熱壅在膈間。但虛燄上衝。而咽痛生瘡耳。非結熱也。故桔梗湯專自肺間治之。咽喉亦附在肺間。此湯兼自脾爲補之散之。人參補之防風疏之。牛蒡子荊芥薄荷散之。所以去上壅也。○火在膈上。多宜升散。卽涼膈之用薄荷連翹。桔梗湯之用桔梗生甘艸。及他方有用元參二母者。亦未嘗非升散也。其或津枯則宜潤之。氣少則爲斂之。實熱則兼爲降之泄之。虛熱則兼爲補之斂之。必無可專用辛熱者。俗醫謂實火宜升散。虛火宜用薑附辛熱之藥。過用寒涼。則病反甚。夫寒涼固不可過。然薑附豈所以治火。卽如此所云虛煩上壅。壅則似實矣。而用人參。用人參則似火屬之虛矣。而藥多升散。其果虛乎實乎。治膈上之火。而兼用薑附者。誠亦有之。如半夏瀉心湯。附子瀉心湯之類。然以其寒熱交併。痞塞不通。故兼而用之。要亦必主以芩連。而未嘗專用薑附也。若咽喉生瘡。亦有可用桂附者。則又必腎水不能制火。而命火上炎。直衝咽喉。故可用八味地黃丸以大補其腎水。而引火歸元。亦非專用桂附以治火也。故此曰利膈可以知其立方之法矣。

元參升麻湯 活人方

治發斑咽痛。按發斑多由胃熱。而咽痛則太陰少陰太陽皆有之。要之諸熱莫盛於陽明。即咽痛亦自陽明而上膈胃腑膈上之鬱熱。總可以此湯散之。

黑元參本補腎水之藥。而其氣味腥香。能游衍清潤之氣以上升。散胸膈間浮游之火。故能治陽毒發斑咽喉痺痛諸症。為治虛火上浮要藥。升麻升達胃之陽氣。以布之膻中。而散其陰鬱。甘艸生用補土而能清金。瀉火解毒。等分煎服。

此專主升散胃火而淸膈上之熱。

犀角地黃湯　濟生方

治傷寒。胃火熱盛。吐血衄血。嗽血便血。畜血如狂。漱水不欲嚥。及陽毒發斑。按衄血自肺循喉而出。吐血自胃循咽而出。胃火自盛。逼其經血。則吐。有盈碗盈盆者。陽明血氣皆盛也。或有熱氣旁溢。逼血入於肺竅。因癢發嗽。而血自嗽出者。又有痰血相裹。積於肺竅。咳之咯之而後出者。其逼而下行。則有便血。其熱甚血瘀。則爲畜血。瘀血在上焦。則善忘。在下焦。則如狂。善忘者血不爲心用。如狂者熱不得伸也。其爲血不同。而血症同。總爲胃火熱盛。而逼傷陰血之故。傷寒有然。非傷寒而爲血症。亦無不然。血症固未有不由火盛者。漱水而不欲嚥。漱水以解口燥。然不渴故不嚥。凡火熱傷氣則渴。火熱傷血則不渴。血固水也。發斑者熱毒蘊於皮膚而不能外越。則併傷於氣血。而發爲斑疹。赤色成紋爲斑。其熱重。赤色成點爲疹。

其熱稍輕。其在雜症。則有淡白色者。或因於寒、濕。其赤色者。乃屬火熱。若色紫黑者。則熱極胃爛。多不可治。在傷寒、症不當下而下之。則熱邪乘虛入胃。而有發斑。或可下不下。熱邪留胃。亦有發斑。總之皆胃熱傷血。可散火而不可發汗。勿重虛其表。可降火而不可攻下。勿重傷其裏可也。

生地黃 一兩半。滋水以濟火。 **白芍藥** 一兩。斂陰以平陽。 **牡丹皮** 三錢半。瀉血中之伏火以養心血。 **犀角尖** 三錢半。苦酸鹹寒。苦泄火。酸斂陰。鹹輭堅。犀之爲獸。恒噴血嘔血。而其角爲精力所聚。用之能止諸血。亦猶蠶以風濕殭。而殭蠶能治風濕。牛以熱病黃。而牛黃能解痰熱。皆還而相勝也。故犀角能解心肝胃之火。

每服五錢。熱甚如狂者。加

黃芩 一兩。方中皆血藥。加此以泄氣分之火。**因怒致血者。則加** **梔子** 五錢。七情皆由於心。梔子以解心煩。 **柴胡** 五錢。怒氣逆於肝。柴胡以解肝膽之鬱。

此以治熱傷血分之大槩。凡火盛必滋其水。陽勝必斂其陰。妄動必安之使靜。逆上必降之使下。此自然之理。火在氣分。有宜升散者。火傷血分。血已逆矣。必無可升散者。而或謂血症不宜遽用寒凉。抑何謬也。但寒凉須對症耳。

槐花散 本事方

治腸風臟毒下血。按腸風俗名也。大便出血。多由於火。非由於風。大抵濃酒炙肉。熱傷於胃。不逆而上。則逼而下。血傷於熱。因而下血。或則勞役傷血。因而下血者。亦有之。又或者因外寒淸燥濕氣。抑遏其陽。鬱以成熱。不能上越。逼而下流者。亦有之。要其症亦總由於胃熱。胃熱下流。則二腸亦熱。而大腸爲燥金。尤火熱所喜乘而傷血者。非由時行外淫。故其症異於痢。由胃而下。病不專在大腸。血自腸中與大便同出。非由大腸。熱聚肛門。傷而成痔。血自痔孔出。故其症亦異於痔。其火熱之傷近而即發。則血鮮色紅。久積而發。則血瘀而黑。或分色鮮爲熱。色瘀爲寒。非也。先血後糞。傷在大腸。先糞後血。傷在胃及小腸。或謂風邪淫胃。爲腸風。濕邪淫胃。爲臟毒。亦非也。

槐花 炒。○苦寒。色綠入肝。而能去血分之熱。體輕入肺。而能泄氣分之逆。苦能堅腎水而平相火。大腸肺之腑也。故此用以清大腸之火。**側柏葉** 杵生用。○苦澁微辛。平肝火。靖血分之熱。**荊芥穗** 炒黑。○散血中之風熱濕熱。且炒黑能止妄血。**枳殼** 炒。○以寬腸胃而行結氣。且能斂陰。又此於血分藥中。加氣分藥。氣爲血倡也。○局方無柏葉荊芥。加當歸黃芩防風地榆。酒糊丸。名槐角丸。治同。東垣除柏葉枳殼。加當歸川芎熟地白术青皮升麻。名當歸和血散。治濕毒下血。又經驗方。單用槐花黑荊芥。亦治下血。數方皆可選用。等分爲末。每服三錢。米飲下。引以下胃腸也。○積久不愈者。宜加補氣生血及升舉之藥。如人參黃芪當歸白术甘艸及葛根升麻之類。

本方皆肝藥。肝藏血也。腸血之病。固由腸胃傷熱。然熱傷血分。則是下焦之熱。引動相火。肝木侮金乘土。金大腸。土胃。而肝血不藏也。槐木水也。槐花靖膽火。槐色黑。槐花色綠。入肝腎水以靖膽火。柏木金也。柏葉平肝木。柏色白。柏葉青赤。入肝肺。金以止肝血。而清徵澹宕之意。自足以升提而上之。以攄其胃熱。花葉皆輕而在上。能舒散者。以治臟血。其意可師矣。

秦艽白朮丸 東垣

治痔瘡痔漏有膿血。大便燥結。痛不可忍。按痔之爲病。獨責陽明。陽明大腸。燥金之正化。主收斂萬物。而出其糟粕。以肅清腹中之治。然居於下極。則藏垢納汙。凡濕熱之氣下流。則其毒皆聚於大腸。而清燥之令。有不得行者矣。是故濃酒炙煿之味。其熱不留於胃。則必留滯大腸。勞役暑濕風燥。久而不發。乘虛下究。亦每積於大腸。以大腸汙穢所行。而其氣則主收斂也。若重以醉飽入房。則相火幷動。陵鑠燥金。而大腸大傷矣。更有末俗不肖而受人雞姦者。則受他人之相火。以積毒大腸。此皆痔漏所由也。痔有內痔。有外痔。有有孔而常流膿血者曰漏。有腸頭結而成塊者曰瘡。有成塊突出而下垂者曰懸癰。懸癰著近篡間。濕熱相火所交注。下極之極也。有痛不可忍者。有癢不可耐者。李東垣曰。腸頭成塊濕也。作大痛者風也。大便燥結者兼受大熱也。愚按風火合幷則痛。其火稍輕而肝風勢盛則癢。風非外入。肝木郎風也。東垣謂痔爲濕熱風燥四氣合邪。然愚謂此所謂燥。乃以火鑠而津液枯。非大腸燥金之燥。

秦艽一兩。苦辛平。疏風去濕。養血榮筋。治酒毒濕熱。且其根有兩跨之形。能去二陰間濕熱。**歸尾**酒洗一兩。用尾欲其下行以潤大腸。且行積聚之瘀血。**桃仁**研一兩。苦甘辛平。滋潤而能破積去瘀。李東垣曰。秦艽歸尾桃仁。潤燥和血。**白朮**一兩。李東垣曰。白朮之苦。以補燥氣之不足。其甘以瀉火而益元氣。愚按白朮苦能燥濕。上三味旁以潤燥。而此又欲補其燥何也。曰補土生金。使金足而能肅清。是則正燥金之燥也。**枳實**麥麩炒五錢。苦酸微辛。破逆氣以行秋令。且能斂陰。李東垣曰。以白朮甘寒瀉火。乃假枳實之寒也。**皂角仁**燒存性五錢。甘鹹辛溫。穀實黑堅。仁色青綠。是能入腎肝之地。以祛風輭堅潤燥。且入大腸而除其結熱。**地榆**三錢。苦酸寒。堅腎除熱。瀉肝去瘀。斂大腸之陰。此眞所以補其燥。**澤瀉**五錢。李東垣曰。使氣歸於前陰。以補清燥。受胃之濕邪也。按東垣之說。謂醉飽入房。酒熱留著。忍精不泄。流注纂問。前陰之氣。歸於大腸。木乘火勢。而侮燥金。火就燥。

則大便閉而痔作。故此用澤瀉，言使氣歸於前陰。愚謂痔之作，亦不必盡由此。而澤瀉自能去腎部之邪濕邪熱。且合白术則可瀉胃中之濕邪以下行。由膀胱而竟達前陰。使大腸得遂其清燥。是則所以補大腸。其說未嘗不可通。

麵糊丸。本方除白术枳實地榆。加蒼术黃蘗大黃檳榔防風。名秦艽蒼术湯。治同此。蓋因腸頭成塊。大便燥結大痛者。火邪爲多。而濕亦重。故用蒼术燥濕。黃蘗大黃去火。而兼以檳榔防風除風破結氣也。本方除皂角仁枳實地榆。加防風升麻柴胡陳皮大黃黃蘗紅花炙甘艸。名秦艽防風湯。治痔漏大便時疼痛者。此爲腸頭不成塊。而有孔常漏膿血。便時乃痛。其痔稍輕。但大腸積熱。陽氣隨胃氣而下陷。故升提其陽。而蕩滌其熱也。又方用秦艽羌活防風麻黃升麻柴胡藁本細辛黃芪紅花炙甘艸。名秦艽羌活湯。治痔漏成塊下垂而大癢者。此則陽氣下陷。而其熱尚虛。故全用風藥升提。且爲補其氣。又用本方除地榆加大黃紅花。名秦艽當歸湯。治痔漏大便燥結疼痛者。此卽痛不止。便時而結熱尤甚。故加大黃紅花以蕩熱活血。此皆東垣方。具錄之以見大法。

痔瘻當責濕熱。而東垣兼言風燥。謂濕熱下流。燥金受爍。金氣不足。而肝木乘火勢以侮之。則大腸重傷。肝木風也。濕火盛而血液傷。則金氣不清而燥矣。此所謂燥者。以血枯濇言。大抵痔病酒傷者爲多。而外淫積熱次之。色傷亦益觸之。治之以潤劑。所以清金而去火也。大腸潤而金氣清。風濕亦退聽矣。其或火盛則蕩之。陽陷則升之。則惟其所用。要以潤之爲主。仍主去熱邪也。

柏葉湯 金匱

治吐血不止。氣血虛寒。按吐血皆由火熱。安得虛寒。此云氣血虛寒者。以吐血不止而致氣血虛寒。非有氣血虛寒而吐血者。吐血不止。則何以致虛寒。曰去血已多。則血虛矣。血氣猶夫婦也。血失過多。則氣亦游散。而氣虛矣。氣血虛則謂之寒。婦人於胎前多實熱。產後則虛寒。亦猶是也。氣血虛寒。則何以仍吐血不止。曰血虛則不復能歸經。而妄行出路。氣虛則無以率血。而使之歸經。故不能止。此其脈必沈微。或浮洪而沈則不見。不但弦芤而已。人每言吐血有虛寒。宜用薑附者。吾特為舉此方以實之。

側柏葉 三兩○當今一兩○色白屬金。性喜向陰。而葉側色青。其莖色赤。故能引肺氣以平肝木。味濇斂陰。味苦降火。平相火而止妄血。使血得以歸肝。

乾薑 三兩○當今一兩○辛味補肝。而助益陽氣。乾薑則守而不行。所以使血得有依歸。治吐血用熱薑熱藥。於此見之。然必合側柏葉馬糞之寒涼用之。未聞其專用辛熱以治血也。

艾 三把連梗○性温。扶陽。而味苦能降。堅腎潤命。煖胃燥脾。皆所以生氣血之本。故安胎者亦必用之。此因氣血已虧。故用此治其虛寒。且苦以降之。能使血不上湧也。則何不用參芪。曰參芪升提。此未可用。

馬糞汁 一升○當今三合有三○凡糞汁皆苦鹹大寒。能補心瀉火。破結解毒。而馬爲火畜。故用其糞汁。尤能使妄火不浮。而妄血因之下順。爲君藥也。

合煮服。

陰陽之道。相勝而實相依。故氣消則血死。血盡則氣亦不能復存。凡失血之久者。不惟血虛也。人生陽也。生之所撰。氣陽血陰。其合而來伸。則氣血皆陽。其離而游散則氣血皆陰。是以吐血不止。則有虛寒。此之虛寒。非可峻補。桂附補陽。則陽勝陰消。且熱而益增血妄。歸地補陰。則無以復陽氣。而失道之血。終失所依。即如用參芪。亦只可補其中。而終不能使外溢之血。復其故道。欲折之以寒涼。則妄血未可強止。而中已先竭矣。故無可峻補也。薑艾以復其中之陽，守而不走。乾薑及艾，皆守在中下以補虛寒，惟其守而不走，故不至助血妄行。且艾能養陰滋血，其苦熱能引熱下行也。柏葉以引其妄行之血，使復於肝。柏葉上榮，而苦能降泄，且專行血分，故能引上湧之血以復歸於下。馬糞汁以君之，順以下行，以除妄熱。或擬用童便代之，亦無不可。氣可復而血亦安。古人之用物精矣。雖曰治虛寒，要以泄熱為主也。

活血潤燥生津湯　丹溪

治內燥津液枯少。按此所謂燥，實火炎水乾，其過在火，非陽明燥金之燥，氣息清寒也。故丹溪別之曰內燥。然內燥亦有不同。如血氣虛寒，精神愁慘，以致氣滯不行，血澀不榮，而四肢倦怠，肌肉斂縮，毛髮枯萎。

此則燥金之燥。宜補其陽所謂宜治以苦溫。佐以甘辛者。若夫火炎水乾。津液枯少。至毛髮焦萎。皮膚皴揭。此雖同歸於燥。而所以燥則由於火。治之宜滋其陰。此方可以主之。然治火而非治燥也。

當歸 一錢半○活血潤燥之主。 **熟地黃** 一錢○不用生地用熟地安靖以厚滋腎陰。使膏澤積厚。又所以爲生血之本。 **白芍藥** 一錢○火盛陰虧。爲斂其陰。且當歸辛行。恐其過散。故熟地以靖之。白芍以斂之。爲之節焉。又上以補肺。使不受火傷。中以和脾。使脾能滋血也。 **天門冬** 八分○清金以生水。 **麥門冬** 八分○保肺以寧心。肺處上極。金氣本清燥。而實爲下生津液之本。火盛上炎。肺必受傷。故二冬以保肺清金。使能生津液也。 **瓜蔞仁** 八分○以潤肺燥。且能瀉火泄逆。而除上焦之垢膩。 **桃仁** 研五分○助當歸以活血行血。且潤心肺。 **紅花** 五分○去瘀生新。

此亦以治火炎傷血之症。然血不外溢而內枯者。水本不足。而火爍肺金。金不能生水也。無吐衄咯血臟血之症。其熱不在血分。而在氣分。但陰陽偏勝耳。不降其火而滋其陰。保金生水。以所平之火。非實火也。以非實火。故不用芩連之類。陰血滋而陰陽平。則火自息也。

清燥養榮湯

治火爍肺金。血虛外燥。皮膚皴揭。筋急爪枯。或大便風祕。按此與前症相同。而言外燥者。以燥在榮分。血不榮於經脈。而皮膚皴揭。筋急爪枯。故言外燥。實亦非六氣外淫之清燥也。大腸風祕。亦非風也。大腸之津液枯竭耳。肺合皮毛。故火爍肺金。則皮膚皴揭。肝主筋及爪。故肝熱血燥。則筋急爪枯。大腸肺之表。故肺火則熱遺大腸。此火之已傷於血者。但其陰不足。其血自枯。而不妄溢於上耳。

當歸酒洗二錢　熟地黃一錢　生地黃一錢○用熟地而更用生地。以去榮分之熱而滋其陰也。**芍藥**炒一錢　**黃芩**酒炒一錢○皮膚皴揭。則肺火盛矣。故黃芩以泄之。**秦艽**一錢○筋急爪枯。故秦艽以養血榮筋。且以去大腸之燥結。**防風**五分○以升散肝火。且能舒筋。**甘艸**五分○以緩肝急。以平陰陽。

火炎於內。而內液枯少。保肺爲急。且清金即以生水而勝火也。此活血潤燥生津湯所治也。火氣外越。而榮血枯竭。養榮爲重。用生地秦艽而導以防風。使行於榮也。又降泄其火。乃以保肺而清血熱也。黃芩以泄肺及大腸之火。此症血已併熱。故用生地黃芩。要之陰虛內熱耳。故以歸地爲主。

秦艽鼈甲散 謙甫

治風勞骨蒸。午後壯熱。咳嗽肌瘦。頰赤盜汗。脈來細數。按勞症何與於風。以相火內炎。其火作止無恒。有類於風。而風木相火同氣。治此者亦通用風藥。俗因謂之風勞。風虛象風。勞俗名。命火與腎水並居。而火盛則水虧。故骨蒸。腎主骨。午後壯熱。午後於時猶長夏。正小暑大暑亢熱時也。咳嗽火鑠肺金。肌瘦火銷血肉。火上炎而頰赤。火逼使津液外流。而自汗盜汗。盜汗者睡而汗出。及醒則止。此心腎不交於黃庭。水不足以濟火。心火之栖於脾者。爍其脾濕而津液自流。脈數爲火。細數爲少陰火。腎水不足。而君相二火

治之。

鱉甲一兩炙。相火行於肝木。故以鱉甲治之。凡滋腎水以交於心。則用龜甲。龜以靜而靈也。行腎水以靖肝火。則用鱉甲。鱉以動而行也。

秦艽五錢。根作兩跨下行之形。而性能養血榮筋。故恒用之以平下極之相火。

知母五錢。清肺金以生腎水。平相火以保肺金。

當歸五錢。火

灸血枯。知母當歸之辛以潤之。所以萃津液而行之肝。肝血足則膽火不獨炎也。**柴胡**一兩〇引腎水之精英。以榮於肝膽。而散其鬱熱。難平之相火。達上氣以上行。而內熱自散。故治骨蒸者多用之。非驅風之謂。**地骨皮**一兩〇淸金保肺。滲濕。止咳。止虛汗。**烏梅**每服一箇〇瀉肝火。保肺金。斂眞陰。淸血熱。下澄腎水。去邪熱。解肌熱。靖骨熱。**青蒿**每服五莖〇得少陽之淸氣。而芬芳條暢。能舒鬱熱。散肝火。頗與柴胡之性相類。主治蓐勞虛熱。**每服一兩。汗多倍加黃芪**。用二兩也。方內皆滋陰之藥。恐不足以止虛汗盜汗。故倍加黃芪以益中氣而固衛氣也。

陰虛內熱之甚。則爲勞熱骨蒸。俗謂之風勞。實相火獨熾而陰不能輔之。則陰反受鑠。陽亦不能自拔而鬱而內蒸也。苗槁則引水以溉之。此相火獨熾。陰不能輔之故。鼈甲地骨皮知母當歸皆所以引水而溉之。湯沸則揭其蓋而揚之。此陽不能拔鬱而內熱之故。秦艽柴胡青蒿烏梅皆所以揭鍋蓋而揚之也。何不熄其火。相火生人之本。可升而遂之。不可抑而熄之。黃芩黃梔大黃石膏之類。可以治客火。而此非所用也。何不益其水。滋陰則有以生水。火散而水可自滋。不用二地亦其偶然。而有知母地骨皮之滋。則二地亦可以不用。

黃芪鱉甲散 謙甫

治男女虛勞客熱。五心煩熱。四肢怠惰。咳嗽咽乾。自汗食少。或日晡發熱。按此言虛勞客熱者。言以勞而虛熱。非有實火。且非有外淫之客熱。五心煩熱者。手心勞宮。厥陰心包所榮。足心湧泉。少陰督脈所起。而心窩心君所居。五心皆煩熱。心腎皆虛。而君相二火。合炎不安靜也。四肢怠惰者。壯火食氣。陰虛而陽亦虛。氣不充體。則四肢怠倦。氣虛則脾胃不運。火散而不聚。則無以化食。故食少。人入夏傷暑。而怠倦少食。正與此同一理。火炎爍肺則咳嗽。火盛水涸則咽乾。此之發熱。不獨待日晡。其或有日晡而發熱者。日晡時之秋。火爍金而金不能生水也。

黃芪蜜炙一兩○補胃氣充肺氣以壯衛氣。**人參**一錢半 **甘艸**炙三錢半○壯火食氣而氣虛。參芪甘艸所以益氣。而且爲陰血之倡也。**天門冬**五錢○清金而生水。**地骨皮**三錢○清金生水。且退骨蒸。**知母**三錢○清金生水。而平相火。**桑白皮**三錢半○清金生水。且治咳嗽。**白芍藥**三錢半○此正以補肺而斂氣。火炎鑠金而肺傷。則無以主氣。天門冬以下。皆所以清金補肺。使能主氣。且以生腎水。**紫菀**三錢半○潤肺以止咳嗽。**桔梗**一錢半○降逆氣。泄肺熱。**鼈甲**炙五錢○滋腎水以平肝火。**生地黃**三錢半○滋腎水以濟心火。火盛而陰虧水涸。生地黄知母鼈甲地骨皮。又皆所以滋陰生血。且以平相火。

柴胡 三錢半○升陽氣於陰中。發相火之鬱而散之。 **半夏** 三錢半○通理陰陽之道路。使陽氣不爲陰所遏。與小柴胡之用半夏同意。 **茯苓** 三錢○通心氣於腎。安心神以止妄火而滲腎水。可去邪熱。 **肉桂** 一錢半○此以行命火之氣於肝而鼓舞榮血。然不用當歸而用薑桂。又以方中多寒涼。用此爲反佐也。 **秦艽** 五錢○活血榮筋。以佐鼈甲。 **每服一兩加薑煎**

陰虛甚而內熱。內熱之甚。壯火食氣而氣亦虛。火炎鑠金則肺不能主氣而氣益虛。肺金受鑠。無以生水。腎失所滋。則腎虛而陰益虛。氣血皆虛。虛熱愈甚。秦艽鼈甲湯。一於滋陰。以陽氣未羸而陽偏勝也。午後壯熱。頰赤盜汗。脈來細數。

皆陽偏勝。此湯陰陽兼培。芪參甘薑皆以益陽。而尤用意於滋陰保肺。鼈甲天冬芍地知母。皆以滋陰。而天冬芍藥桑皮地骨桔梗紫菀。又皆所以保肺。蓋保肺則有以主氣而後陽氣可復。保肺則有以生水。而後陰血可滋。天冬知母桑皮地骨。皆補金即以生水。又升其陽而使之不怒。柴胡半夏行其陰而使之不懾。秦艽肉桂使心腎交。茯苓可交心腎。而止自汗。自汗者神不歸脾。不寐則煩。而汗液自出。而陰陽道達。半夏以達陰陽之道。爲氣血交耗而陰陽不相能者之治也。

人參清肌散

治午前潮熱。氣虛無汗。按午前於時爲春夏。春夏固陽長之時。然陰氣不盡無也。而遽有潮熱。則亦陰血虛而陽陵之故矣。陰失勢爲陰虛。陽非時而偏勝。偏勝爲邪。故作熱。熱外驕則中必竭。而陽亦虛。陽虛即氣虛。氣虛無汗者。汗本陰流。而以陽行。氣虛則汗不行。虛熱則液涸。故無汗也。非若傷寒。謂無汗當汗。此乃以無汗見氣虛耳。

白朮二錢五分 人參二錢 甘草二錢 茯苓二錢○此四君子湯。非惟以補陽。所以調和陽氣。使安其分而不至於妄越。其內足者。其外不驕。非以甘溫除熱也。 當歸二錢○午前潮熱。非惟氣虛。實亦陰血不足。故以歸芍滋補陰血。 赤芍藥一錢半○陽偏而氣散。芍藥以斂之。凡散之爲陽。斂之即爲陰。非謂斂其陰也。此用赤芍者。以斂血液。使內足而不至以虛陽涸也。 半夏麴二錢○半夏以平陰陽。使不相陵侮。用麴者。有調劑化氣之意。此無痰。非以治痰也。 乾葛一錢半○以升達脾胃之陽。而解其肌熱。 柴胡二錢○以升達肝腎之陽。而散其潮熱。 加薑棗煎。

此虛熱在肌膚。故從脾胃爲治。肌膚脾胃之合也。四君子半夏麯皆脾胃藥。乾葛柴胡皆解肌熱之藥。補脾胃以實其虛。解肌以散其熱也。虛熱作於午前。陰不足而陽先時以逼之。此如三四月間而作旱熱。是陰不足也。故佐以滋陰。當歸赤芍。陽已過矣。不可不爲解之。故湯主解肌也。此火始傷氣。其症猶淺。失時不治。乃虛羸矣。許叔微用此方加黃芩。名人參散。治邪熱客於經絡。痰嗽煩熱。頭痛目昏。怠倦盜汗。一切血虛勞熱。邪在經絡。亦其淺者。其加黃芩。以熱已盛也。

白朮除濕散 東垣

治午後發熱。背惡風。四肢沉困。小便色黃。又治汗後發熱。午後猶時之長夏。午後發熱。正濕熱交作時也其背惡風。則陽虛。四肢沈困。及汗後發熱。皆陽虛症時陰已萌。則陽當漸退。當退不退。而反作濕熱。是失所歸之陽。以爲濕氣所鬱。故爲陽陷陰中。而此湯主於清熱。其方已見濕部。

午後發熱。得飲食之氣而濕土鬱熱也。朮參苓艸以厚其土。卽以除濕。用赤苓主瀉心脾之熱濕。地黃地骨知母以瀉其熱亦以滋陰。澤瀉以下其濁。柴胡以升其清。其故以脾虛積濕而陰有伏火也。故發熱在午後。

三黃解毒湯

治蹈赴湯火。爲火氣所迫。火毒內攻者。

黃連瀉心火　黃芩瀉肺火　大黃瀉脾胃火　梔子瀉三焦火　有

瘀血加桃仁連皮尖搗 紅花酒洗 等分煎童便衝服。

火氣內追直從心肺瀉之。大黃導之使自大便出。梔子導之使自小便出。

秋葵油

治湯泡火傷

秋葵花 一名側金盞。亦名黃葵。其葉出五歧。其花色黃五出。形如杯盞。至秋而花。非吳葵一丈紅也。採其花陰乾用。**不拘多少。浸麻油中待用。** 此塗火瘡甚效而易愈。又方用雞子清和大黃末塗之。又景天艸龍芽艸。皆可搗塗火瘡。又凡潰爛瓜瓤。爛柹及榑漆渣。陳久皆可用。

卷之七終

醫林纂要探源卷八目錄

方劑

經帶部

四物湯再見
艾附煖宮丸
婦寶丹
四神湯
薑附六合湯
羌防六合湯
人參荆芥散
逍遙散再見
小柴胡湯三見
調經湯
梔連四物湯
芩連四物湯

益胃升陽湯　連附四物湯
陳朴四物湯　芩术四物湯
芎歸六君子湯　柏子仁丸
二連四物湯　參脂四物湯
膠艾四物湯　膠艾湯
正氣天香散　固經丸
蓮子淸心飲再見　升陽舉經湯
蘭室升陽舉經湯　固下丸
白芷散　當歸煎丸

凡三十五方內復見四

胎產部

羚羊角散　　紫蘇飲

竹葉湯　　天仙藤散

益胃升陽湯再見　　白术湯

鯉魚粥　　紫菀湯

安榮散　　腎氣丸再見

參术飲　　達生散

瘦胎飲　　保生無憂散

加味芎歸湯　　芎歸加黑豆湯

平胃加硝湯　　黑神散

凡四十一方內複見六

醫林纂要探源卷八

婺源汪　紱雙池輯

後學　單芳宗香輪梓行
董鴻起靜菴
程鸞池愚亭仝校

方劑

經帶部

男子十六歲而精通。則有父道。女子十四歲而天癸至。則有母道。天癸將至。則血華於色。太衝脈盛。癸水也。血亦水也。而血屬於肝。水屬於腎。腎氣大成。精通而血以溢。蓋天一生水。陽動陰中。則爲生木之始。腎主閉藏。肝主宣泄。閉藏者既滿。則宜泄隨之。猶冬至一陽生。而草木萌動。及冬春之交。則冰泮水流也。天癸既通。則盈虚以月爲期。經血期月而一行。是以謂之月經。蓋婦人陰也。血又婦人之陰。月太陰。水之精魄也。故經應於月。三五而盈三五而缺。其缺陰之陰。其盈則陰之陽。是以盈虧之際。爲婦人受孕之時。盈則將傾。不復受物。惟旣傾之後。舊血已盡。新血方滋。因其虛而投之。則胎孕以成。乾主施。坤主受。而含物化光。夫胎以精成精以血凝。如土膏潤澤得所。而後草木生。如或經血不調。則無能以成孕。而或盈虛之際。六淫感之七情傷之。則生氣憊矣。所謂播五行於四時。和而後月生者。大抵先時爲熱。後時爲寒。過多者肝不能藏。過少者陰血不足。色青爲風。色白多痰。色紫爲熱。黑則熱甚。其或多或少。或先或後。則責之肝風鬱而不行。行則暴下。責之肺燥。不止曰漏。暴下曰崩。下閉上涌曰逆經。淋瀝如涕。或赤或白曰帶下。崩中者衝任受傷。帶下者帶脈不舉。要其傷必自六淫七情始。飲食失養。勞役色慾。皆伐天和。婦人之病。與男子同。惟經娠之治。爲有稍異。究之培養天和。經娠自治。探原論治。理無或殊。至若有終身不行經而能受孕者。有闕一時而行謂之四季

經者。有經不下行但如期而鼻衄者。有雖已受孕而經不爲止者。此則禀受之殊。非可以常理盡也

曰然則何以知其非病。曰其人無病也。

四物湯 局方

治一切血虛及婦人經病。

方已見肝部。婦病多主四物湯。婦人猶土也。土以稼穡爲功。土膏足而後稼穡興焉。四物補肝而萃津液以歸於肝。所以稼穡也。種之曰稼。斂之曰穡。人知四物之滋陰而不知四物所以養陽。其滋血陰也。其補肝陽也。君以當歸。佐以川芎。皆辛以補肝而行於陽也。月事猶溝洫焉。肝胃啟閉以時。涸則滋之。盈

則決之。地芍主滋。苦堅酸斂。歸芎主行。甘補辛散。凡酸味所以收津液而萃之。凡辛味所以導津液而行之。要以常流而不竭。則旱潦無憂。所以能稼穡也。故歸芎爲主。水以陰壯。以陽行。天一生水。水屬之太陽。而徑一圍三。生氣流行。則水以生木。故婦人經娠之病。不能離歸芎焉。

艾附煖宮丸

治子宮虛冷。月事不調。不能受孕者。

當歸四兩酒洗。　生地黃三兩酒潤。　白芍藥二兩炒　川芎二兩　此四物湯也。　艾葉二兩　苦溫。堅腎固命門。溫中去寒濕。守在下焦。能煖子宮。調經血。安胎孕。治崩漏。

瘕冷痢。

香附 二兩童便鹽水酒醋各浸三日謂之四製 香附○辛甘。補肝去鬱。行氣中之血。本婦人經血主藥。而性主行氣舒脾。用童便浸之。引使下行於下焦子宮。用鹽水浸之。以使行腎氣於肝。用酒以引歸血分。用醋兼以斂陰。且其性快利。制之使就平和也。

米醋丸。醋酸溫。瀉瘀血聚新血。斂眞陰。而養少陽。

四物以榮肝血艾附以煖子宮。子宮無形。即下焦受孕之處。亦肝脈及經血所行也。醋以斂之使不妄行要以溫養子珠。此謂命門火。而爲生物之本。此以治虛寒。清燥寒、水氣。燥、金氣。而肝腎之陽不足者

婦寶丹

治肝腎虛寒、月水不調。

即前方加阿膠。二兩。○養腎滋陰。潤燥除寒。澄清腎水之穢濁。寒責之虛。而亦有外淫乘之。澄之以阿膠。則血分清而肝腎亦得所養。阿膠亦經胎要藥。

四神湯

治婦人血虛心腹疠𤺥痛按血虛則經少可知。血虛不至有心腹痛。而心腹急痛。則血分挾寒。阻抑衝任而衝任之冷氣上逆故急痛也。

當歸四錢　川芎　芍藥　乾薑各二錢○辛以補肝而之虛。川芎以行血中之氣。芍藥以斂津液而萃之。而乾薑則亦能隨三物以去血中所挾之寒耳。謂乾薑能引血藥入血分。則亦非也。

此治血分之挾寒者以挾寒故去生地而易用乾薑然虛寒亦可通治四神之名則未知所謂。

薑附六合湯

治寒阻經血不行。兼見沈寒症者。

四物加乾薑二錢 附子一錢

沈寒之甚。非薑附不能除寒甚而經絕不行。可加肉桂此用桂附則須留生地以配之而後桂附不至上僭。○嘗治一婦本蘇州人體肥而畏暑夏食冰太過積令日深初時不覺久之月事遂絕少腹常微痛兩股不溫用腎氣丸不効用四物加桂附乾薑四五劑而腹痛止兩股復溫更加桃仁紅花少許又數劑而經動次年有子。

羌活六合湯

治風阻經血不行。或行而暴下不常。色青如藍汁。多寡不常。且兼作熱畏風及風虛眩暈。風祕便難。

四物加羌活 防風各二錢

羌防本肝藥。合四物以祛血中之風。一方加秦艽能入肝腎之際。以活血榮筋祛風去濕。

人參荆芥散 婦寶

治血風勞。按婦當經期。舊血已傾。新血方至。此時而感於寒。風暑濕燥熱。則外淫乘虛。必入於血分。積久不治。皆至成勞。不獨風也。而風木同氣。則尤易乘。肝虛又自生風。內外合淫。於是月事不調。血氣滯痛。寒熱往來。怔忡盜汗。煩怠食少。諸症作焉。此其見症不專於風。而總歸肝風。故曰血風勞。

人參　白术　熟地黃　酸棗仁炒　鼈甲童便炙。羚羊角　枳殼　柴胡　荆芥　防風各五分。甘草炙　川芎　當歸　桂心各三分。加薑煎

陳來章曰：血中之風，荆芥防風散之。木盛生風，羚羊角柴胡平之。按肝虛生風，非木盛生風。柴胡能升散肝氣，非平肝風。陰虛發熱，地黃鼈甲滋之。血氣滯痛，月水不調，川芎當歸桂心枳殼調之。煩怠食少，盜汗心忡，人參白术炙草棗仁補而散之。愚按此方似雜而無統，殊未愜意，姑備之耳。用者宜更斟酌之。

逍遙散

治月經不調。按此症多歸之肝虛生風。風生而相火隨動。風火勢盛。暴動無常。則寒熱往來。久之而骨蒸勞熱咳嗽煩渴。眞成勞症矣。揆厥所由。毎自肝血風虛始。

方已見肝部。肝何以虛。肝生氣也而以血榮。所稟薄而氣無以倡血則肝虛。此得之稟受者。所虛多而氣血潛耗則肝虛。肝藏血。心用血。思慮過則用血多。而脾之所生。肝之所藏。皆不足以給其用。肝失所榮而肝虛矣。女子善懷。故婦人尤多犯此。婦人有月事。肝司之。女子太衝脈盛而經通。則肝司月事明矣。舊血方傾。新血未萃。則此時亦肝虛。此專主月事言。方虛而勞役傷之。七情感之。六淫乘之。湊於所虛而肝病矣。凡鬱生燥鬱則生意不舒，淒清揫縮。是燥金之氣，傷肝木也。凡動生風。木生本靜，靜則得所養，而生意自然條達。一有所拂，則肝性本急，因而暴動，糾紛繆戾而爲風象。此之謂肝虛生風。凡感而動則皆然，不獨外至之風。燥則血枯，風則氣亂，風過於燥，展轉盤薄，而相淫也。火併作。月事不調。有至於骨蒸勞熱者，當歸煨薑以厚補其肝。君當歸以足肝血，佐煨薑以益肝氣。白朮茯苓以厚培其土。所以培其根。柴胡薄荷以升達其鬱。所以達其枝。芍藥以節之。斂其過散。甘草以緩之。緩其過急。木遂其生，逍遙和適，月事自調，風平火靜。此方可謂婦寶。薛氏加丹皮梔子，血熱甚者可用。趙養葵易梔子以茱萸炒黃連，尤見用意精密。

小柴胡湯

治婦人傷寒、熱入血室。蓋傷寒、必作熱。熱盛而適當經期。則肝血方虛。而熱邪乘虛入之。血室者衝脈所榮。即肝脈所溢之道。熱與血併。而寒、方外過。於是寒、熱往來。與少陽經傷寒相似。其異者。不爲耳聾口苦。而日暮譫語。如見鬼狀。以血固屬陰。而陰陽乘舛故也。此不獨傷寒、風、暑、濕燥。皆足致之。乍有驚恐忿怒亦足致之。治通用此湯。宜達肝鬱也。

方已見寒、部。熱入血室。熱湊所虛也。熱本吾身之陽。但拂逆而繆戾之。則爲熱耳。拔陽氣於陰中而升散之。柴胡半夏拔而升之。生薑助肝氣而散之。厚土以培之。使陽升而陰亦得所養。人參甘草大棗以補中氣。即可以萃陰血。略爲平其熱焉。黃芩陽不鬱而肝氣和熱。氣消而血室亦淨。血復其常矣。亦逍遙之道也。但逍遙散厚補肝虛。故君當歸。佐以乾薑。此以拔熱於血室。則君柴胡。佐以半夏。

調經湯

治經血不調。日久虛勞。微有潮熱。二二

柴胡二錢　半夏一錢二分　生薑　黃芩　人參　甘草各八分。　大棗三枚。即小柴胡湯。約以今用分兩如此。　當歸二錢　白芍　生地黃　川芎各一錢。此用四物湯之半。

合小柴胡四物二方。以去肝鬱。且補肝虛。所以調經之道也。或用四物二分。小柴胡一分。名柴胡四物湯。治同。醫者視輕重加減可也。

梔連四物湯

治挾暑挾熱而經阻。或因怒傷經血少目暗。

四物湯加黃連。梔子各二錢。

黃連以泄心肝之熱。梔子以去三焦之熱。經期傷熱。及鬱怒氣逆相火併作。血逆上出者可用。

芩連四物湯

治經血適斷。五心煩熱。經來色黑。或如豆汁。

四物湯加黃芩。黃連各二錢

血熱甚而適阻。故可苦以降之。經來色黑如豆汁。熱兼挾濕若亦可以燥之。

益胃升陽湯 東垣

治婦人經候凝結。血塊暴下。脾虛水瀉。按經候凝結似寒。而血塊暴下則非寒也。以氣虛不能攝血。陽陷陰中。上不升則下不降。肝鬱於脾。脾挾虛熱而生濕耳。是以血塊既下。則食減而水瀉。東垣曰脫血益氣古聖之法。故補胃氣以助升發之氣。

黃芪 錢半蜜炙　人參　甘草 各一錢炙○此皆益氣。且能去虛火。　白朮 土炒○除胃中濕熱。且能利腰臍間血。　陳皮 去白○理亂氣。行滯氣。　當歸 各五分○以養血和血。　升麻　柴胡 各三分○此二味所以升陽。且以緩帶脈之急。　生薑 三片○補肝行陽氣。　大棗 三枚○以和中厚土。以上即補中益氣湯。　黃芩 炒○經下成塊。此其爲熱。苦以降火。虛熱水瀉。此其挾濕。苦以燥之。神麯各五分炒。資其變化之氣。以奪土鬱而升其受鬱之陽。且以燥脾濕。治水瀉也。

中氣鬱則陽不升。陽生氣也。即肝木之氣。陽不升則陰不能降。陰血氣也。血之氣。即肝血之贏餘。而當行爲月事者。經候所以凝結。陽鬱於陰而熱生。熱下迫而暴脫。所以血成塊而暴下。血暴脫則肝脾益虛。是以食減水瀉。是以益脾胃之氣。使肝木有所滋。木生於土者。土厚則木得所滋。黃芪人參白朮甘草。皆以補益中氣。以爲血倡。而當歸則直以入肝滋血。升胃氣之陽。使肝氣無所閼。木自土中而升。故升胃之陽。即所以升肝氣。陳皮當歸升麻柴胡。皆所以升達胃氣。以散肝鬱。而生薑又直以補肝行氣。加以化其氣。神麯

而泄其熱黃芩氣足而血從氣升而脫舉。經自調矣。此治

經之以氣鬱者。氣不足則鬱非有餘也。

連附四物湯 丹溪

治經水過期紫黑成塊。色紫熱也。色黑瘀也。過期者肝氣滯也。氣滯而熱鬱。故紫且成塊。鬱而過期。故瘀而色黑。凡血久瘀。則必色黑。

四物湯加香附　黃連各二錢

氣滯而後期。香附以破其鬱。血熱而紫黑。黃連以靖其火。生地以生之。當歸以歸之。川芎以行之。白芍以酌之。使肝有以萃血矣。川芎行血中之氣。香附則行肝氣。以開土之鬱。白芍入肝而斂陰。黃連則行心膽以泄火之鬱。故加之以為助。

陳朴四物湯

治氣滯經阻過期後行或色淡有痰。

四物湯加陳皮 厚朴各二錢

氣血交鬱挾濕爲痰則加陳皮以宣通上下之氣厚朴以開脾土之鬱且燥濕破宿血也。

芩朮四物湯

治經血過多。肝木乘土熱而挾濕。

四物湯加黃芩 白朮各二錢

經血過多。熱逼之也陽勝陰木陵土。而血不復藏黃芩引金氣以平水。助白芍以斂陰。白朮助脾土而靖熱。且能理腰臍間血。主靖濕熱。

芎歸六君子湯

治經水後期。其來澀少。形體肥盛。凡體肥者必寒。而多痰。痰滯經絡。混於血分。故每後期而來澀少。且其色必多淡白。

當歸二錢　川芎一錢。此芎歸湯。以治血虛經少。　白朮二錢　人參　茯苓各一錢　甘草此四君子湯。補氣以爲血倡。厚脾土以培肝木之本。　陳皮各八分去白。　半夏一錢。行氣通滯。開闔陰陽。故能祛痰去濕。此合四君子爲六君子湯。以治虛寒氣滯而多痰者。

凡經先期多熱。後期多寒。血多多熱。血少多寒。後期而多。或色紫黑。則熱鬱也。後期而澀少。或色淡白。則氣滯而虛寒也。澀爲氣虛。少爲血虛。體肥知爲多痰。痰生於氣滯。氣滯則津液不行。積而爲痰。氣滯由於氣虛。虛故不能行。痰多則血少。痰血皆水也。氣寒水滯。則水不爲血而爲痰。故痰多血少。痰滯則血不能行。痰壅經絡。則血不能通流。故歸芎以滋血而活之。四君子以益氣而溫之。二陳以導氣而行之。

柏子仁丸 良方

治經行復止。血少神衰。惟心藏神。心慮煩多。神馳不復。神散不聚。則勞而衰憊矣。心用血者。心慮煩多。則用血過多。血暗消而脾之所輸不能繼。肝無血可藏矣。經既行而復止。則非肝之過。而血少之過。女子善懷。經少之病。
多由於此。

柏子仁 去油○辛甘鹹溫。其油多辛。去之則辛味減而鹹味見。凡仁多歸心而能潤。此之甘鹹芬香。尤補養心神。潤燥解鬱。益血輭堅。心益肝。生用以行血。炙用以養血。

卷柏 生炙各半。○辛鹹平。得水石之清氣。而蒼翠不枯。專入血分。補

牛膝 各五錢酒浸○苦酸甘溫。色赤入血分。而力專下行。堅腎水。强筋骨。瀉肝火。益衝任

澤蘭 苦辛甘寒。色紫入肝血之分。氣芳散血中之鬱。苦泄心火。甘緩肝急。辛行氣血。專主婦人經產之疾。以調經去瘀。而性味和平。

續斷 苦辛溫。堅腎補肝。煖子宮。强腰膝。治崩漏。去瘀生新。功能續斷。

熟地黃 各二兩○補腎水所以滋血之本。

蜜丸 蜜亦能滋陰和血。

米飲下

七情之鬱。皆傷於心。心慮煩擾。其血暗枯。心火也。血膏也。火盛膏焚矣。婦女以血爲主。血有餘乃溢於經。血不繼則經行而復止。經行復止。未至於經閉。但既行而乍止。行止不能如期。不行時多。乍行亦無幾點耳。此血少之病。非血閉之病。若經閉則血止不行。或衰憊之甚。或血滯於中。或積冷而凝爲癥瘕。或鬱熱積久不行。暴下而爲崩帶矣。大抵血少血憊。七情之傷。血滯血崩血暴下血妄行。多外淫勞役之傷也。熟地以滋其陰。續斷以續其絕。澤蘭以調其用。皆所以救血之少。而卷柏柏子仁以輸之心。心神安而用血有節。則餘血可歸之衝任。牛膝以行之。下行而經適期至矣。

二連四物湯 元戎

治虛勞血涸。五心煩熱。熱入血室。夜分發熱。經閉不行。

四物湯加川連　胡黃連各二錢○胡連中虛。折之塵出如烟。能去血分之熱。及骨髓中之熱。

此治血虛生熱。傷於衝任而經閉者。

參脂四物湯

治衝脈虛寒。經止不行。冷氣上搶心胸。心腹疠痛不止。

四物湯加人參　五靈脂各二錢微焙研末酒飛過去砂○甘酸溫。能補心輭堅散瘀通脈。和血養陰。止心腹血氣絞痛。除衝任痼冷沈寒。人參畏此。乃合用之者。痛而用補。正使人參行於血分。以補血中之氣而和之也。

此治衝任虛寒而經閉。以致心腹疞痛者。

膠艾四物湯

治衝任虛損。經水淋瀝。衝任皆起下極纂間。而衝脈行於中。至胸中而散。主腹中之血。婦人則謂之血室與肝經相表裏。肝所藏血。注之衝脈而下行。其餘即經血也。任脈行於前。上行。與督脈相見於承漿。主任生育。婦人則經行胞宮。爲受妊之所。亦與肝腎相表裏者。二經或傷於勞役。或傷於生冷。以至虛寒。則其氣不足以主持經血而經水有淋瀝不斷。不知期日者。此未至崩帶。而崩帶之兆見矣。

四物湯加艾葉一大把　阿膠二錢

任脈陰也。與陽爲耦。衝脈陰陽之際。陽率陰行。二經非有專臟。而受肝腎之餘。以劑其盈虛。謂之胞宮。謂之血海是故肝腎之陽足則二經行矣肝腎之陰滋則二經潤矣二經之陰陽和適則啟閉以時而經孕有主矣其或陰傯陽虧虛寒清燥以致肝血之溢二脈不能主持則經血淋漓莫爲之節故艾以堅腎煖命門而二經之陽可足艾苦而溫苦堅腎而溫補命門命門氣行於肝而衝任督脈皆從以起又命門繫胞膠以滋陰澂腎水而二經之燥可潤阿膠滋潤所以養陰而味鹹能瀉腎邪其性下沈澂沁濊濁則血分淸而經亦自不淋瀝合之四物之補肝滋血誠婦人經產之良方縱非虛損可常服也惟腸滑則忌之

膠艾湯 金匱

治損傷衝任。月水過多。淋漓不斷。及有孕而漏下。下血腹痛。謂之胞阻。或半產下血不絕。此所治猶上症。其孕而漏下。有得之稟受者。孕而經不爲止。此不必治。有忽而漏下者。則謂之激經。有或激之致血不養胎而旁溢也。胞阻者胞宮陽氣不足。陰寒上衝。而血阻不能入胞也。半產。墮胎也。因而下血不止。血海傷也。

阿膠　川芎　甘草各二兩　艾葉　乾薑經產之方。不兼治氣分。則鮮用甘草。此方用炙草合乾薑。以大煖肝腎。卽以煖衝任二經。而去其沈寒也。　當歸各三兩　白芍四兩。此亦用四物而輕當歸重芍藥者。當歸辛行。白芍酸止。經血旣淋瀝矣。故重白芍以止之。　生地黃原方未註分兩。按此湯所治。皆陰虧陽陷不能復斂之症。是宜推白芍爲君。生地與當歸均平可也。　水五升。酒三升。煑取三升。內阿膠烊化服之。資酒以和氣血而行之。○胡洽居士治胎動去乾薑，蓋胎前忌熱之意。抑知任脈虛寒，乃至不能歸血養胎而激下，乾薑正有宜用，有故無隕，亦無隕也。況有芎地之滋乎。嚴用和治胎動經漏腰痛腹滿搶心短氣，加黃芪，却加得甚切當。蓋氣以帥血，氣足而血調也。

此方與上方主治略同，用藥亦略同，而旨意大異。蓋月水淋瀝不止，及有孕而漏經腹痛胞阻，腎有積寒，遺於衝脈，衝脈之寒，氣上衝，乃有搶心腹痛。衝任既虛寒，則肝血所餘，衝任不能管受，而經漏矣。及半產而下血不絕，皆血敗也。血敗也者，下焦之陽不居，而陰不能復斂也。凡行則為陽，斂則為陰，非別有一物為陰，而又用一物以斂之。血行而不斂，君白芍以斂之。衝任已虛損矣，而血行不止，則陰分益虛，故斂之為急也。而後生地以生之當歸以歸之有所生則不速竭有所歸則不妄行阿膠以滋之血氣之類兼滋血氣使陰陽和順交固且能激去穢濁艾葉以煖之陽爲陰倡陽居而後陰附艾葉堅腎煖命門固下焦之氣而血亦與爲相守矣川芎以行之川芎行血中之氣使升散達於周身則血從氣行而不下脫矣乾薑甘草以大煖肝腎而理衝任之虛寒衝任得陽而能管氣血所斂者得所居而陰陽之氣氤氳化醇矣古人制方旨意深遠淺焉者所難窺測也

正氣天香散 紺珠

治一切諸氣氣上搶心心胸攻築脇肋刺痛月經不調按胸脇肝脈所行而衝脈亦至胸中而散衝脈之陽不足則寒氣上衝肝氣爲七情所鬱或清寒所過則其氣憤鬱上攻皆使心胸攻築刺痛而月事不調

血藏於肝。而經自衝脉以行。其氣不調。則經血亦不調矣。

香附八錢○理肝臟之鬱。行血中之氣。

烏藥二錢○苦澀。能堅腎水。補命火。溫下焦。而去衝任之沈寒、痼冷。破土鬱。行肝氣。

陳皮佐烏藥以理氣。

蘇葉各一錢○辛溫。表散外淫之風寒燥濕。舒散肝鬱。而色紫。兼入血分。大能調理經血。但其性過於疏散。此用以佐香附。

乾薑五分○薑性行。而乾薑能守。守者為行之本。此專以補肝理衝任。立之本也。

分二服煎

此調經而專入氣分之藥。以肝氣不鬱。則經血自調也。

固經丸 良方

治經行不止及崩中漏下。紫黑成塊。按經行不止。有衝脉虛寒。不能控制經血。血敗而不復止者。有肝經鬱熱。君相二火合炎。心包絡經併熱。熱迫傷血。及凡勞役醉飽房勞。及飲啖辛熱。入於經血。熱迫傷血。而衝任併傷者。及夫久而不止。則血益空虛不能相續而或行或止。暫止復行。斯謂之漏下。其有久閉不下而一下則血涌如崩者。是乃謂之崩中。漏下崩中。雖曰有五色以應五臟。謂傷肝色青。傷心色赤。傷脾色黃。傷肺色白。傷腎色黑。然崩帶者。赤白爲多。大抵赤紫多熱。多火。淡白多虛多痰。其色青如泥。色黃如瓜則兼有風濕乘之耳。此言紫黑則爲熱甚可知。紫黑成塊。熱鬱而血瘀也。

敗龜版四兩炙。通任脈。交心腎。補斂心神而滋陰養血。

白芍陽散而不能復止。白芍酸以斂之。

黃蘗各三兩俱酒炒。苦堅腎水。辛潤命門。以靖血中之熱。

黃芩炒。二兩厥陰心包之脈。起於胸中。而下絡胞宮。與三焦相火相表裏。心熱則下遺胞中。君相二火合動。則上逼於肺。下傷衝任。而經血或閉或崩矣。故黃芩以瀉火。而靖心肺之熱。

香附童便浸炒。肝不鬱則無火。火肝氣鬱也。故香附以破之。

樗白皮各一兩半炒。苦甘濇寒。能去濕熱。止下脫。

酒丸。

資酒以和氣血。

金匱膠艾湯為衝任受傷致虛寒而不能主持經血者之治。此方為二火交鬱逼於衝任。致相搏而血以妄行者之治。心腎不交。水不能以濟火。故龜以通之。衝任脈通則水火相濟。又血氣之類以滋血氣。火逼而血妄行。白芍以斂之。火炎而氣不下降。黃芩以泄之。心氣逆上。則胞脈閉。所謂胞阻也閉而忽啟。則血暴下。所謂崩也。胞即子宮。衝任二脈所交榮也。火逼居下極。黃蘗以靖之。胞宮即下極也。黃蘗以靖血熱。香附以破其鬱。樗皮以濇其脫。鬱開於上。脫止於下。上下可交安也。

蓮子清心飲

治崩中帶下。崩中者。陰虛而陽搏之。方其陰虛。則經閉。及夫陽搏而暴崩。血爲火逼。故妄行也。此陰虛謂衝任之氣虛也。帶下則或赤或白。稠粘如涕。相引而長如帶。其始亦每因風濕燥熱之淫。栖於經絡。溢入奇經。衝任氣虛。積久不覺。久之榮氣不升。益陷而下。帶脈不能爲之約束。濁氣凝結。直下而無所禁矣。衝脈行中。並厥陰肝經。血之府。任脈行腹。並少陰腎。胎孕之宮。帶脈繞腰一周。繫太陰脾前。並於臍後。並命門。是爲中樞。中樞以上。天氣治之。中樞以下。地氣治之。天氣包於地外。而充滿於地中。故帶脈猶之地平。所以通上下之陰陽。而承載萬物。足之六經。由帶脈爲升舉之。而上躋於首。手之六經。由帶脈爲翕受之而下充於腹。惟是脾胃之氣。失其沖和。而氣血衰少。則帶脈虛寒。帶脈虛寒。則無以承載萬物。升舉陽氣。地下之陽氣不升。則穢濁積於下。墜而爲帶下。是故赤白帶下。其帶責之風濕燥熱之淫。其下責之帶脈之虛寒。不舉。帶以病形名。亦以帶脈名。然脈訣有云崩中日久爲白帶。漏下多時骨髓枯。是則崩中帶下其勢相因。衝任之受傷。不能上榮。積久而帶脈亦以虛寒不能持載。猶之江河日下。勢不能禁。而隄岸亦以日潰日崩也。是故崩帶之病雖殊。而治之則多可通用。要之以升舉陽氣。稍煖下焦。而除其穢雜已耳帶下非赤則白。白多傷氣。赤多傷血。白由痰濕。赤由火熱。或挾風則有青色。而濕熱之積爲多。此雖略有區分。亦多同治也。

方已見火部。婦人崩帶。責之奇經。謂衝任帶。原於陽逼。陽謂火熱之氣。雖挾風濕他邪。要歸於火。而亦由心腎之不交。婦多憂思。則心火上炎。而不交於腎。火炎則血枯而肝病。又水涸而腎病。且憂思傷脾。則脾亦病。肝病而衝脈病。血海不藏。腎病而任脈病。胞宮不受。脾病而帶脈病。陽陷不舉。三者之病。是爲虛寒。而火熱乘之。則爲陽逼。火逼血妄而崩中。陽陷陰中而帶下。

君蓮肉而佐以茯苓。交心腎也。黃芩麥冬、清金可以生水。地骨車前益腎、可以平肝。微腎水卽可以靖相火。參芪苓草以補土。而奇經皆受益焉。水生則任脈滋。火平則衝脈和。土厚則帶脈舉。是三經皆受益也。且五行皆成於土。則土厚而血氣生。五臟平和矣。柴胡以升拔陽氣於陰中。陽不逼陰。崩帶皆可舉也。

升陽舉經湯 東垣

治崩漏身熱。自汗短氣。倦怠懶食。崩帶而身熱。則陰虛甚矣。自汗短氣。則陽亦將竭。氣血皆羸。是以倦怠懶食。倦怠懶食。中氣衰也。

此崩漏而實勞傷之症。

黃芪 一錢半 蜜炙　人參　甘草 各一錢 炙用　白朮 五分土炒 ○此皆所

以補中。而黃芪兼能益肺氣固腠理。以止自汗。人參兼能補虛熱。以治短氣。甘草益脾元。緩肝急。且理倦怠。舉帶脈。白朮除熱。理腰臍間血。

升麻　**柴胡**各三分。此主升達於陰中。而拔出其陽也。肝腎氣升而衝任和。脾胃氣升而帶脈舉。

陳皮助肝氣之上升。而開脾胃之鬱。

當歸各五分。此以和血。

生薑三片　**大棗**二枚。此以上補中益氣湯。獨用亦可兼治勞傷崩漏矣

白芍血之下崩成帶。是陰不能斂也。故白芍以斂之。

梔子各五分炒黑。併瀉三焦之火且止血妄。此加味專以止崩漏。

脾胃應坤德之厚。爲氣血所由資。脾胃厚則能翕受天陽而含物化光。其或飢飽傷之。勞役傷之。則無以受天之陽。無形之陽氣。不復上升。有形之陰血。因而下脫成

崩帶矣故東垣加意脾胃用芪參甘朮以厚其土升柴薑橘以升其陽氣爲血倡經亦隨舉又歸芎以和而斂之梔炭以止而靖之土厚而帶脈舉陽生而肝腎和言肝腎則可包衡任黃庭既理心腎亦交豈惟崩帶諸痾可悉除也

謂身熱自汗短氣倦怠懶食諸症

蘭室升陽舉經湯 東垣

治經水下脫不止李東垣曰如右尺脈按之空虛是氣血俱脫大寒之症輕手其脈數疾舉指弦緊或濇皆陽脫之症陰火亦亡見熱症於口鼻眼或渴此皆陰躁陽欲先亡也當溫之舉之升之燥之當大升提氣血切補命門之下脫也按右尺以診命門經血既下脫不止而右尺又復空虛則氣血皆脫可知命門

元氣之本。其或見數疾弦緊。皆欲脫之虛陽。其見熱症。亦虛陽欲脫耳。此必經脫之久。乃有此虛寒之症。升提血氣。切補元陽。悞有毫釐。生死攸繫也。

黃芪蜜炙○以補肺益氣。**當歸**以補肝滋血。東垣他處用當歸甚輕。此獨與芪並重。以經血不止。則恐血絕矣。故重當歸以歸之。**白朮**各三錢土炒○以補脾益胃理血。**防風**以舒肝氣。**藁本**升提陽氣於上極。**羌活**各二錢○升散陽氣於肌表。**獨活**一錢五分○升陽氣於肌裏。**細辛**六分○自腎命之際而升拔之。**桃仁**十粒去皮尖研○以活血去瘀生新。**紅花**活血行血。**肉桂**各五分○自命門而宣之以行肝而入榮分。以活血通脈。東垣云盛夏勿用。**川芎**一錢○行血中之氣。以率血而升之。防藁二活細辛皆以升提其氣。桃仁紅花芎桂皆以升提其血。**附子**一錢五分炮○此正以切補命門之陽。**熟地黃**

此正以滋腎水。命火爲陽氣之本。補命火而培之以芪术參草。則可以升其陽。腎水爲陰血之本。滋腎水而行之以歸芎桂芍。則可以舉其經。

人參 各一錢○芪术補脾胃之氣。而參术甘草合之附子。則可以大補命門。

甘草 一錢半炙

白芍 五分○歸芎地芍所以補肝。然歸芎主行。而白芍節而斂之。所以止下脫也。

前升陽舉經湯。猶是自其枝而達之。主自脾胃也。此亦升陽舉經。則是自其根而培之。原及腎命也。

益漏下不止。血脫氣消。陰陽皆憊。骨髓且枯。命門主髓。津液枯。生氣竭。則骨髓亦枯矣。血之脫可見氣之消無形。猶以火焚膏。膏將盡而火勢益熱。浮燄一離。而燈滅矣。善醫者探其本焉。東垣製此方。全以右尺空虛。覷見本原之

地然漏下不止氣未有不併消者生氣欲竭乃補命火
至命脈空虛本大虛寒而外見火症皆浮燄耳
附子而足其氣芪朮參艸乃升其陽防藁二活細辛皆以升陽滋腎水熟地而
養其血歸芎桂芍乃舉其經桃仁紅花合之歸芎地芍皆以舉經治之自本實
其虛溫其寒本也升其陽舉其經乃有以致其用也

固下丸張子和

治赤白帶下

樗白皮一兩五錢○苦可燥濕寒可勝熱濇可固脫　**白芍藥**五錢○斂氣血之散

高良薑煅黑○辛熱以散寒濕帶下非寒寒則凝閉不下矣然帶下帶脈虛也虛則寒矣良薑以實其虛宜也

黃蘗各三錢煅黑○苦辛寒以除濕熱且能靖命火而存之俱炒黑者藉以止血收脫也

粥丸米飲下。藉穀氣以益脾胃。益脾胃亦以補帶脈之虛寒也。

此可以治帶下之傷於熱濕者。

白芷散 良方

治赤白帶下滑脫不禁。按此虛寒已甚而止脫爲急。

白芷 一兩〇辛熱。補肝祛陽明之風。此用以補煖命門而升提氣血。

海螵蛸 二個煅〇鹹平。補心而行血分。去瘀血。生新血。通血閉。止血脫。去血中濕。

胎髮 一錢煅〇髮者血之餘而上榮者。性味苦鹹。交通心腎。可治一切血症。閉者可使行。脫者可使止。且可補衝任之虛寒。胎髮尤良。煅黑用以治脫也。

爲末。酒調下二錢。藉酒之辛溫。亦以升提氣血。

此可以治帶下之虛寒者。

當歸煎丸　嚴用和

治赤白帶下腹中痛。不欲飲食。羸瘦。按腹中痛有衝任虛寒。冷氣上衝而疞痛者。有下焦挾熱氣血不和而作痛者。是宜詳爲審之。

當歸　熟地黃　阿膠炒　續斷苦辛溫。能堅腎補肝。破瘀血。續衝任。强腰膝。止崩漏。　白芍藥炒　赤芍藥炒○用白芍以歛氣之散。用赤芍以瀉血之瘀。然芍藥之酸。總歸收歛。雖赤白分主氣血。要必無瀉血之理。但能平血分之熱而已。用其澁以止脫。　牡蠣各一兩煅粉○　地榆三錢炒黑○苦酸澁去下焦血分之熱。而止血脫。　醋糊丸。米飲下。

此方壹於滋歛。果其虛而挾熱者可用。挾熱者右尺脈必帶數。

抑氣散 嚴氏

治婦人氣盛於血。變生諸症。頭暈膈滿。夫氣盛於血。則當益血以配氣。不當抑氣以配血。此則趙養葵所譏爲鑿天平爲子者。但此方猶和平。若果肝氣憤鬱。或可用之

香附四兩 陳皮二兩 茯神 甘草各一兩炙 爲末。每服二錢。

此主行肝氣而安心神。非强抑其氣也。但服此者氣稍平則可止。過服恐耗氣於不覺。正氣天香散亦然。

牡丹皮散 良方

治血瘕。按血瘕者。瘀血凝聚。伏於隱僻之處。此或因邪傷血分。邪雖去而餘傷未復。或產後餘瘀未淨。積

而不散。或積寒入於血分。至血凝而經閉不行。後經雖復行。而前之所凝者未散。則皆有之。治此當審氣血虛實。此姑備一方耳。

牡丹皮去血中之伏火。而能去積血生新血。　桂心散血中之沉寒積濕。行血通脈潤命補肝。　歸尾主行血去瘀。　延胡索各三分。主通氣血之凝滯。　牛膝去瘀破瘕。達使下行。　赤芍　莪蒁各六分。破積入血分。　三稜四分。破積入氣分。

水酒各半煎。

血瘀成瘕。乃不得不用攻破。若氣血虛羸者。則更當審愼用之。或於補中益氣湯中。加破積血之藥。若鼈甲穿山甲及桃仁紅花之類。甚則歸尾三稜莪蒁乾漆可也。大約積血成瘕。其氣亦必不旺不宜專用攻破也。

雄雞馬蘭湯

治癥瘕不散。氣血虛羸。及子宮虛寒不能受孕者。

雄雞 甘辛溫。溫中補虛。補益肝木。長養氣血。巽木之氣。宜於婦人。若烏骨者以入腎部。尤妙。

馬蘭 甘苦溫。能補腎命。祛寒濕。破癥結。殺蟲蠹。煖子宮。和氣血。其花紫碧色。而氣味亦苦。能入肝分。去瘀調經。本與蘭草澤蘭同類。但不及蘭蕙之香能耐久。故人賤視之耳。陶隱居謂馬蘭有臭氣。悞矣。其不同於蘭草者。性溫也。

雄雞去腸雜淨。腸雜及血勿食。亦勿同雞煑。**入馬蘭於腹中。不拘多少。實腹令滿。同煑至爛。合湯與馬蘭隨意食之。**宜淡。或入鹽少許。好酒配食可也。

此方能去癥瘕而不峻能煖子宮而不熱且補益氣血
屢用有効良方也

歸圓酒

補煖下元滋養氣血溫煖子宮男婦血氣衰弱者皆可通服而婦人服此尤易受胎

當歸二兩　圓眼卽龍眼一斤剝取肉甘温滋潤補益氣血色黑汁赤交通心腎一名益智大補腎元

浸酒可十斤隨意隨量溫服數杯宜臨卧飲

此亦屢驗之方

啟宫丸

治子宮脂滿不能孕育按此係婦人肥胖者有之

白朮　香附　川芎　半夏麯各一兩　神麯　茯苓各五錢　橘紅　甘艸各二錢　粥丸

此去痰燥濕開鬱化氣活血而已。以肥人多痰故也。然亦有以助生氣焉。如白朮茯苓半夏麯是也。究竟肥而氣虛者。則亦非所宜

胎產部

生人之原。天一生水。腎精水也。腎精之動。君火命之。相火行之。而神注焉矣。相火之行。發於肝木。木德爲生生之始。男子宗筋所施。女子廷孔所受。皆厥陰肝脉之行。涵之生意。生意之達。而種子萌芽矣。是故受胎之始。足厥陰肝經養之。經閉太衝動盛。足大指顛麻。飲食變常。頭暈。是其徵也。二月動

并甲拆。微分五體。足少陽膽主之。口苦惡食。時見吐逆。謂之惡阻。嗜酸。三月始樹脊督。上垂爲鼻。下結根荄。男女可辨。手厥陰心包主之。掌心時熱。脈始滑數。劇則心痛。或且眩暈。四月四肢備具。七竅成而未闢。血脈流動。手少陽三焦主之。中衝微動。時或氣上迫爲子懸。子瘖。三四月間。風火合動。劇則有胎墮者。五月筋骨畢成。乃生肌肉。皮膚凝定。足太陰脾主之。脈不滑而獨數。氣沉。爲子氣。妨食氣濕。爲子腫。怠倦。亦防墮胎。六月毛髮畢生。七竅皆闢。開闔呼吸。隨母而動息。足陽明胃主之。衝陽動盛。時或心煩。七月魂氣足。子能運動。先動左手。手太陰肺主之。太淵大盛。病氣促而嗽。有產者。八月兒乃數動。右手亦動。手陽明大腸主之。合谷動盛。病或轉胞子淋。有產者。九月子身數轉。精神大足。足少陰腎主之。太谿動盛。時有試痛。十月足太陽膀胱主之。津液萃於胞宮。而兒產矣。凡此經之養胎。皆有明証。而或疑爲不然。是未之察耳。惟是經之養胎。有遞及而非代禮。始終以肝血爲主。氣血多熱則驟至而先時不足月者有之氣血多寒則緩至而後時過月者有之氣血和緩則彌月而產其或氣血皆虛則亦不及月而墮氣足而血不足亦往往有過月而養胎之道安靜爲寶又宜勞逸有節過逸則血氣不運反有致難產者其若有胎動有試痛有胎孕諸病則皆宜靜治不可以慌亂反加之害也藥餌之用胎前宜清涼諸凡辛熱妨胎之藥皆所宜避產後則宜溫煖而寒涼之味不可輕投蓋有胎時如時之春夏陽氣方盛故不可加之以熱熱過則血枯既產後如時之秋冬陽氣乍衰氣血皆耗故宜一用溫補不可更投以寒涼此亦調變之宜也然此大概則然而有雜病多端外淫乍感則當從症爲治與男子同故胎前有不得不投熱藥攻藥者以有病當之自不與胎孕經曰有故無隕亦無隕也產後亦有不得不用寒藥者亦以病自當之去病而止無傷血氣要宜得其分刖而已

當歸散 金匱

安胎養血。婦人妊娠宜常服之，并治胎産諸病，婦人血少多熱，而胎動不安，及數半産難産者，服此可保胎。而臨盆亦易産。亦可調經，且併治産後諸症。

當歸 二十兩 ○ 津血之養胎，猶土膏之養草木；胎孕之在腹，猶草木焉，其生氣皆資於肝，時之春，德之元也。當歸補肝，以萃津血，為養胎之主，故凡安胎藥，鮮有不用當歸者。

一 **川芎** 當歸辛潤，使血來而日滋；川芎辛散，使氣行而血從，皆補肝藥。則血可常足也。

白芍 歸芎之辛主於行，白芍之酸主於止，酌為斂之，使不妄行。

黃芩 各一斤 ○ 妊娠陽也，氣血方來而日滋，故常多熱，過則血反涸，故黃芩之苦以降泄之，平一相火也。

白朮 半斤 ○ 草木之生，必根於土，胎之在腹，亦繫根於脾，故肝血自脾滋，土不厚則木無根，故白朮以補脾燥濕，且白朮能除胃熱，理腰臍間血。

為末，酒調服，日再。

亦可作湯藥煎服。或加阿膠艾葉。安胎尤效。或有他症。亦可視症加味。易簡方加山茱萸。用治經三四月不行。或一月再至。

婦人妊娠。患在血少。歸芎以滋之。婦人血常有餘。而有孕則分血以養胎。故患在血少。**妊娠生熱。血少又生熱。芩芎以平之。**妊娠主風木相火所行。故常生熱。血少則陽盛而陰虛。故益生熱。芎以平肝風。芩以平相火。**不用地黃而用白朮。以土培其根。而不欲滋之濕也。**胎孕亦每生濕。凡熱氣所鍾。則濕氣萃之。觀子氣子腫諸病可見。且身重則人怠而濕不行。故恐地黃之泥。而白朮以益脾土。燥濕理血也。**安胎之方。信乎以此爲最。**

膠艾湯

治胎漏激經。腹痛胞阻。陽不充。而胎氣弱。衝任虛寒。冷氣上激。至腹痛而血旁溢也。

方已見經部。

有娠則經止。血歸胞宮。以養胎也。忽而胎漏。是衝脈不輸。任脈不受。虛寒上衝。而血不養胎。反直由下漏也。有懷胎而經不止者。此血素有餘。不足爲病。此經血已止。又復有激而下行。故爲胞脈阻也。白芍爲斂之。斂其漏下。故君白芍。歸地以滋之。此用生地以血既下漏。則不患濕泥。而患在不滋。川芎以升之。使上行。甘草以和之。亦以補土。且能治虛寒。艾以煖之。治衝任之虛寒。補下焦之陽氣。膠以潤之。潤胎氣。使能與陰血相浹洽。且澄治下焦穢濁。肝腎之陽足而血復歸胎矣。

膠艾湯 良方

治胎動不安。腰腹疼痛。或胎上搶心。經漏腹痛。按胎動之故。有以腹中熱而動者。有因血不足而動者。有以腹中冷氣上衝而動者。此之腰腹併痛。則是陽不足而下焦虛寒矣。胎上搶心腹痛。衝任寒氣上衝也。其經漏胞阻也。此亦與上症相同。但或血分未大傷。故此專用膠艾。

阿膠一斤蛤粉炒。○滋清下部穢濁。而大滋血氣。不獨能養陰而已。

艾葉一大束。○大煖下部而補虛去寒。且能和血。

指迷方加秦艽。能入下極之地。以活血榮經。祛風去濕。

此安胎專責之衝任虛寒。而或兼挾風濕者。

菽酒

治妊娠腰痛如折。按此以肝腎虛寒。帶脈不繫。不能任重故也。

黑小豆二合。甘鹹苦。煮食則寒。炒食則温。堅腎補心。益血和血。滋陰。强腰脊。白酒一大椀。蕩寒氣。和血脈。先炒豆熟。淬入酒中。再煎至七分。空心服。

此方滋陰舉陽。可治一切閃挫腰痛。而孕婦尤宜。

銀苧酒

治妊娠胎動欲墮。腹痛不可忍。及胎漏下血。按妊娠自二三四月以後。相火主胎。火氣炎上。血熱騰沸。胎最易動。血溢則爲胎漏。血少則胎竟墮。火性急。其胎墮於倉猝。其腹痛驟作不可忍。

苧根二兩。甘鹹寒。滑。補心清熱。能使三焦心包之火不妄不鬱。色微赤。入血分。以苧皮作枕。能治産婦血暈。以苧皮安腹上。能止血毋作痛。苧汁能化血爲水。其補心消瘀之功可知。蓋苧葛皆用以當暑。其性相似。皆能升提陽氣而散鬱火。但葛根色白。入氣分。主陽明。苧根色赤。入血分。主少陽厥陰。故苧根安胎。

銀五兩○辛平。鎮心。寧神。安定血氣。白酒一椀煎。藉酒以行之。○無苧之處。野苧亦佳。併無野苧。則用苧根五兩加水煎。

艮方膠艾湯及紫酒及此方皆用以安胎。而用不同。膠艾治衝任虛寒。其陽不充而繼傷於外也。陽不充或其稟受之命門衰弱也。然能受孕。則衝任本不虛寒。其忽有虛寒。則是傷於外。或身犯寒冷。或飲食生冷。或房事後而冒清寒。皆能使寒氣乘虛。入栖衝任也。紫酒治肝腎虛寒。帶脈下墜而復傷作强也。帶脈束腰。準於脾土。而脾主滋血。腎主腰脊。腎爲作强之官。此亦其人本虛弱。或素嬌養。或家甚貧儉。一時勞役傷力。而遂至傷胎繫也。銀苧治君相火盛。血熱過甚。而或助其火也。君相火弱。不能成胎。而火旺過甚。則反傷胎。更或啖食辛熱。或觸事驚恐忿怒。或房慾過多。則皆有以助其火。而血枯血妄矣。若概曰安胎。而不問其所以然。則未見其功。此於症脈。亦皆有辨。虛寒搶痛者。自覺有冷氣。而上熱下寒。其尺脈雖孕而不盛。如無孕焉。勞傷腰腎者。其腰如折。其脈弦急。火盛熱甚者。痛甚而急不可忍耐。其左關寸過數。而且弦或洪也。

黃芪芩术湯 近方

治胎氣虛熱。不能舉胎。下部一虛寒。胎繫不固。致不安者。

黃芩一錢五分。降泄上浮之虛火。白术生用。胎繫著於脾。脾土薄濕則胎繫不固。白术厚土去濕。且理脾生血。黃芪蜜炙。胃氣不充。則脾土益薄。且氣虛則無以舉胎。故黃芪以益肺胃。茯苓亦以滲脾濕。且通心氣於腎。阿膠蛤粉炒成珠。補斂肺氣。清金而下生腎水。入下部。滋陰而和氣血。杜仲各一錢。薑汁炒。甘辛溫。補肝行氣。潤腎益精。和筋束骨。續絕除傷。

甘艸三分 續斷八分。堅腎補肝。除傷續絕。杜仲續斷皆又以治下部之虛寒。阿膠 糯米百粒助黃芪以補肺益氣。 酒二杯。和血。水二杯。急火煎。胎動腹痛。則用急火煎。以藥性利緩。欲其速行也。

金匱膠艾湯與此湯亦皆以安胎。而用不同。膠艾湯主滋血。治衝任虛寒。而血爲熱逼。胞阻不受。肝腎之陽不足也。故其方究主用芎地歸芎。當歸散亦主滋血而兼以培土。治陽盛陰虧。血熱上浮。而根蒂恐不固也。亦主歸芎。而芩芍以平其熱。白朮以固其土。此方則主氣分虛熱。而加意培土。固其根蒂。血熱自平也。朮茯甘米杜仲續斷。皆培土以固根蒂之藥。而黃芪以益氣。黃芩以平熱。餘無血分之藥。只阿膠以滋陰。血虛主當歸散。氣熱主此方。寒熱相激。主膠艾湯。

胸中脹滿。此方加陳皮八分 紫蘇八分 如下血則加艾葉一錢 地榆一錢〇以濇之。 重阿膠。

芎歸湯

以煎湯名芎歸。以作末則名君臣散。俗謂之佛手散。

凡妊娠六七月後。或因事跌磕。或勞力閃挫。以致傷胎。或子死腹中。疼痛不止。口噤昏暈。或心腹飽滿。血上衝心者。服此生胎卽安。死胎卽下。又治橫生逆產。及產後腹痛。發熱頭痛諸病。逐瘀血。生新血。朱丹溪云用催生此方最穩而捷效。又凡婦人體弱。有受孕二三月而不可知。其脈不滑不數。但經不行者。可用此湯探之。有孕則腹中微痛而安。無孕則不痛。

當歸五錢 川芎三錢〇此君臣之分。或用等分者非。 水七分酒三分同煎七分。

胎生氣也。歸芎所以導生氣，導腎命之氣以生肝木。胎賴血養，歸以歸血，芎以行血。其有觸而傷血，則芎能去瘀，歸以歸新，故生胎可安，而死胎可下。其難產則歸能益氣滋血，芎以行氣開塞，故可催生。此四物而去芍地，非陰不滋，故無用地黃，方患不行，故無庸白芍之斂。

鈎藤湯 良方

治瘛瘲胎動不安。按胎孕始受，則肝木已主之矣。再月而膽火生，三月而心包氣至，四月而三焦氣至。風木相火，交相助益，胎非是無以生長，而過焉則病。母之血氣，舊有風熱者，則因是而劇，[illegible]亦不安矣。手足瘛瘲。風木之為病。瘛瘲動於外。而風熱盛於內矣。

鈎藤鈎 甘苦寒。色紫赤。入肝分血分。緩肝風。平相火。清君火。以治瘛瘲。亦以形用也。須用其鈎乃効。 **當歸** 究以補肝為本。 **茯神** 風火交煽。則神必昏。故茯神以寧心。 **人參** 各一錢。一補氣。生血。 **桑寄生** 五分。苦甘堅腎瀉火。寄而能生。有安胎之意。 **桔梗** 一錢五分。胎本在下。而此方治在心肺。蓋以風火上炎。故自最高之分泄之。君用桔梗。逆氣降。則火平而風息矣。且清金亦即以平肝木也。 **如風熱甚加** **黃芩** 以泄肺火。 **梔子** 各五分。以泄心包三焦之火。 **柴胡** 一錢。升散肝膽之火。 **白术** 五分。能清胃虛火。 **如風痰加** **半夏** **南星** 各五分。以去風痰。 **竹瀝** 三匙。去經絡中之痰。半夏南星亦胎孕所忌。然而有故無隕。亦無隕也。 **如風濕加** 全蠍去 **殭蠶** 各五分風火盛炎非臟氣之有餘而臟氣之不足也肝及心包皆主血而相火依之分血以養胎則肝有不足於藏而心有不足於用者厥陰不足而風生相火失依而熱作風熱合作而筋急脈虛肝主筋心主脈故瘛瘲參以益氣氣壯而風不能搖歸以滋血血滋而火不能爍益氣如培之以土根深則不畏風矣滋血如溉之以水澤足則不畏旱矣茯神伏於下而神志以安寄生寄於上而生意以遂茯神抱松根之下猶胎之伏於胞中神得所附則子母之心神交安寄生託桑樹之上亦猶子之寄於母腹也寄而能生則子母之生意交遂矣君以桔梗以降其逆逆降而火熄風寧風火非由外作氣鬱而旋轉則為風氣拂而憤擊則為火此亦

以中有胎焉故也。故逆氣平則風寧火熄矣。佐以釣藤以達其鬱。鬱行而筋柔脈潤矣。木性以曲而直。釣藤如之。故能横無不達。而主治瘛瘲。此方之巧者。

羚羊角散 本事方

治妊娠中風。涎潮忽仆。目釣口噤。角弓反張。謂之子癎。子癎作於猝然。舊有風濕。溢於衝任。因孕而動。肝血養胎。血熱風生。時或動其經氣。而風涎猝作。非中風也。

一 羚羊角 一錢銼屑。○苦鹹寒。補心寧神。宣布血脈。搜剔經絡。無堅不輭。無瘀不行。兼平君相之火。降已亢之陽。除妄作之熱。故可以治癎而安胎也。 獨活 防風 以祛風去濕。 當歸 川芎 以滋血補肝。 茯神 酸棗仁 以收散寧心。 杏仁 降逆氣。破堅結。潤心肺。 薏苡仁 各五分。○甘淡。清肺和脾。緩肝舒筋。能除血脈經絡中風濕。 木香二分半。行肝氣之滯。甘草二分半。以緩肝急。加薑黄。薑亦能補肝行痰。

一方有五茄皮。

血以養胎。則心肝皆不足。肝虛生風。風每動於空谷。空谷竅陰積濕之所。陽氣動而鼓之。則風作而濕隨。衝任二脈之有積濕。亦由是也。經氣周行。忽動於衝任之積陰。而風起痰涌。乘心血之虛而犯之。風痰犯心。故暴仆不知人。故子癎。當歸川芎以補肝血而行之。茯神棗仁以安心神而斂之。肝血足則心血亦得所滋。心神安則子胎亦不妄動。防風獨活以達其風。杏仁木香以順其氣。獨活防風自下而達之於上。則不旋轉而爲風矣。杏仁木香自上而泄之使下。則不上逆而爲火矣。君以羚羊角。以窮極隱之風濕無不搜而逐之。且清宮除道。以安心主也。清宮以安心神。除道謂去風熱。加用薏苡甘艸以和其脾。則以培木之本也。要以加意肝木。

紫蘇飲 嚴用和

治胎氣不和。湊上胸腹。腹滿頭痛。心腹腰脇皆痛。謂之子懸。子懸者子宮熱甚也。受孕三四月。相火主胎。火旺熱盛。則逼胎上舉。故爲子懸。

紫蘇一錢○辛溫。補行肝氣。祛風散熱。色紫兼入血分。以能行血中之氣。和血安胎。陳皮專行肝氣。蓋氣逆則爲火。氣行則火散也。大腹皮苦溫。降逆氣。寬胸膈。陳皮升而上之。可以寬胎氣之窄。大腹皮降而下之。所以理胸脇之滿也。川芎行血中之氣。白芍各五分○斂陰聚之血且瀉肝火。當歸七分。氣順而後血和。用此以和血。人參六分。補中氣生陰血。以立行氣益血之本。甘草三分。以緩肝補脾。加薑棗煎空心服。胸腹痛甚者加木香。通徹上下之氣。延胡索通氣血之凝滯。

生生之氣陽也。少陰本生物之氣而過焉則爲火。相火一本在下焦。以鬱於有胎則逼胎而上。故子懸。子懸則上焦氣亦不清而胸腹及頭皆痛。火上逼也。顧其火非可威也。滅之曰威。行氣滋血使生氣直遂而火熱自平。蘇以散氣爲君。蘇有散緩之義。易曰震蘇蘇。橘皮升之。檳榔皮降之。不用檳榔胎不任破也。升其清陽而胎不上觸。降其陰濁而胸膈舒暢矣。歸以歸血爲臣。火逼屬之氣分。故氣藥爲君。血藥爲臣。川芎行之芍藥止之。行之使有以養胎。止之使不窮於養。人參以補中爲佐。有人參而氣血之用咸給。且胎蒂繫於脾。故固其根柢也。甘棗厚之生薑宣之。宣其生物之氣也。火平而胎安矣。

竹葉湯

治妊娠心驚膽怯。終日煩悶。謂之子煩。受胎至四月以後。三焦相火主之。三焦與心包相表裏。而二火合炎。火之性固惝恍不寧。且火爍血枯。故心虛而驚怯煩擾也。

一

麥門冬一錢五分。甘淡微苦。以補心瀉火。且以清金保肺。茯苓寧心安神。且去胸膈積濕。黃連各一錢。降泄心火。兼能瀉肝膽火。一方用黃芩。愚按兼肺熱則用黃芩。若君相火盛者。宜用黃連。人參五分。妊娠之火。虛火也。火必傷肺。傷肺則氣不足。人參麥冬以補之。淡竹葉十片。升肝膽之陽於膈上。而舒散之故能治驚怯解心煩。相火重加知母。一方以茯苓爲君。而無人參。一方無人參而有防風知母。愚按君茯苓爲可。而人參則不可無。加知母亦可。而防風則非所用。又或相火重者。專用知母丸自可。有痰加竹瀝。以行痰而兼能散熱。按子煩自屬之火。有痰者亦火急痰湧耳。或謂煩悶由停痰積飲滯胸膈而作者。非也。

膽相火也而相火能令膽怯。心君火也而君火能令心煩。重震則遂泥。震膽火之象。震處震上。九四重震失位。故驚恐遂泥。重離則涕洟。離心火之象。離處離上。九五重離失位。故咨嗟涕洟。安則壯擾則自失。以膽火言。靜則明動則昏也。以心火言。有胎重火也。陽生則爲火。分血養胎。血不足則生火。火食氣。氣亦不足。火原自下。膽在下焦。三焦火亦本自下焦。

逼胎而上。二火交動，故子煩。其不為熱者，火無助也。無外感之風寒、濕熱，及酒食勞役，而其人素虛弱，則無身熱衝痛、瘛瘲、風痰諸症，而但為驚恐煩悶，故子煩之症宜補，不可以梔豉等藥治之。瀉火以寧心，人參、黃連、茯苓、麥冬。清肺以益氣，麥冬、人參、竹葉。火靖氣足而血自榮胎也。火焚血涸，火靖血滋。

天仙藤散　陳景初

治子氣。子氣者，妊娠而足腫，甚則腳指間出黃水，喘悶妨食。此亦脾及肝腎舊有濕氣，流入帶及衝任，與血相雜，因孕而動，帶脈無力，脾氣下墜，濕熱下流於足，故足腫而出黃水。此方治用風藥，以其能升拔下陷之陽，非治風也。中氣虛者，宜用東垣益胃升陽湯，體厚者可用此方。

天仙藤　此藤葉似葛而小，根白蔓勁，四時不離。氣味苦溫，堅腎燥濕，活血疏風，主治水腫，故此方用之或以爲卽青木香藤。非也。青木香者。馬兜鈴藤根也。但氣味略相似耳。如藥肆中無此。則擬以石斛代之。能和脾滲濕升陽也。**香附** 炒 **烏藥** **陳皮** 皆以行肝氣。開脾鬱。**甘艸** ○炙升補脾氣。**等分加紫蘇** 三葉○升達肝氣。去血中之風濕。**木瓜** 以收下流之濕氣而消之。**生薑** 各三片○亦以升氣行濕。**空心煎服。**

氣血萃以養胎。氣血所萃。濕亦萃之。濕動於肝腎。 衝脈並肝。任脈並腎而腎水也。肝吸水以榮者也。故衝任舊有遺濕。則其氣因妊娠而動。**則歸於脾。** 四五月後。脾土主胎。而胎帶繫於脾。且脾固濕氣所歸也。**脾不能受。則濕氣隨經而下流** 脾方作血以養胎。故不受餘濕。脾肝腎之脈皆行於足。故濕氣隨經下流則足腫。**故子氣用香附。陳皮仍自肝而行之。天仙藤烏藥仍自脾腎而燥之**

氣行則濕行矣。藼蘇以升而散之。濕氣雜血中。天仙藤紫蘇皆能入血中而分別以疏散之。木瓜自下而收之。木瓜專治脚氣。能收其濕而消之。子氣可治。

益胃升陽湯　東垣

用治子氣中氣虛者。

方已見經部。

子氣下洸中不足也。參芪甘朮以補中而舉之。維持帶脈使之能舉。升柴藼橘以拔擢而升之。拔自衝任而升之陽。歸以歸血。濕雜血中。流爲黃水。當歸之辛溫。能復化濕爲血。麴以化氣。發土之鬱。芩以清熱。有胎則氣血必熱。熱則血與濕混。熱清則氣靖。而濕不混於血。此方不言治子氣而治子氣莫良於此。

白术湯 全生方。亦或作散服。

治子腫。面目肢體虛胕如水狀。有孕至五六月。脾胃主治。胎氣熱則多渴。引飲嗜酸。水飲積中。脾不能受溢而爲濕。又或因泄瀉而脾虛。脾養胎而重虛。則不能制水。至於水與血搏。則濕溢於經絡皮膚。而面目肢體皆腫。此與子氣症不同。以濕因自外而上行也。

白术 一錢。補益脾土。燥濕防水爲君。 **薑皮** **陳皮** **茯苓皮** **大腹皮** 各五分。此即五皮飲而去桑白皮。以胎氣未干於肺也。若子腫在七八月。則可加用之。或有桑白皮而無白术者。非也。丹溪除薑皮大腹皮加川芎木通。其意主治內也。可用。 **加陳廩米百粒煎**。以助養脾氣。或爲末。米飲下亦可。

胎繫著於脾。猶木之著土。脾胃養胎。則土氣虛而不任受濕。濕溢妄行。故子腫異於子氣者。氣自內作而下洩。腫自外入而旁溢也。腫自引飲嗜酸。或外受水濕。及泄瀉脾虛致之。自外入也。辛以散之。使自外出。薑皮陳皮可汗之。使自汗出也。淡以滲之。使自下行。茯苓皮大腹皮可滲之。使自小便出。白朮以君之。以厚土而防水。陳米以佐之。土厚而濕不留矣。

鯉魚粥 千金

治子腫。

鯉魚半斤以上一斤以下者一尾。去腸雜。煑羹。去骨滓。合陳米作粥。煑魚在水中。搖動不息。故其類能行水。且以血氣之類養血氣。鯉尤得少陽之氣。於胎孕最宜。無則用鯽亦可。

陳廩米 稱魚湯多少量用。先煮粥熟。乃合鯉之湯肉煮數沸。勿加鹽。宜淡食。

養脾胃。行水濕。且能養胎美顏色。兼治泄瀉。

紫菀湯 方 艮

治子嗽。妊娠七八月。肺大腸養胎。肺經本少血。分氣以養胎。則氣亦不足。又或肺藏舊有寒熱客邪。則因妊娠而動。且胎氣多熱。熱火爍肺則子嗽。有不待七八月者。

紫菀 一錢五分 ○ 辛苦溫色紫。入血分。而能升血中之氣。以上輸於肺。躋陽氣於陰中。舒鬱熱於膈上。且其性滋潤。能治肺金之燥而和其血。故主治肺嗽。

天門冬 一錢 ○ 補肺清金。下生腎水。

桑白皮 五分 ○ 清金滲濕。下生腎水。

桔梗 五分 ○ 瀉肺中之寒熱。降胸膈之逆氣。

甘艸三分炙。補土生金。杏仁三分。降逆氣。潤心肺。竹茹三分。升散少陽之熱鬱。煎熟入蜜一大匙温服。蜜能滋陰。潤肺降火。

肺氣不足則生燥。胎熱有餘則爍金。故子嗽。肺燥潤之。紫菀天冬。杏仁白蜜。肺熱泄之。天冬桑皮。桔梗杏仁。炙草温之。竹茹散之。嗽可止矣。

安榮散 本事方

治子淋。心煩悶亂。此腎及膀胱虛。而火無制。則失所依。故心煩也。心遺熱於小腸。小腸遺熱於膀胱。三焦熱萃於膀胱矣。腎虛不能攝水則溺數。膀胱熱不能出水則溺不通。溺數而不得通。故淋。此有飲啖辛熱釀酒。熱乘虛而入下焦者。或房事不戒。致使胞門受傷。衝任脈虛而涵虛熱者。熱由內作。宜腎氣丸。熱自外人。用此方。

當歸補肝滋血。則上能養心而治煩。下能滋腎而通淋。人參補氣生血。則上能寧心而安神。下能强腎而攝水。細辛各一兩○升腎氣於上。雲氣上升。而下焦之火可舒。燈草降心火於下。雨澤降下。而三焦水道可瀹。甘艸各五錢○補脾土而氣血兼資。心腎交會。麥門冬寧心以止煩悶。且清金卽以生水而制火。木通以降泄心及小腸之火。滑石各三錢○以降泄三焦之火。爲末。每服二錢。麥冬湯下。要以寧心清肺爲主。心寧則小腸之熱靖。肺清則膀胱之熱除。

心血少。則心煩而小腸挾熱。血以養胎。故心血少。心與小腸無養胎之任。而心包主心血。小腸卽下焦水火之交。腎精耗則腎虛而膀胱無節。胎之根本。由腎精也。

腎氣養胎則陰虛腎與膀胱相表裏腎虛則無以攝水道而膀胱之啟閉無節。況心血之用不支。謂七情。腎水之虧無禁。謂房慾此則其虛尤甚宜腎氣丸者。則心腎不交矣。故子淋。心不交腎故下淋閉腎不交心故心煩悶。升少陽之氣而上之。決三焦之瀆而下之。當歸細辛皆能潤腎而升其陽燈草木通滑石皆能決瀆而瀉其火。主以參歸氣血交養。行以麥冬和以甘草。而心腎交寧。故治淋也。謂之安榮。主言心血也。

腎氣丸

用以治子淋。

方已見腎部。

胎熱子淋。水不制火也。水虧熟地以滋之。血熱丹皮以涼之。水無所攝。山藥以防之。茯苓以滲之。澤瀉以通之。車前以利之。火失所歸。牛膝以導之。肉桂以聚之。附子以安之。地黃以靖之。山茱萸以固其氣焉。此方不言治子淋。而治子淋莫良於此。

參朮飲　丹溪

治妊娠轉胞。按此所謂胞。即膀胱。非胞宮也。懷八九月。胎身能轉。而後有之。胎壓其胞。則小便閉而少腹急痛。朱丹溪曰。轉胞之病。婦之稟受弱者。憂悶多者。性躁急者。食味厚者。多有之。古方用滑利藥鮮效。因思胞不自轉。為胎所壓。胞若舉起。胞系自疏。水道自通矣。近吳宅寵人患此。脈似濇。重則弦。予曰。此得之憂患。濇爲血少氣多。弦爲有飲。血少則胎弱不能舉。氣多有飲。中焦不清而溢。則胎知所避而就下。乃以此方與服。隨以指探喉中吐出藥汁。俟氣定。又與之八貼而安。此恐偶中。後治數人皆效。按屢吐之者。欲其氣之上。且上通則下亦通也。○張仲景曰婦人本肥盛。今反羸瘦。胞系了戾。但利小便則愈。宜服腎氣丸。以中有茯苓故也。地黄爲君。功在補胞。按丹溪參术散於八珍湯中特去茯苓。仲景用腎氣丸。又恃有茯苓。治法不同者。本肥盛而羸瘦。胞系了戾。此胎氣熱甚。熱壅下焦。而膀胱系閉。與子淋略同。故地黄補腎壯水。而澤瀉茯苓皆以行水通胞系也。丹溪所治。血少氣鬱。胎弱不舉。避濁就下。以壓於膀胱。此其病不在腎與膀胱。而在血少氣鬱。故不用茯苓也。

人參一錢五分　**白术**　**甘艸**炙○此用四君子湯。而去茯苓。　**當歸**　**熟地黄**不用生而用熟。究留意補膀胱也。　**川芎**　**白芍**此全用四物湯。　**陳皮**

留白○以行肝氣而破中焦　半夏各一錢○以達陽之鬱。使胎氣得舒而上舉。　氣。行積飲。使無留滯。

加薑煎。空心服。

氣鬱血少。而胎不能舉。乃至下壓於膀胱。故補氣益血以開其鬱。氣血足而胎能舉。鬱行而胎舉矣。胎舉則小便通矣。若胎熱水虧而胞閉者。則自當滋腎而利水道

此酌丹溪之說而通之。

達生散 丹溪

婦人妊娠八九月。豫服此數十劑。易生有力。

當歸 酒洗　白芍 酒炒○此不用川芎而用白芍。意在束胎。一　人參 一　白朮 此亦

不用茯苓。欲留津液以滑胎。不欲其滲。陳皮以開壅塞之氣。紫蘇各一錢。散風濕之邪而兼理血。甘草二錢炙。重用之以和氣血。以去胎毒。以緩肝氣之急。大腹毛三錢。用此爲君。以舒展其腹。使胎易轉。且含實而實熟自落。是達生之意。加入青葱五葉通達上下。黃楊腦子七個凡黃楊柞木虎刺諸難長而堅實之木。皆能催生。以其堅而能達也。然此宜於臨月加之煎服。或加枳殼砂仁。或春加川芎。夏加黃芩。冬如本方。或有別症。以意消息。朱丹溪曰產難往往見於鬱悶逸樂之人。富貴奉養之家。若貧賤者鮮有之。古方有瘦胎飲。恐非至當之方。予族妹苦於難產。遇胎則欲觸而去之。予甚憫焉。視其形肥而勤於女功。知其血氣久坐不運。予因母氣虛。亦不能自運耳。當補母氣。則兒健易產。令其有孕五六月。以大全良方紫蘇飲加補氣藥。與之數十貼。得男甚快。因以其方隨母之性禀。與時令加減。服無一不効。因名曰達生散云。

此方拔於前人。以斟酌氣血耳。歸爲滋之。芎爲酌之。留其用於不盡。參朮爲補之。蘇橘爲行之。運其用於無滯。緩以甘艸。寬以大腹皮。則亦猶用瘦胎飲之遺意。大腹皮亦能破氣。特差和緩耳。而血氣本也。

瘦胎飲

唐湖陽公主患難產。方士進此飲。寇宗奭極言其非。謂孕婦全賴血氣充足。乃能產子。不當耗其氣也。然此方固非可概施。而遇奉養太過。氣盛胎肥之人。則此方自不可廢。凡用方藥。皆宜審於其人其症。不可概施也。

枳殼四両麩炒。破堅結。開鬱塞。下氣而實能斂陰。甘艸二両炙。此亦可以補血氣。而且緩肝急。前人亟毀之。是不察也。胎五月後日服一錢。潔古改用枳朮。自不如用甘艸。又或加香附。則過於耗矣。

氣血實盛奉養安逸之人則胎肥而氣滯。用此方宜也

且只二藥亦甚斟酌。非一於耗氣者。

保生無憂散

妊娠至八月後可用此方。間五六日一服。

及臨產腹痛時再加一劑。保無難產之患。

當歸身一錢五分酒洗。主於養血。川芎一錢三分。行血中之氣。此方主平人養胎以待產。非必束胎。故當用川芎。白芍一錢二分酒炒。酌其血毋使過散。冬月只用一錢。菟

絲子一錢四分○潤腎補肝。益精。續絕。此用以固胎系。其生不以根而自榮。能連而又能脫。

黃芪一錢○氣足而後能產。故黃芪以益其氣

川貝母一錢○氣鬱痰壅。則難產。故貝母以破鬱。

枳殼六分麩炒○欲寬胎氣。自當用枳殼。

厚朴七分薑汁炒○亦以破脾土之鬱塞。

荊芥穗八分○去血中之濕熱。此與用紫蘇同意。而用穗則散中有補。

羌活八分○凡產子時。一身之經絡關節。皆爲開張。若或有他邪客之。皆能致窒礙於生產。故荊芥羌活以預爲疏達之。

甘艸五分炙○以和氣血。以緩肝急。

生薑三片○宣達肝氣。

水二鍾煎八分服。

此爲平人而設。保胎易產。究主於足其血。歸芎白芍而兼爲補其氣。菟絲黃芪乃行之以散鬱疏氣焉。川貝枳殼厚朴荊芥羌活皆是。青

人每言抑氣是亦失之

加味芎歸湯 立齋

治難產交骨不開者。服此即開。死胎不下者。服此亦下。

當歸 一兩○此以催生。須用大劑。錢許分許。不効也。 川芎 七錢 龜版 手大一片。醋炙研末○交骨不開。陰虛之過。故龜版爲大補其陰。且龜通任脈。則在人可通胞宮之氣。而利其出入。龜固外骨。上下交合。而能產子。則在人宜可開交骨。又醎能輭堅。則堅者可出。酸能斂脫。則脫者可收也。 頭髮 用婦人者。如雞卵大。團新瓦焙之存性。○凡難產須惜其血。若先去其血。至血少則胎愈難下。髮爲血之餘。然提而上之。黑以止之。則血可留餘。且上提則下易通。条又醎能輭若能泄。古書未言髮可催生。而此則用以催生也。

水二椀。煎至一椀服。

生產以血爲主。血足則胎隨血下。如順流之舟。若胞漿早破則枯澀而難下。至於橫生逆產。則多由胎方試痛而遽爲臨盆。試痛者。未至產期。而胎動作痛。其蒂欲脫而未脫。故繚戾作痛。若遽以爲臨產。則悞矣。胎身未轉而用力太早之過。胎身轉而向下。則胎順易產。若兒身未轉而產母早已努力。則有橫生逆產者矣。故胎產之道。安靜爲寶。昔人有忍痛閉目養神惜力上牀安瞑之論。其有氣血虛弱而難產者。則芎歸湯爲最穩。芎歸不惟益血。實能補肝氣也。味辛補肝。補肝則有疏散條達生物之意。朱丹溪亦云催生以芎歸湯爲最妥。如陰虛而交骨不開。津液枯而關節之間不滑不順。無力以開也。坤靜翕而動闢。虛則不能。則龜版血餘補以其類。歸芎滋血而行之陽。龜髮可自陽而斂之陰。補心而交腎。且氣血之類也。坤厚乃有以承天。而生物有常。利西南耳。欲平易。不欲險阻。催生之方甚夥。類多有傷血氣。則非全產保生之良法也。催產如兔腦丸。鼠腎丸。其說已近於不經。而其方中用冰麝香竄之藥。使經脈一時解散。豈不耗產母之氣。而且一開難閉。則引風入內矣。回生丹則過爲消破。將使人氣血皆傷。已虛而重虛之。生雖可催。而虛難遽復。產後之病。恆必由之。崩帶蓐勞。此其緣矣。他如柞木飲黃楊腦敗筆虎刺諸方。世多用之。往往有効。敗筆虎刺二方。自無妨礙。而柞木黃楊之攻堅。亦必有暗損之處。丹溪達生散用黃楊。亦必自參歸隊中用之也。

芎歸加黑豆湯

治橫生倒產。死胎不下。血上衝心。
併治產後血瘀腹痛。發熱頭痛。

當歸五錢　川芎三錢　黑小豆一合炒焦乘熱淬水中煎。一水七分。酒三分。同煎至七分。加童便衝服。滋陰破結。導血下行。童便最良。少刻再服。

臨產催生。芎歸湯可矣。其有傷胎傷血。及胎死不下。則用此方。產後亦可通用。以芎歸滋血行血。而黑豆補腰腎。童便滋陰去瘀。妊娠八九月。即有試痛。亦可服芎歸湯。果產即產。不產即安。其果臨產。則大淵脈必離經。一息六七至。其中衝脈。必急動大動。中衝者手中指尖兩傍。手少陽厥陰二脈所起止也。未至其時而用力。則有橫生逆產者。橫生足出。亦宜輕手托入。使安卧靜養。服芎歸湯。胎可復順。其子死腹中。則每由陽損之過。傷未久者。此方可必下。如再不下。則用後方必効也。

平胃加硝湯

平胃散。可下死胎。或猶不下。則加硝可化而下。凡死胎墜脹瘀痛。與正產不同。活胎之痛動而活。死胎墜痛脹而墜也。面赤舌青。母活子死。面青舌赤。子活母死。若面舌俱青。則子母皆待亡而已。胎之生死。驗於舌之青赤。舌爲心之苗。而生氣之榮枯所變見。猶之將產而脉盛於中衝也。

蒼朮 米泔炒。燥濕補肝。辛烈善行。去惡氣。辟不祥。故可下死胎。胎死不可生。救母之生而已。 **厚朴** 薑汁炒。降逆氣。破宿血。攻堅消滯。本妊娠所忌。此下死胎。宜用之。 **陳皮** 各三錢。氣行不滯。而後死胎可下。 **甘草** 一錢五分炙。方多峻急。賴此補中而緩之。 **煎熟下朴硝** 三錢。鹹以軟堅。能化死胎使小而下。而補心滋陰。且在朮朴隊中。自無傷於母氣也。 **硝化溫服。**勿加薑棗。此方甚平。而下死胎甚效。

胎已死矣。下之如下宿積破瘀血耳。然母已傷矣。非有傷觸。不致壞胎。胎傷下墜。血破氣泄。則母已重傷矣。其氣不可再耗。其血不可再竭。故大黃紅花桃仁皆不可用。朮朴攻而有補。芒硝消而能滋。死胎下而不傷其母。

黑神散 古方

治橫生逆產。及胎前產後。虛損崩漏。

百草霜 火急上炎。上極而下則熱。性平而苦。能降泄。故百草霜能降逆氣。止逆血。去瘀血。下堅積。可以舉胎之逆而順以下之。

白芷 各二錢 ○ 能去血中之風邪。消血崩血壅。

煎熟。入醋少許。能斂耗散之氣。瀉結聚之血。疏爽脾氣。使胎氣作舉而復下。則胎順行矣。

加童便和

服。

此方亦佳。但虛甚者勿用。以白芷升散也。

黑神散 局方

治產後惡露不盡。攻衝作痛。及胞衣不下。胎死腹中

熟地黃 滋陰養血。生地黃 潤腎生新血 歸尾 行肝去瘀血。赤芍 瀉肝止妄血。桂心 補肝行新血。蒲黃 補心活血。去瘀生新。宜生用。乾薑 大補肝木。肝氣壯而後惡露可行。甘草 各四兩。○大厚脾土。脾土厚而後新血可滋。黑豆 半升炒去皮。○以補腎水。腎陰足而後氣血有本。此去皮者。皮色黑。黑能止血。此惡露攻衝。胞衣不下。及胎死腹中等症。欲其行不欲其止也。每服一兩。酒童便各半煎。童便逐瘀滋陰。酒以

活血行陽。

產而血露不盡。胞衣不下。氣寒血瘀。血以滯而不行。熟地黑豆乾薑甘草。補肝腎以滋氣血之本。生地以生之。桂心以行之。此方有四物。而不用川芎。用桂心如用川芎。且行在下也。歸尾赤芍蒲黃。則皆以去其瘀。亦瀉而有補。瘀去胞下。而氣血可不傷也。惡露不行。胞衣不下。多由宿寒。抑或產時乍感寒氣。故致氣滯血凝。而胞衣不下。但新產難用行氣之藥。故乾薑所以去寒。桂心亦以逐寒也。輕者用熟地歸尾炒赤芍蒲黃可矣。重者則當全用此方。朱丹溪曰此方寒多者及秋冬宜之。若性急形瘦有火及夏月。則當審慎。○達生編云。胞衣不下。總因臨盆太早之故。當產之時。骨節開張。壯者數日而合。怯者彌月方合。今不待其自開而強出之。故胎出而交骨隨閉。以致胞出不及耳。此不必服藥。不必驚惶。惟急用粗麻線。將臍帶結住。又將臍帶雙折。再繫一道。以微物墜住。再將臍帶剪斷。過三五日胞衣自萎縮乾小而下。只要與產母說知。令放心。不必驚恐耳。愚按胞衣如瓜上餘花耳。瓜既熟而蒂已落。臍上餘花。不患其不枯。是有此理也。若胞衣不下之故。則有因產時感寒氣作凝閉而不出者。有血少津枯。血隨胎出已盡。產道遂乾而不得出者。有一時氣滯者。此不盡臨盆太早之故。故此方自不可廢。且此症寒月爲多也。又法解產母頭髮餧其口中。使惡心作嘔。則胞衣隨手可接下。此亦上吐則下通之意。若穩婆強用手取。則萬萬不可。

失笑散局方

治惡露不行。上衝心痛。死血瘀積。腹中作痛。按十月養胎。心獨不與。而心爲君主。用血者心也。故凡娠妊之脈。陽搏陰別。將產之脈。中衝急動。妊娠固總統於心君矣。是以產後。餘血當行而未盡者。或不行於下。

則循心腎及包絡之經以逆上而衝於心。又衝脈行血海。任脈行胞宮。亦皆上行。而衝脈則散於胸中。其不逆上。則瘀積於衝任之經。而腹中作痛。其冷氣上衝。則心包亦痛矣。

蒲黃生用入心。行血去瘀。　**五靈脂**甘鹹補心。生用行血散瘀。上補厥陰心包之虛。下行衝任二經之滯。　**等分爲末。煎膏醋調服。**醋之酸能瀉肝。則聚新血而去瘀血。能補肺收心。則斂魂魄而萃精神。凡產婦血暈。用秤錘或溪中白石燒紅淬入醋中。使醋氣充滿產室。則血暈即醒。其或惡血衝心。急痛昏悶。不省人事者。用韭菜一把碎切。放有嘴壺缾內。以熱醋一大椀衝入。固封上蓋。扶產婦正坐。以壺嘴向其鼻熏之。醋氣入鼻即蘇。此皆良法。已蘇之後。乃徐以失笑散與之服可也。

產餘之血瘀。與他病血瘀有不同者。其留在衝任。其逆循心包絡。不得濫及他經也。其血氣已虛。不可重虛。其

血氣瘀非寒凝亦非火結則寒熱之藥不可概施故乾薑大黃桃仁紅花之類皆非所宜用蒲黃五靈脂皆下和衝任而上行手厥陰少陰者其性和平去瘀而能補方名失笑者蓋以藥微而能去危疾也

生化湯

治惡露不行及兒枕作痛兒枕亦餘血之未行而凝聚者

當歸六錢　川芎四錢　乾薑五分炒　桃仁五分　甘草五分炙

水一鍾童便一鍾煎服一方加百草霜水煎熟後衝童便半鍾好酒半鍾溫服亦可。

婦人產子。血既大破矣。而用力已勞。氣亦耗泄。故產後多屬虛寒。其有惡露不行。兒枕作痛諸病。皆氣不足以行之故。故治此宜用溫以行之。然所謂虛寒者。以虛爲寒。非眞寒也。俗於產後有用紅糖。亦溫而能行血。吳茱萸胡椒江西人喜用此。煎湯飲之者。此過於熱。又有用山查湯者。山查亦能順氣。消堅結。去瘀血。則又恐耗氣。皆非善治。當歸以滋養其新血。川芎以行血中之氣。乾薑以溫之。而微用桃仁以行之。治餘血作痛之方。宜莫良於此矣。或用敗醬煎酒以治血母。亦效。敗醬卽苦藏也。否則用百草·霜童便衝好酒服之。最穩。

當歸補血湯

用以治產後血虛。及小產後數日。忽而渾身壯熱。面赤眼血。大渴欲飲冷水。晝夜不息。此乃陰虛而生內熱。不可以寒涼治之。急宜大補其血。血足而內熱自除。

方已見脾部

產後固多虛寒。然去血過多。則陰虛而反生熱者有之。大產間有之。若小產則每以觸損傷折而下。尤多傷於血分以至此。脈必洪大而虛。然非可以寒涼治也。蓋後天氣血。生於脾胃。產血過多。脾之所生。不足以繼之。則血脈空虛而孤陽獨治矣。芪歸甘緩補脾。而藉歸之辛潤以滋血。使氣倡而血從。此補血之良方也。與四物之意不同者。四物補肝。使血不失所歸。此補土以滋血而歸之肝也。用芪五倍於歸者。芪味薄而歸味厚也。況產後氣亦未嘗不虛。故凡產後而忽大熱面赤。煩渴引冷。晝夜不退。脉大而虛者。此方爲寶。

羊肉湯　仲景

治產後發熱自汗。肢體煩痛。名曰蓐勞。及產後腹中㽲痛。并治寒疝腹痛。及諸虛羸不足。按此則產而氣血兩傷。內大虛寒而外作虛熱者。故急宜以血氣之類。大煖補之無緩。

羊肉一斤。甘辛。大補命門之火。以生肝木。又血氣之類。以補血氣也。生薑五兩。辛溫。補肝以益生生之氣。且合當歸用之。則氣爲血倡。有以萃肝血也。當歸三兩。甘辛溫。滋潤。生血而歸之肝。以布之臟腑百脉。此三味金匱本方。煖補氣血。而虛寒之氣自除。內寒既除。則外之虛熱。亦可自止。但此漢人分兩也。若以今之分兩約之。則羊肉六兩。生薑一兩五錢。當歸一兩。可便後人加味。顧亦不必太拘。羊肉則用今之一斤可也。

血露疠痛中寒只用本方。如發熱自汗甚加黃芪。一兩○以下用今分兩。補氣斂汗。且能生血。人參七錢○補氣而亦能生血。惡露不盡。加肉桂。五錢○辛熱補肝以行氣。去積瘀。去血過多。加川芎。辛溫。亦以行血中之氣。而其性上行。使血不泄於下也寒甚冷痛。加吳茱萸。辛溫而守下部。以去衝任積寒。陰虛熱盛不止。加生地黃。以滋陰血之本。入薑歸隊中。不以寒忌也。氣滯。加細辛。以行肝腎之氣。其分兩隨意斟酌。舊法將羊肉煮汁去肉。入諸藥煎服。宜吹淨油膩。用清汁爲妙。

婦人產子。血氣撓亂。陰陽並傷矣。是猶風撓山而落實取材。其爲蠱也。而有形之血其傷爲多。傷已甚則峻補之。亦涉大川也。有形之傷。補之以形。羊肉大用辛溫。以助其生氣之源。生薑當歸皆以生陽於下。命門強而肝氣有本。命門潤而肝血有滋。肝木榮而血氣漸復。陰不攣寒。不疠痛。陽不游散。不發熱自汗。是亦先甲後甲。而終則有始之道。肝木亦甲也補命以生氣。先甲也。助脾以滋血。後甲也。後人加用參芪扶羸之道盡矣。

生地黃連湯 海藏

本方以治婦人血風。血風者血中伏火。鬱勃生風。由去血過多。陰虛生熱。其症循衣摸床。撮空閉目。揚手擲足。錯語失神。脈必弦浮虛數。亦有弦數而不虛浮者要之以三焦伏火。連及心包也若婦人平日嗜酒喜辛。腸胃素有積熱。產後每有此症。半產尤多得此。
予嘗治一婦。羣醫無措。予獨用四物加梔子芩連。衆
皆愕然。以爲不可。乃一劑稍靜。又以其大便祕結。已
數日。更加大黃數劑。便通而後愈。如執產後不得用
寒涼。則此病不可起矣。是知對病用藥。經曰有
故無隕亦無隕也。胎前如此。產後何獨不然哉。

防風一錢。祛風於周身。無所不達。**當歸**一錢五分。滋血養
陰。究以此爲主。
生地黃七分。生用。乃可以滋腎水。而交於心。心包以靖心火。益心血。**川
芎**七分。行血中之氣。且能助防風以祛風。
白芍七分。陽浮欲散矣。必賴此以斂之。**梔
子**三分。以去三焦伏火。心煩生用。惡露不止炒用。
黃芩三分。以靖肺火。煩而氣促生用。大便秘炒用。
黃連三分。以靖心肝火。心火煩盛生用。肝火同吳茱萸炒用。
大黃三分。蕩腸胃之火。脈實而大便秘者加用。脈虛者去之。

產後宜用溫煖。常也。不得已而用寒涼。變也。凡有積寒積風積熱積濕積痰積火。每於胎產而併發焉。胎產血氣乍虧。正氣虛而邪之伏者乘間而作。有因產而積疾以愈者。有因產而得疾轉加者。養之得失也。此論前人所未發。素有積熱。因血破陰虛。而熱病乘之。熱盛生風至於神亂。循衣摸床。撮空閉目。揚手擲足錯語心煩。壯熱不止。皆神亂之症也。再助以溫。是以火救火矣。故主四物湯而佐之以梔子芩連。疏蕩之以防風大黃。病以當藥。無傷於血氣。由是以推。爲變無方。何庸執一端之定見歟。

愈風散 華陀

治產後中風。口噤瘛瘲。角弓反張。及血暈不省人事。四肢强直。或心頭倒築。上吐下瀉。按此因產後血虛復感於風。風邪乘虛而入血分。入於經絡。則瘛瘲反張。入於心包。則血暈不醒。入於三焦。則衝心吐瀉。此兼感外淫。與上方所治血風。生於積熱。動於陰虛者。又不同也。

荊芥穗 去梗焙研。○色紫入肝。去血中之風濕。解血分之蘊熱。故主治血風血暈。專用穗。辛散而有補瀉之意。

每服三錢。童便調。 童便之鹹。能補心散瘀。引藥入血分而走三焦。故導以達於下。○口噤則挑齒灌之。齗噤則荊芥穗不研末。只用童便煎。攤待微溫。灌入鼻中。

血虛能生風。而又感於風。則有中風之症。治以荊芥。藥微而効大。毋忽視也。

四物湯

方已見肝部

海藏治妊娠傷寒及諸雜症。多用四物爲主。加味以治病。其方多以六合名。如傷寒無汗。以四物加麻黃細辛。太陽自汗。加桂枝。濕毒發斑。加升麻連翹。少陽寒熱。加柴胡黃芩。便閉氣滿。加大黃桃仁。大渴心煩。加石膏知母。拘急腹痛。加附子肉桂之類。大抵依仲景分經法。而加之四物湯中。固屬斟酌活法。此不盡舉也。然以有故無隕言之。則竟用仲景本方何害。以更當斟酌思之。則病情又非其加減法所能盡當也。姑述大意於此。以隨人之變通焉。綱目云。四物與桂枝麻黃白虎柴胡理中四逆茱萸承氣涼膈等。皆可作各半湯。劉河間云。大抵產病天行從增損小柴胡湯。雜症宜增損四物湯。當詳察脈症而變通之。由是言之。則固不必規規於六合之法矣。

參朮膏 丹溪

治產後胞損成淋瀝症。按此所謂胞即膀胱也。丹溪曰收生不謹。以致損胞而得淋瀝。有徐氏婦壯年患此。因思肌肉破傷。在外者且可完補。胞雖在內。理亦可治。診其脈虛甚。乃悟難產多是氣虛。難產後尤虛遂以此方峻補。極飢時服之。一月而安。蓋令血氣驟長。其胞可完。若稍遲緩。恐難成功也。

人參二錢五分　白朮二錢　黃芪一錢五分　茯苓一錢　陳皮一錢

桃仁一錢　○參芪朮茯皆大補其氣。惟用陳皮以行之。而桃仁引入血分。資其去瘀生新。蓋氣足則血肉從之而自長矣。

甘艸炙五分　煮豬羊胞取汁入藥煎服。以胞補胞。以血氣補血氣。亦本張仲景羊肉湯遺意。

人之有生而成形也。一氣所滋息而已。是故氣來而日滋。胞雖傷可補。其不用歸芎何也。曰用歸芎則泛補氣血也。丹溪思之審矣。

蓖麻子餅敷法

治盤腸生及胞胎不下者。

蓖麻子合許　巴豆三粒　麝香少許　合搗爲餅。盤腸生者。解髮用餅貼頂心。下用盤承腸。以麻油輕手摩之。徐徐送上腸自收入。若胞胎不下。則用此餅貼足心。胞胎自下。亦效。

清魂散嚴氏

治産後惡露已盡。忽昏暈不知人。按惡露未盡而中風。風專乘血分。愈風散可治。惡露已盡而中風。則是氣血兩虚矣。故須兼補氣之藥。

荆芥一錢。疏血中之風。　川芎五分。行血中之氣。　人參三分。補氣且以生血。　甘艸三分炙。以和補氣血。　澤蘭葉三分。苦辛甘寒。色紫。入血。芬芳行氣。且其辛潟之氣。亦能滋血云。

爲末。溫酒調下。更燒漆器。或淬醋石於床前。皆醒昏暈。

荆芥川芎澤蘭葉皆辛。補。人參甘艸皆甘緩。風乘肝虚。辛以補之。甘以緩之。氣行而風散。氣足而血滋。謂之清魂。主肝言。胎産之事。始終皆惟肝所主也。

三合散 劉河間

治產後日久虛勞。按虛勞見於產後日久。是則因產而氣血兩虛。氣血虛而不爲治。積之日久。乃成虛勞也。陰虛而生內熱。陽虛而作外寒。始之不覺。或加以七情勞役。則日熾而轉深。至於內而骨蒸。外而畏寒。四肢疲倦。飲食減少。血脈不周。容色不華。肌肉消鑠。毛髮枯槁。勞瘵病成。難以治矣。此合四君子四物小柴胡三方爲一。故曰三合散。圖之於早。此方爲良。次則逍遙散亦可用。

人參二錢。補氣生血。此方宜重用此。 白朮一錢 茯苓一錢 甘艸一錢炙。此四君子以補氣。而人參爲主。

當歸二錢。本四物君藥。 生地黃一錢。宜用生不當用熟。 川芎一錢 白芍一錢。此四物以補血。合四君子爲八珍湯。一燥一潤。慇每覺有不愜意。然此方不得不合用。但勿用熟地。

柴胡四錢。方中宜推此爲君。以六能升拔少陽之氣。而散浮游之陰翳。非徒謂其能退骨蒸也。黃芩一錢　半夏一錢五分。通陰陽之道路。去痰涎之壅塞。故宜稍重用之。陳皮八分　生薑一錢　大棗三枚。用薑以宣達陽氣。用棗以厚和脾土。非如俗所謂藥引已也。柴芩半橘薑棗合之參草。即小柴胡湯。

產之破血。人所共知共見。而努力開張。未有不傷氣者。此在氣體厚而能養者。固旋復其故。若體薄失養。加以情思勞役。則由蓐勞而漸成羸瘵者有之矣。始或勉强自持。至於氣血日憊。則陽虛外寒。用參芪以補氣。無形之氣或稍復。有形之血卒難生。氣亦不能獨支也。陰虛內熱。用地骨桑皮以退熱。歸地以滋陰。陰待陽倡。血從氣治。不然。血無由可足也。偏於補氣。或反生熱。偏於滋陰。乃至瀉泄。知以陰陽兼補矣。如用八珍湯而血氣兩傷者。其陰陽久成睽革。故或上而泥膈。或外而增熱。或投之不見其效。或暫效而旋復無功。謂之不任受補。抑知陰陽未治。則氣血不相倡隨。陽不生於下以升於上。其熱不除。陰不霽於上而沈於下。其寒不止。是故四君子以補氣。四物以滋血。而協之以小柴胡湯。則於是陽升陰降。柴胡升陽於上。而散上之陰翳。黃芩降陰使下。而去下之熱鬱。道路通達。半夏陳皮皆所以通達其道路。氣血交滋。此則藉四君子四物之功。而又薑以補肝。棗以和脾。爲助也。而疾庶幾可愈。

逍遥散

產後成勞。每有起於七情者。則傷於肝心脾三臟。而血分受病爲多。可用逍遥散。勞熱甚者加味逍遥散。凡胎產病。實多主於肝也。

方已見肝部。

血以氣行。氣亦以血榮。血傷而肝木躁急。則生氣枯索矣。況又或有以鬱之乎。當歸以歸其血。煨薑以彊其氣。所以補肝之正。皆辛以補肝。而血氣並行。苓术以培其根。補土亦以補肝也。木根曰术。苓伏地下。松木之精魄。木以燥濕。苓以滲濕。濕行而血生。猶木根在土。而吸其土膏也。柴荷以達其枝。所以升少陽而達生氣於堙鬱也。柴胡升陽氣於至陰之下。而消其陰鬱於浮陽之上。薄荷芬芳條達以升其清氣。皆使氣血榮於枝葉也。芍以酌之。恐其過散。酸以斂之。艸以緩之。恐其過急。甘以緩之。肝木榮敷。生氣暢遂。所以逍遙也。以調經血。以治蓐勞。有不宜者乎。

通脈湯

治乳少。或無乳。古方用豬蹄木通。或豬蹄土瓜根木通漏盧。或滑石穿山甲王不留行皃公英。是皆有効。然不若此方爲得其本。

生黃芪一兩。乳卽經血所化。血下溢於肝則爲經。釀成於胃則爲乳。而兩乳則陽明胃脈所經行。肝脈交於脾。脾脈絡於胃。故乳得從胃化而出。是欲釀乳。補胃爲本。黃芪充胃氣而壯衛氣。甘緩益土。生用則行。故能通也。

當歸五錢酒洗。乳本血也。當歸辛潤滋血。而惟血所歸。又所以爲乳之本。合生芪卽東垣補血湯氣倡而血從。血充而乳足。**白芷**五錢。辛溫色白。行陽明胃經。宣木氣於土中。達血脈於經隧。除血中之壅滯。故用以爲佐使。**豬蹄**二隻。舊說須七孔者。然可不必。但要公豬前蹄。若後蹄則少力。母豬者不足用。蓋前蹄爲全身筋力所在。味甘鹹平。能補氣血。養虛羸潤肌肉。又水畜也。故善通經隧能通乳汁。又以血氣補血氣。古人多用之。**煮湯去油**恐油膩能滯經絡且滑腸**煎藥服。覆面稍睡。効未効再服。**新產勿遽用豬蹄湯。只宜半水半酒煎服。體氣壯加紅花五分。以消行惡露。

治貴探本。乳少者血不足。其本虧也。故此方以補養氣血。乳自可釀。若血本不足。而強通之。如木通穿山甲之類。**一時雖通。只如聚斂貧民。後終不能繼。且乳汁清薄。亦不益兒。**

徒傷母之氣血耳。如氣血本強。經絡偶滯。致乳不通。又當別論
廣濟方煮豬蹄湯。加土瓜根木通漏盧各三兩。以粳米葱豉煮稀粥服。亦可酌用。

返魂丹 產寶

治胎前產後。月經不調。赤白帶下諸病。又能消疔腫散乳癰。按此方人盛稱其功。似比神明。然謂無益固不可。大功亦未數見。姑備之。

益母草花正開時。連根收採陰乾。方書以五月五日。六月六日。或小暑日。採此不必拘。用花葉及子。石臼搗末。蜜丸。或搗汁入砂鍋文武火熬膏忌鐵。○方莖赤節。辛苦微寒。與蘭草澤蘭同類。能補肝和脾。燥濕行血。去瘀生新。宜於婦人。爲經產良藥。故名益母。但性緩多服乃効。○方書云。胎動腹痛。下血不止。當歸湯下。橫生逆產。胎衣不下。炒鹽湯下。產後血暈。口渴狂言。產後

中風。失音口噤。及血塊奔痛。時發寒熱。面赤心煩。或鼻衄舌黑口乾。並童便和酒下。產後喘嗽。惡口吐酸。脇痛無力。酒下。產後瀉血。棗湯下。產後痢疾。米飲下。產後崩漏。糯米湯下。產後帶下。膠艾湯下。產後二便不通。煩燥口苦。薄荷湯下。凡產後童便化下一丸。能安魂魄。調經絡。破血痛。常服可調經。令人有子。按此亦各視其所用湯引之功。若泛泛煎水。則亦無怪其寡効。

此丸固有養血去瘀之功。亦藉他藥以佐之。胎前產後皆可備用。又產後交骨合有遲速。或三四日。或旬日。合時有作熱者。俗曰發焙。蓋非作熱一番。筋骨不易合。權此不必詫異。妄用湯藥。惟歸芎湯及此丸。用童便酒服之。却有益而無害。倘有外感。則又當治外淫。察輕重本末而施治。不容以一例視也。

卷之八終

醫林纂要探源卷九目錄

方劑

嬰兒部

蘇合香丸　大青丸
白餅子　惺惺散
大連翹湯　利驚丸
理中湯再見　人參毓神湯
開關左右散　防風導赤散
蟬蛻鈎藤飲　當歸散
花火膏　蟬蛻散
六神散　抱龍丸
白銀湯　紫霜丸

蜘蛛膏　使君子丸

化蟲丸　檳榔散

烏梅湯　烏梅丸再見

凡五十四方內復見四

痘疹部

惺惺散再見　參蘇飲再見

升麻湯再見　宣風散

十神解毒湯　羌防散鬱湯

桔梗荆芥湯　桔梗麥冬湯

木香散　巽功散

枳殼湯　寬中散

麥門冬湯　滋燥養榮湯再見

保嬰八補湯　八珍加木香牛蒡子湯

八珍加黃芩知母湯　八珍加麥門冬五味子湯

八珍加肉菓木通湯　木香歸蟬散

桔梗消毒湯　柴苓湯再見

益元散三見　內滌湯

韶粉散　玉髓膏

麻疹部

黃連杏仁湯　黃芩知母湯

普濟消毒飲再見　四物湯四見

芎芩湯　香連丸再見

養陰消毒湯　蜘蛛膏再見

桔梗消毒湯再見　栗枝洗法

四物加麴湯

凡十九方內複見十

醫林纂要探源卷九

婺源汪　紱雙池輯
後學單芳宗香輪梓行
董鴻起靜菴
程鸞池愚亭仝校

方劑

嬰兒部

小兒之疾。與大人同。但口未能言。又脈氣未定。難於診察。故昔人謂之啞科。錢仲陽脈法言脈亂爲氣不和。弦急爲傷食。沈緩爲虛。促急爲驚。浮爲風沈爲冷。水鏡云。三部逆順難明。須辨虎口三關。凡未至三歲。看男左女右。虎口第二指根。第一節爲風關。若脈見病初交。第二節爲氣關。脈見病深重。第三節爲命關。脈見死不治。其紋見色青爲驚。色赤多熱。急驚。紅黃爲食積。淡白爲疳。紫黑爲寒爲漫驚。又云三關青者四足驚。赤者水火驚。黑者人驚。紫色瀉利。黃色雷驚。脉紋入掌心內弔文。曲向裏風盛。曲向外食積。上蒸。如線一直。驚熱。三條或散者風痰。愚按虎口經脉上出指尖。亦太陰肺經所分行。驗其脉色。以察病症。固亦猶診太淵寸口之意。但此經脉文色。有皮厚雖病而不見者。有皮薄無病而亦見者。有無病而紋透三關者。是亦未可盡據。又徵之面而分五部。左腮爲肝。右腮爲肺。額上爲心。下頦爲腎。鼻上爲脾。此亦仲陽之法。然額上屬心。下頦屬腎。鼻上屬脾。可準。而兩腮分屬肝肺。則難準。莫若口議所云。五位氣色。總見藍青色者。驚積不散。欲發候火。紅色者。痰積壅盛。驚悸增進。黃土色者。食積癥傷。欲作疳疾痞癖。灰白色者。大腸滑泄。水穀不分。欲作吐利。慘黑色者。臟腑欲絶。其疾危惡。其兒不久也。大概面部如印堂山根見青黑色。多主驚怍。人中見黑色主蛔。黑氣繞口者多死。面頰赤多主火熱。餘可類推。難以細分也。至於太淵脉法。則未及三歲者。皆以一指意分三關而以八至爲平。九至爲過。七至爲不及。四歲以後。用一指滚轉别三部。七歲以後。可稍移指診之。成童以後。則與大方脉同矣。小兒之疾。惟臍風與急漫驚風及變蒸之候。異於大人。茲則輯其最要於用者數方於左。其餘風寒食積。皆與大方脉同治。可無贅述。又古方治小兒病。每多用金石香竄峻利之藥。恐非柔脆之體所勝。又非貧家所能猝辦。故茲亦不多及云。

朱蜜法 附後方

小兒初生。口有液毒瘀血。宜於啼聲未出時。急用緜裹指爲拭去。不然則嚥下。使兒多愚且生瘡疹。然倉猝之際。不及如法。則用此解之。

甘草細切　黄連細切　硃砂細研　蜂蜜各少許　宜預備分器貯之。收生之際。急以沸湯泡甘草。以緜裹指蘸甘草汁拭兒口。次用泡黃連汁拭兒口。又次以蜜一蜆殼和硃砂抹兒口中。可鎮心安神。且解胎毒。按此方固可解胎熱之毒。然有胎中帶寒者。則黃連非所宜。故有用淡豉汁者。或濃茶者。此皆察母之體氣。可以隨宜而施之於其子。又俗有用艾火灸百會穴者。此則恐反致火毒。尤非所宜。不可從。

白龍糝法 直指方

小兒初生翦臍法。視其實者深之。弱者則淺之。昔人云。斷臍不盈尺。一攏之內。隨其根蒂自落。其或有翦臍不慎。傷於外風。致臍瘡不乾者。可用此傅之。

白礬 收濕且能益心。　龍骨 歛氣且能安神。　絲綿 歛瘡口且能禦風去寒。　各少許。煆研末。燒綿灰合之。以糝臍上。每日換尿布時。仍展視加糝。　臍濕自乾。且可免臍突及風症。又方用枯礬三錢五分。硇砂五分。硃砂二分。麝香冰片各五釐。按冰麝香竄。恐兒體弱。則非所宜。尤恐反引風入裏。不如此方之穩。

茶清拭法

小兒七日之內。臍風撮口。鮮有活者。宜預審視其口中。齒齦之上有小白泡子。如粟米狀。是則胃中風熱所變見。乃臍風撮口之兆。須用此法可免。

濃煎好陳細茶甘苦寒。而氣味輕清。能升清陽於上。降濁陰於下。祛風蕩熱。用青布裹指。資藍靛之氣。以舒肝風而靖心熱。蘸茶拭兒口中。擦破其齦上之粟粒小泡。撮口可頓開。甚効。

甘草湯

治噤風撮口。

取吐風痰。

生甘草一錢濃煎汁餧之。取吐風痰後。取豬尾血少許。點入口中。甘草生用。散而有補。解毒而不失之寒涼。雖可涌吐。而能緩肝之急。豬尾血取其掉動不止。爲全身血脈所注。故能通血脈。古方用豬尾。或用豬乳。不然也。○右方瓜蒂散。控痰散。多失過刼。不若此之平穩

控痰散用蠍尾銅青硃砂膩粉麝香。茶調下。

益脾散

治小兒噤風。用甘草湯吐痰後。可與此湯以和脾胃。噤風者。眼閉口噤。啼聲不出。舌上齶上。聚肉如粟。不能飲乳。大小便通而口吐白沫。此脾胃有風寒滯鬱。得自母胎產時復爲風邪所搏。則鬱而成熱。變見於喉舌間。故二便通而口上噤。百二十日後。宜防此症。

人參　白茯苓益元氣。厚脾土。　木香　陳皮疏肝和胃。通理上下。　草果煨　厚朴去陳腐。開鬱積。破堅結。　蘇子炒。散外邪。降逆氣。　甘草炙和中。等分爲末。每二錢薑棗煎服。此和平之劑。自有殊功。多服無害。右用辰砂膏。以辰砂硼砂牙硝元明粉全蝎珠麝治風噤。愚按此症宜屬胃寒。故口吐白沫。而二便通利。其似乎有熱者。乃外風激之耳。辰砂散藥。多寒涼。似非所宜。如熱重不得已用之。亦只可少許塗傅乳上。使兒吮之。

蟬蠶散

治小兒撮口症。撮口者。面目黃赤。舌强脣青。氣息喘急。啼聲不出。聚口緆面。不能飲乳。初生七日內每見之。甚者腹脹青筋。攣急引痛。若口吐白沫。四肢冷者多不治。此由胎氣挾熱。母食辛熱之物。至轉生熱風。又或胎受驚氣。兼之產時風邪入臍。內外搏擊。而成此症。最爲惡候。

蟬蛻去嘴腳炙四個○甘寒。能緩肝和脾。殭蠶去絲嘴焙四條○甘辛鹹。祛風勝濕。補心安神。清肺瀉熱。補肝和胃。通利經絡。全蠍炙去毒一錢○辛酸鹹。專入肝木。主治諸風。茯苓五分○安心神。利小便。此症多不小便。故宜加用。鈎藤鈎一錢○甘苦寒。緩肝風。抑相火。主治驚癇瘛瘲。胎風客忤。硃砂少許為末每服一錢取竹瀝調下。竹瀝甘寒。通行經絡。若倉猝間竹葉亦可用。○此方本古殭蠶膏方而斟酌之。治撮口症最為平穩。其有初生小兒便不能飲乳小便。犯此症者。先用葱白三四寸。和乳搗蒸。抹兒口中。即能飲乳。乃繼服此可也。

龍膽湯本千金方。此從楊氏加減。

治胎驚。月內氣盛發熱。臍風撮口。血脈盛實。四肢驚掣。發熱大吐。及變蒸不解。客忤驚癇等症。凡十歲以下。皆可酌量輕重服之。按臍風症亦多由母腹中經受風濕。或多食辛熱。或房慾不禁。或偏食生冷。或感觸驚駭。皆爲兒病之原。至產下斷臍之頃。又或爲水濕風冷所乘。外淫自臍而入。內外搏激。遂令腹脹臍腫。身重肢弱。日夜多啼。不能飲乳。甚乃發爲風搐矣。然此症亦有寒熱虛實。內外輕重。非可一例治。如兒身熱塡胸。欬症盛實者。則可用此。若臍旁靑黑。爪甲黑者。爲內搐。甚重。死不治。

龍膽草　鈎藤鈎　柴胡拔在下之淸氣而升之　桔梗降在上之逆氣而下之。　甘草炙。○厚其中之正氣而和之。　白芍陽氣過亢。爲之斂之。　茯苓心火惝怳。爲之安之。　麥門冬淸肺寧心。　防風疏肝和脾。且逐外淫。以上各五錢。○此一味直指方所加。　黃芩　大黃煨以上各二錢半○蕩除肺胃之熱。　剉散。每服視兒大小爲輕重。如百日內者。每只服錢許。稍長略加之。○舊方有蜣螂。直指方去之　加大棗煎服。得利則止。此兒多熱。熱則便秘。得利則止。不可過服。

此治臍風驚風噤口諸症之多熱者。

天麻丸

治臍風鈎腸鎖肚撮口諸症。或胎氣本寒。剪臍時復感風冷水濕。致令腹脹臍腫。四肢柔直。日夜驚啼。不能吮乳者。故以溫中逐痰祛風爲治。

天南星泡二錢○辛苦。潤腎補肝。祛風去濕。破滯通關。白附子泡一錢○辛甘。主祛陽明經之風。能逐寒痰。治搐搦。天麻一錢○辛溫。主治肝風。上達巔頂。止四肢搐搦。五靈脂一錢○甘鹹。活血散瘀。定驚止癇。通利經絡。全蠍焙一錢　巴豆霜少許○辛鹹。可驅逐沉寒。宣達關竅。牙硝一錢○辛苦鹹。能軟堅攻積。合巴豆霜用之。能破積而不致泄瀉。

防風五分〇舊方用輕粉。今改為末。米糊丸如麻子大。此以疏肝和脾。且去外淫。
每服三丸。薄荷生薑煎湯化下。生薑去寒。薄荷祛風。
此治臍風驚風撮口諸症之內寒者

沉香天麻丸寶鑑
治小兒因驚發搐痰多眼白。瘈瘲筋攣。
方已見風部。此治因驚成風或母腹受驚氣。或觸於客忤。因膽火而動為肝風也內不足而為寒者。故附子川烏益智仁當歸生薑。以大補肝腎。滋養氣血。以祛其內寒。二活防風天麻。以捍其外忤。半夏沉香。以通陰陽上下之氣而順之。殭蠶以理之虛甚者加人參可也。此有眼白之症，則近於漫驚矣。故屬之內不足而宜溫補。

風引湯 金匱

治小兒驚癇瘛瘲。日數十發。

方已見風部。此治以風成驚。風乘肝虛，肝動膽火，或因動於外感，或由觸自客忤。外有餘則生熱者。重以鎮之。滑石靖三焦火，石膏靖肺胃火，寒水石靖心火，紫石英益心肝之血，白石脂墜肺胃之痰，赤石脂去血中之瘀。風火動搖，重所以鎮之。寒以蕩之。滑石石膏大黃皆以蕩除邪熱。辛以補之。乾薑桂枝石膏大黃皆辛以補肝。酸以斂之。龍骨牡蠣皆濇而斂。甘以和之。要以去風除熱而鎮安心神，則驚定矣。此症日數十發，是急驚也。故屬之外有餘而宜靜鎮。

省風湯

治驚風噤口。筋脈攣急。抽掣不止。風痰實盛。旋暈殭仆。恍惚不定。神志昏惑。按驚症皆屬肝風相火。小兒初生。於時爲方春。於象爲萌芽。正肝膽用事。風火交煽而動之候也。然質方柔脆。而過於風火。則其本反傷矣。此所以多驚風之症。風所由動。或兼自外感。或內有偏勝。則治法亦審症而後可施。如錢仲陽之瀉青導赤益黃瀉黃瀉白六味諸丸散。已分見各部。皆可選用。大抵自外感者易治而症多急。由內發者難治而症多緩。錢仲陽云傷風後而發搐。口中氣出熱呵欠頓悶。手足動搖。當發散。大青膏主之。傷食後而發搐。身體溫。多睡。或唾。不思食。當先定搐。白餅子下之。又驚風搐搦。而用藥鎮墜太過。風痰不散。與氣相逆。搐不能定。則當下轉氣疏風之藥。溫膽湯加棗仁服。次省風湯化蘇青丸服。溫膽湯已見肝部。茲錄其數方於左。

天南星生用四兩○生用極妙。蓋全其辛熱之性，助生氣也。防風去蘆四兩○以大疏其風。甘艸生用一兩○因前此鎮墜太過。故此皆資生氣，以轉爲升提也。半夏米泔浸一宿一兩○此只用泔浸，亦是生者，復生陽之氣於陰中，以達其出入之道，不止爲去痰而已。黃芩去粗皮一兩○只此一味降其動搖之火。右㕮咀，每服二錢，生薑一片，煎服。此用薑以稍制星夏之毒。

治驚之藥，多用重鎮，鎮重太過，生氣反鬱，有鬱而傷內成漫驚者，此方見幾而轉爲疎風，且助肝氣，去其壅鬱，驚搐亦可自平也。

青州白丸即蘇青丸

凡治急驚。用寒涼攻墜太過。轉成漫驚者。急宜用上方及此方。

方已見濕部。此用治小兒風痰相挾。其勢有甚急者。此方一於辛溫。南星半夏白附烏頭皆辛溫之藥。補肝祛風藥亦甚峻。然制之能使就平和。用泉水浸擺。日曬夜露。經歷旬日。是以能制之使平和也。故可用以轉。甚危之症。治驚風用薄荷湯下。用此調蘇合香丸服。又名蘇青丸。

蘇合香丸

治吐瀉驚癇。客忤鬼疰。或者有効。然芳香竄。恐非益小兒生生之道。特因前方有蘇青丸之說。姑錄於此

蘇合油　冰片各研一兩　木香　檀香　沉香　丁香

香附炒去毛　麝香研　硃砂研　犀角剉屑　白朮　蓽茇　訶黎勒煨取皮各二兩　爲末。和蘇合油煉蜜丸如梧桐子大。原方有安息膏薰陸香安息香非藥肆所有。有亦不眞。徒空名耳。故去之。

大青膏

治小兒因傷氣傷風而發搐者。口中氣熱。呵欠頓悶。手足動搖。當發散之。

天麻一錢　白附子一錢生熟各半　蠍尾五分。○取其有發毒之意。　青黛一錢　烏稍蛇酒浸取肉焙乾五分。　天竹黃五分　硃砂少許　麝香少許　生蜜丸如粳米大。同牛黃丸用薄荷湯化下。牛黃丸已見風部此方不見有發散意，但祛風解熱之意有之。

白餅子

治小兒夾食傷寒，發熱嘔吐噯氣搐搦肚痛者，用此推下食積，再加發散調治。

滑石一錢　輕粉五分　半夏一錢　南星一錢　巴豆二十四粒去皮膜用水一升煑乾研細粉用

糯米粉丸如菉豆大，量兒虛實大小酌用，或一丸三丸五丸，空心紫蘇湯下，以利爲度，後用惺惺散，或參蘇飲調治。參蘇飲已見風部。

推蕩食積，不嫌稍峻，用之當病而有度，用之可也。

惺惺散

搐搦發熱而兼嘔吐。既爲之利下，則又恐轉傷中氣而致漫驚。用此方急爲調理之。

天花粉 內熱必傷肺。此解胸膈之熱。 **桔梗** 去肺邪。降逆氣。 **白朮** 補中燥濕。理氣血。 **茯苓** 安心神。理脾土。 **人參** 補中氣。和五臟。 **細辛** 通滯氣而升陽氣於陰中。 **甘草** 炙。和中。 **白芍藥** 瀉肝火。斂陰氣。 **等分每服一錢水煎**

此方調治有法。凡吐瀉有熱發搐恐轉漫驚者宜用之。

大連翹湯

治小兒壯熱。小便不通。瘡疹丹毒諸症。亦治臍風。凡兒初生有熱在胸膛。頻頻伸引。呃呃作聲。努氣不息以致臍突赤腫者。多由其母好食辛熱。或受驚悸。遺爲胎毒胎驚也。可服此湯解之。

連翹 一錢五分○若寒。主能散心及三焦之火。 **瞿麥** 一錢○若寒。瀉心火利小便。去瘀通淋。

荆芥一錢○去血中之風濕。木通通心火於小腸。赤芍斂血分之陰。去血中之熱。當歸　防風　柴胡升拔少陽之生氣。滑石蕩三焦之熱。山梔仁寫心而去三焦屈曲之火。蟬蛻解皮膚風熱。甘艸炒○各一錢

黄芩五分　大黄五分○中熱甚用之。否則去之。紫草三分○血熱用之。不赤腫去之

每服一錢。詳症加減。

此方主去熱用藥亦不甚峻。凡臍風急驚熱多者可用。

利驚丸

治急驚風痰涌盛。發熱潮搐者。可用。

黑牽牛五錢　天竹黄二錢　青黛一錢　輕粉少許　白麪糊丸

如菉豆大。每用二十丸。薄荷湯下。

急驚熱甚者暫用。

理中湯

治漫驚漫脾風。吐瀉後轉而中寒者。宜用。

方已見寒部。

人參毓神湯

治漫脾風。神氣不守。目多白邪視者。

人參一錢　乾薑一錢　白芍八分　阿膠一錢　白瓜子仁七粒

冬瓜子也。

此方陰陽並理。安養神氣。方不必奇。藥不必峻。而可以扶危。

開關左右散

急驚偏搐。面青背冷。男左女右爲順。男右女左爲逆。如手心冷汗。眉攢腹搐。日夜不定。兩肩皆動。此病自內發者。其症最危。偏搐者此方開關。內搐者宜人參湯。及人參毓神湯。

赤足蜈蚣一條。中分爲兩片。各用葱汁浸一宿。焙乾。　全蠍一個。亦中分之。並各放兩處。

各分左右爲末。左目翻。左手搐。以左藥末吹入左鼻。右則用右。若左右俱。則兼用之。搐止後。服祛風順氣及補養之藥。右搐者順氣爲主。左搐者兼之養血。

防風導赤散

治小兒初見驚搐之症而熱向淺者。預以此理之。蓋初起多是心膽之熱。陽氣之至。多失於急。風搖火動。一或鬱之。一或觸之。則驚搐見矣。

生地黃 滋腎水以濟心火。 木通 瀉心火於小腸。 防風 宣達肝木之氣。 甘草 和中緩肝。 黃芩 保肺清肺氣。 赤芍 斂肝靖血熱。 羌活 助防風以達肝氣。且祛外風。 等分每服三錢 熱不甚者。去黃芩赤芍羌活。 竹葉 三片○達肝氣於四末。 燈草 三莖○降心火於下極。 煎服

此方最平穩切當。

蟬蛻鈎藤飲

治肚痛驚搐。啼哭不止。

鈎藤鈎　**天麻**　**茯苓**　**川芎**　**白芍** 各二錢　**蟬蛻**　**甘艸** 各一錢　**木通**　**防風**　**羌活**　**麥門冬** 各五分　**燈草** 三莖　**煎服**

已成驚症者。此方爲治。 夜啼有熱者亦可服。

當歸散

治夜啼。按小兒夜啼。多屬臟寒。心虛則神不安。胃冷則腹疠痛。水旺火不安。故啼於夜間。溫膽湯及此方宜用。如面青手冷。則中寒症也。溫膽湯已見肝部。

當歸 三錢。辛甘溫。滋陰而行於陽。能補肝寧心。非徒血分藥也。　**白芍** 二錢半。酸寒。斂陰。

然固肺氣。安心神。實能養微陽於陰中也。**人參**二錢半。以輔元氣。氣血足則心神安矣。**甘艸**炙一錢。**桔梗**一錢。降泄逆氣而下之。**橘皮**去白一錢。升提肝氣而上之。**半夏**一錢。開闔陰陽。通其道路。**茯神**一錢。安心神。**煎時時與之服。**

此方兼養氣血而安心神。中寒而夜啼。亦驚之漸也。宜此方。亦有中熱而夜啼者。其症暴啼不止。而赤脣焦。小便黃赤。亦驚之漸也。宜導赤散。已見火部。或三黃丸。人參湯下。三黃丸已見三焦部及火部。

花火膏

治中寒夜啼。

燈草剔花落。聚之。○燈草本能瀉心火。燃燈得膏潤而生花。燈明於夜。有心之象。而熄其花。則能使心火退安於、不妄。故治夜啼。此用意之巧者。不獨爲中寒、治也。硼砂一字　硃砂一字　和蜜爲膏。抹乳上。使兒吮之。

蟬蛻散

治風熱夜啼。

蟬蛻四十九個。只用後一截。按蟬鳴以腹。是其喙不鳴。而蟬鳴於晝。夜則無聲。故用其能鳴而不明之處。今試用其前截。則兒又夜啼。是亦造化之巧矣。又蟬蛻去風熱。兼能治驚。爲極細末。分作四服。用鈎藤湯下。

此二方皆方之巧者。而用之屢驗。且平和無害。

六神散

治腹痛驚啼。面青肢冷。口中冷氣。曲腰而啼。大便泄瀉。不吮乳。此亦漫脾之兆。宜預服此。

四君子湯加山藥 扁豆炒每服二錢。薑棗煎服。

此方最平和。

抱龍丸

統治諸驚。

甘草炙一兩半○標此爲君。調和五臟。 琥珀鎮安心神。破滯散瘀。 茯苓 人參 天竹黃甘淡。寧心安神。祛痰去熱。功同竹瀝。而主治驚癎。 檀香以上各七錢。辛溫。和脾利氣。 枳殼寬中破滯。斂陰降逆。 膽星祛風痰而能靖膽火。不過於烈。 白朮三味各五錢○健脾補中理血。 金箔五十片 合爲末 山藥半斤○甘濇。和中。斂精氣，平虛熱。煑爲糊和丸。辰砂二兩，淨水飛過。爲衣，丸芡實大。每服一丸，薄荷湯下。

小兒諸丸散中，此方最爲平正。急漫驚風，皆不妨用之。謂之抱龍者，肝爲青龍，爲心之母，而龍最易飛。此丸緩肝之急，而鎮安心神，使神魂相依而不妄動，故曰抱龍。

白銀湯

小兒微有驚風夜啼，體熱不安，此可通治。

紋銀不拘多少，或用銀器一件亦可。　薄荷去風　燈草除熱　煎水服。

尋常不必奇藥峻劑，只此亦自多功。以上皆治驚風。

紫霜丸

治變蒸發熱不解。并傷寒溫病汗後不解。胸有痰癖乳哺不進。乳則吐哯。先寒後熱。又治乳積。乳哺失節。大便酸臭諸症。皆可服之。

代赭石醋煅淬七次一錢○瀉心泄熱。鎮逆安驚。赤石脂一錢○瀉肝去瘀。固下斂脫。杏仁去皮尖五十粒○潤心肺。降逆氣。破堅結。發邪汗。開聲音。巴豆三十枚去皮膜去心壓去油取霜用○攻堅去癖。其力甚峻。此合赤石脂用。乃不致瀉損。先研杏仁巴豆霜如膏。乃入二石末研勻。以湯浸蒸餅爲丸如粟米大。百日內三丸。乳汁下。一歲五丸。米飲下。以微利爲度。

此方雖峻。用之有節。亦可止病。按變蒸之節。凡三十二日而一變。再變而一蒸。

變則上氣。蒸則發熱。臟腑以此而成。氣血以此而長。自初生後。三十二日一變。而腎氣成。初有志向。六十四日二變一蒸。而膀胱成。其發時耳與骫熱。耳腎竅也。而腎膀胱之脈。皆行於足下。九十六日三變。而心氣成。初能喜笑。一百二十八日四變。二蒸。而小腸成。其發時汗出而微驚。汗心液也。微驚者火氣未定也。一百六十日五變。而肝氣成。善怒。一百九十二日六變。三蒸。而膽氣成。其發時目不閉而赤。目肝竅也。赤相火動也。二百二十四日七變。而肺氣成。發聲學語。二百五十六日八變。四蒸。而大腸成。其發肌熱或微泄。肺主皮毛也。二百八十八日九變。而脾氣足。善飲食。三百二十日十變。五蒸。而胃氣足。其發不肯食。腹痛吐乳。蓋其序以天一生水。地二生火。天三生木。地四生金。天五生土。而六七八九十合而成之。十變之後。又有三大蒸。氣充四肢。以長碎骨。十變後六十四日爲一大蒸。共計三百八十四日。經脈成。手足便。能立能行。不汗而熱者。宜發其汗。大吐者微止之。不可別治。又六十四日爲二大蒸。共計四百四十八日。又六十四日爲三大蒸。共計五百七十六日。而蒸變畢。乃成人矣。凡變蒸時。輕則發熱微汗。其狀似驚。重則壯熱脈亂而數。或吐或利。或煩啼躁渴。輕者五日解。重者七八日解。兒上唇人中下。發小泡如濁珠。變蒸候也。與傷寒相似。但變蒸各有五臟徵驗。而傷寒自有寒、熱之症也。其因變蒸而續感外淫。則更宜審辨因症施治。若只變蒸不解。則微利氣可矣。

古紫霜丸以治變蒸不解。盎臟氣變動之際。宜鎮定其心神。安固其氣血。而隨之以推陳致新也。二石。可鎮心神。固氣血。杏仁巴豆霜。可推陳致新。而用之有節也。

柴胡人參湯

變蒸骨熱心煩啼哭不止。此可治之。

柴胡三錢○升提陽氣。 **人參**二錢○保安元氣。 **甘艸**炙二錢○調和中氣。

麥冬去心二錢。肅清肺氣。　防風一錢。預爲祛風。　龍膽草一錢。微爲去熱。　每三錢煎服。

在下者升提之。在中者安和之。在上者肅清之。而微去其風熱。蒸變之際。以此調之。最得其道矣。

當歸人參湯

治變蒸有寒無熱者。

當歸二錢。滋陰而行於陽。以足其血。　肉桂一錢。補命門而生肝木。以壯陽氣。　木香一錢。宣達陽氣於上下。　甘草炙一錢。以和其中。　人參一錢。保安元氣。　每服二錢。　薑補肝行陽氣。　棗補中厚脾土。　煎服。

是兒陽不足也。人猶木也。兒其句萌。故肝命生陽之原。陽不足則生不遂。無能改枝發葉。故滋之當歸 肉桂 達之。木香 而厚其土以培之。人參 甘草 枝葉可日新矣。亦良方也。

調氣散

治變蒸吐瀉不乳。多啼欲發漫驚者。蓋變蒸之際。血氣未定。則外邪易乘。內未定而邪外乘。則必深入。深入則乘所不足。乘所不足則驚風內作。故有因變蒸而成漫驚者。吐瀉不乳。是內不足而欲成漫驚也。急為補中而和調其氣。所以治也。

人參二錢。保安元氣。 甘草炙一錢。調和中氣。 香附疏行肝氣於血分。

橘皮疏行肝氣於氣分。 藿香理揮霍雜亂未定之氣。 木香以上各一錢。行上一下咲膈未通之氣。每服二錢薑棗煎服。

先天之氣腎命爲父後天之氣脾胃爲母水實生木而木託於土土氣薄則不任根株木氣生而土不任則生氣鬱塞而横戾變蒸之際吐瀉不止土氣不任矣此肝氣所以亂而成驚也厚和其土人参甘草而疏通肝木之鬱。香附橘皮霍香木香生氣可自遂矣以上三方皆甚有法度

代赭石散

統治諸癇按小兒癇症亦驚風也但猝發發則似生似死既而復醒如平人耳癇症已略見脾部痰類中其在幼科則又當論辨俗分五癇以面赤目腫齩牙吐舌心煩氣促者爲心癇面脣俱青兩目上視手足

拳攣抽搐反折者爲肝癇面黑塵晦振目視人口吐青沫不動如尸爲腎癇面如枯骨目白直視驚跳搖頭口吐涎沫爲肺癇面色痿黄兩目直視腹滿自利四肢不收爲脾癇此亦大略得之而要之其病或起於感冒或得自驚駭或停滯痰食或得之母腹起於外者易治得自胎受者難痊也得自感冒者其初屈指數數內熱生痰得自驚駭者其初驚叫大啼恍惚失志得自停食者其初吐乳不哺大便酸臭而總歸風痰阻滯流入奇經有時乘虛則犯於心竅五癇亦惟在心肝脾三經耳保嬰者見有內熱驚啼不乳諸症則當預防前紫霜丸或玉樞丹白銀湯皆可用大要亦與驚風諸症通治又癇將發時耳後高骨間必有青紋紛紛如線急爲抓破使血出啼叫則病氣自減亦是一法治此有辰砂散牛黄丸俱已見脾部痰類更錄簡易者數方於左

代赭石 醋煆淬研爲末水飛過晒乾待用 每服五分以白銀湯見前和金

箔少許調下。連進二服。良久兒脚脛上有赤斑。卽邪氣發出。其病隨瘥。無赤斑則難治。代赭石重鎭之品。能入心而瀉君火。入脾而去濕痰。入肝而平相火。加之以金銀之器。鎭心安神。故能使風痰不犯於心。而下流發於足脛也。足脛並少陽少陰經。有陽蹻陰蹻脈。是風痰所流溢處也。方有至理。而藥甚平。勿以其近而忽之

天南星散

袪風豁痰。統治驚癇。其分五癎陰陽。則以他藥爲佐治之

天南星一個重九錢以上者。就地作小坎。深入寸許。炭火燒通紅。以眞米醋半盞。灑入坎中。卽納南星於內。又以火炭密蓋之。更用盆蓋其上。一飯時取出。洗淨切焙。爲末量用。或一錢或五

分。如風癇肝癇用生薑四片○補肝氣去寒痰。紫蘇五葉○行肝祛風兼理血分同煎加豬膽汁少許和服。以靖相火如驚多及心癇用琥珀研一錢全蠍一錢石菖蒲五分同生薑湯調末服。琥珀鎮安心神。破結散痰。全蠍去風痰。斂心氣。菖蒲開心竅。如乳滯及脾癇用巴豆霜少許杏仁三粒同和以人參湯調末服。巴霜杏仁以去堅積。人參以補元氣。如痰涌肺癇用皂角末少許○清金去濁除痰。沙參湯調末服。沙參清補肺氣。如腎癇僵蠶用烏蛇乾肉一錢○資其穿竄經血。附子製熟者一片同炮薑湯調末服。欲陽復於下。則風可息也。已見癇症者此方可備用。

蠍虎散

統治諸癎。
頗有效驗。

蠍虎一條。搗死連血研。○守宮也。以其食蠍。故有此名。如蛇。四足。形似蜥蜴。色黑褐。常居人家屋壁穴中。故有守宮之名。又古人以其血和硃砂。塗宮人臂。紅色雖浴不落。一交男子則落矣。此用以治癎。一以其食蠍則得蠍之氣而能祛風逐痰。一以其穴壁間。則能穿竄經絡。入於奇經。以去其流溢之邪癖。一以其守宮。則能固護方寸紫宮。而可使邪痰不犯於心。且鹹能補心用血也。　硃砂鎮心安神。　麝香少許資其香竄。

搗蠍虎爛。和麝硃研。只作一服。薄荷湯調下。令睡一覺醒再用二陳湯。虛者用六君子湯。以調理之。雖久癎可瘥云。

癇症雖有分見總之風痰入犯於心心血不足心神不守而後風痰得而犯之此方可以足心血守宮帶血以補心血安心神守宮能守且其性靜伏又佐以硃砂卻風痰其食蠍得蠍之氣能祛風去痰搜經絡守宮善竄穴又佐以麝香是有驚有風有滯皆可統治繼用二陳以蕩餘痰用參朮以輔正氣治癇多方惟靈苑辰砂散已見脾部方用辰砂乳香棗仁代赭石散及此方體物甚精自有効也

磨消乳丸 巢元方

治宿食不消脾胃寒也按乳性本微寒顧小兒方純陽故無害若母嗜生冷而乳哺無節或宿乳滯餿則食之成寒積矣小兒自臍風驚癇數症而外惟傷食之病爲多疸疳蟲蠱之生亦多因食不節而起故輯

數方繼之

砂仁補命門煖脾胃陳皮行肝氣疏脾滯神麯炒穀芽炒三稜煨莪蒁煨○二味能入血分以破堅積故能消乳食○以上各五錢香附炒一兩○大行血中之滯氣而乳亦血也故用以消乳積爲末麪糊丸如麻子大食後白湯送下量兒大小或五丸十丸

方亦過於攻破但些少用之可也

保和丸

健脾消食化痰小兒能米食後如有積不化宜用此方

山查去核三兩○消肉食且能攻堅順氣故以爲君藥神麯消穀食解酒癖麥芽

消食化氣祛痰。**茯苓**健脾滲濕。**半夏**開胃氣。達肝氣。通關節。行脾濕。○以上各一兩。**蘿蔔子**微炒○降逆氣。消堅癖。**陳皮**行肝氣。疏脾土。**連翹**清心火。散結熱。○二味各五錢。**為末。煮麴和丸如菉豆大。米飲下。**此平平消積。或不欲過耗。

加白朮名大安丸。消而兼補。**體弱者加人參。**

藥味平和。消而有節。或猶疑蘿蔔子之峻。抑蘿蔔人所常食。子安得過峻也。**此方及健脾枳朮丸。**皆已見脾部及濕部。**皆良方也。**

枳實消痞丸 東垣

一積氣成痞。實由脾虛不能運化之故。故此方仍主補脾也。

枳實麩炒五錢○為破積治痞君藥。**黃連**薑汁炒五錢○破胸膈結熱。且能厚腸胃。**八**

參三錢　白朮土炒三錢　麥芽炒三錢　半夏麯三錢　厚朴薑汁炒三錢○大去陳莝以舒土鬱。　茯苓三錢　甘草炙三錢　乾薑二錢　蒸餅糊丸。

脾坤道也。坤順而健。故能含物化光。若脾氣虛怯。以致不能消物。而又攻削之過。則天地之氣。益以不能交而成痞矣。又何以能消積乎。此方惟君枳實。佐以黃連。而枳實實有斂陰之功。黃連能厚腸胃。皆非壹於攻破者。況佐之以四君子。所以厚坤土而配天行健也。麥芽神麯亦穀食之餘。消而不過。東垣之方。所以爲後世則也。

餘若木香丸檳榔丸之類。皆置不復錄。況巴霜大黃三稜莪蒁之峻。偶一用之可耳。可常服乎。

白朮散 錢仲陽

治消積已過。胃氣不和而吐瀉消渴。

白朮五錢 茯苓五錢 人參二錢五分 甘草炙一錢 藿香五錢○以理霍亂不和之氣。木香二錢○以升降上下之氣。乾葛五錢○渴甚者用一兩。按葛根能升拔陽明胃中之氣。以敷布於膻中。且能止泄瀉。非僅止渴而已。

渴甚去木香。腹痛甚加白芍。

此因下之過。而後議和補者。然急能和之補之則無過矣。

肥兒丸

統治諸疳，殺蟲，消熱。按疳病多因小兒欠乳，食穀喫肉太早，又乳食肥膩相褢，以致成積，兒之脾氣未足，不能運化，則積壅成熱，熱鬱生蟲，故疳者甘也，土氣之鬱也。疳之成積，必腹大筋急，色黃體瘦，此方可治。故曰肥兒丸。疳之病形，頭皮光急，毛髮焦稀，腮縮鼻乾，口饞脣白，兩目昏爛，揉鼻撏眉，脊聳身黃，鬥牙齩爪，焦渴自汗，溺白糞酸，腹脹腸鳴，癖結潮熱，酷嗜瓜果，或炭或米，或土或布，嗜酸嗜鹹，此不必全見，有犯數件，皆是也。昔分為五：曰心疳，多驚，身體壯熱，臉赤脣紅，口舌生瘡，胸膈煩悶，小便赤澀，五心煩熱，盜汗發渴，齩牙虛驚；曰肝疳，因風搖頭揉目，白膜遮睛，眼青多淚，頭焦髮直，腦熱筋青，躁渴汗多，下利瘡癖；曰腎疳，在骨，腦熱肌削，手足如冰，時作寒熱，腹痛滑瀉，口鼻乾渴，齒齦生瘡，爪青面黑，身多瘡疥；曰肺疳，氣逆。咳嗽喘急。壯熱憎寒。皮膚起粟。鼻癢流涕。咽喉不利。頤爛吐血。氣脹毛焦。瀉痢頻作。曰脾疳。因食身面俱黃。肚大脚細。中滿吐逆。水穀不化。泄下酸臭。合面伏睡。嗜食泥土。然疳雖有五。而總起於脾。脾土分旺五行。脾病亦分見五臟。至於轉變見症。則又有曰蛔疳。蛔蟲嚙腹作痛也。曰脊疳。蟲蝕脊骨也。曰腦疳。腦瘡腦熱也。曰乾疳。瘦瘁少血也。曰疳渴。壅熱煩渴也。曰疳瀉。腸鳴利不止也。曰疳痢。時痢惡物也。曰疳脹。頭面手足虛浮也。曰疳癆。五心煩熱成癆瘵也。此其病起於疳。而更他有所挾。失所調理。乃致斯極。又有曰無辜疳者。腦後項邊有核如彈丸。按之轉動。輭而不痛。此中有蟲。宜速破出。世傳姑獲鳥羽糞汙衣攝兒魂所致。此亦未必然也。然此失治。轉致丁奚。四肢瘦削。腹大臍突。又爲哺露。虛熱往來。吐蟲反食。皆難治者。治法多方。此丸爲最。其分見五臟。則亦略輯數方。變而通之。存乎其人。又有走馬牙疳。此爲虛熱之極。相火上奔。又當別治急治。

此方則見幾塞源之治也。

黃連二兩○苦寒。瀉妄火。燥脾濕。厚腸胃。殺蟲䘌。爲治疳君藥。**肉豆蔻**一兩○辛溫。補命火而行之脾胃。以去土中之積鬱。**木香**一兩勿見火○辛苦溫。升下焦無形之氣。以達於上。而蒸水穀和氣血。降上焦有形之物。以行於下。而司決瀆去壅滯。**神麯**炒一兩○甘辛溫。和中開胃。消滯去脹。破結行痰。能消能伐。而無傷於正氣。**麥芽**炒一兩○甘鹹平。能變化有形之堅積。而自含發生之氣。**使君子**一兩○味甘而能殺蟲。兼可消積。**檳榔**五錢○苦濇甘溫。攻堅破積。降泄逆氣。而達之下極之下。且其苦能殺蟲。其濇能斂陰。**川楝子**去核炒一兩○苦寒。瀉熱殺蟲。達於下極而散之。○此依局方原本。他書有去肉蔻木香使君子檳榔。而用陳皮三稜莪蒁蕪荑者。則全失製方之意。蓋陳皮雖亦行氣。然性平緩而不如木香之暢。蕪荑雖亦殺蟲。然質浮薄而不及檳榔使君子之快。至若三稜莪蒁。則又過於攻破。多用恐非脆弱之腸胃所能勝也。且此方君黃連而佐以肉蔻。所以根柢於命門。

而養脾胃之正。然後消伐降火殺蟲之藥。可以次第而施。而神麯麥芽皆從穀化。使君子檳榔亦有甘味。破邪而實兼養正。有膽識者或且加用參朮。今去肉蔻而用三稜莪蒁。豈製方之旨歟。爲末用麯糊丸如麻子大。每服二三十丸。空心米湯下。

穀以養人。而過食成積。小兒脾胃方弱。又或乳哺不時。乳穀油膩相裹。以至不能消化。則必至成積矣。神麯麥芽以變化之。如化米爲酒爲飴是也。食積則氣鬱。中焦積菀。則清陽不升而濁陰不降。肝氣阻鬱矣。木香檳榔以升降之。木香升肝氣而上之。檳榔降肺氣而下之。氣鬱則生濕熱。如罨醬罨麯焉。皆以鬱而生濕熱也。黃連川楝子以燥之泄之。苦能泄熱燥濕。濕熱則生蟲𧏾。凡蟲皆化生於濕熱。使君子黃連川楝子以殺之。檳榔亦殺蟲。蟲以甘熱生。以苦寒死。其腸胃薄而太陰未足也。太陰脾也。君黃連以健之厚之。黃連含生氣於至陰之地而能健脾土。要其本元火不足而脾胃不能化食也。元火謂命門火。肉豆蔻以壯命火而溫之。黃連靖君火爲君。肉蔻補相火爲相。此方本末條理。非他攻伐之方所可易也。

胡黃連丸

治疳之多熱者。

胡黃連五錢○能拔骨髓中之熱。黃連五錢　硃砂二錢五分　蘆薈二錢五分○苦大寒。能清肝熱。殺一切口齒眼目內外諸疳諸蟲之毒。麝香一錢　先研硃砂。再研二連。入硃砂末同研。填入豬膽內。用漿水煮。藉豬膽之

氣以平相火。藉米漿之氣以和脾土。意以候一炊久取

引肝木使疎脾土。而去其積濕鬱熱也。

出。煮法須以一筯横瓦銚上。用一線懸釣其膽。勿令沈底。再研入蘆薈麝香。用飯

和丸如麻子大。每服六七丸。多至二十丸。米湯下。

肝疳目疳驚疳。此方可以通治。

茯苓丸

治疳之多驚者

赤茯苓三錢。取其專入心。　茯神五錢。又用茯神者。茯苓以滲邪濕。茯神以安心神也。

琥珀研三錢　黄連三錢　蘆薈三錢　鉤藤皮三錢。此非治搐搦。而以靖君相之熱。故不用其鉤而用其皮。

遠志二錢。茯苓能交心於腎。遠志能交腎於心。

石菖蒲二錢　蝦蟆二錢○須蟾蜍。乾之。煅研用。如無蟾則石蟾蝦蟆亦可。○甘鹹能助脾輭堅。處土穴而食百蟲。故能殺蟲。治疳者多用之。　麝香少許○以醒脾胃。

心疳驚疳。此可通治。究以脾胃爲主。如黃連茯苓蝦蟆。皆健治脾胃。

換肌丸

治肌瘦寒熱。盜汗溏瀉。糟粕不化。頭大腹急。

黃連炒一兩　肉豆蔻煨五錢　神麴炒五錢　麥芽炒五錢

使君子五錢　鱉甲酒炙五錢○亦與用蝦蟆同意。而鱉甲能滋陰。此有潮熱。故用之。

訶子肉一錢半○苦酸濇溫。能燥脾和胃。泄逆去熱。止渴斂陰。收脫止瀉。安厚倉廩。　麝香少許○此方與肥兒丸大同。所異者用鱉甲訶子。而去其破氣行氣之藥耳。氣虛熱盛。下脫不止。則宜此。爲末麪糊丸如芥子大。米湯下。量兒大小加減。

脾疳食疳肺疳。凡飲食易傷臟氣。不調寒熱泄瀉者此方可以通治。

清肺飲

治疳䘌咳嗽。氣逆多啼。壯熱惡寒。

桑白皮 炒五錢○甘酸微辛。行濕瀉火。斂肅清之氣。爲補肺清金君藥。 紫蘇 二錢五分○行肝氣而瀉肺之邪寒鬱熱。 前胡 甘苦辛。寒。能瀉泄高亢之氣。疏暢下行之滯。 防風

赤茯苓　黃芩　桔梗　連翹 凡肺熱皆由心火上逆。故赤茯苓連翹所以瀉心。 天門冬 去心 當歸　生地黃 滋其陰血。乃所以濟心火而斂肺金也。

甘艸炙以上各二錢五分○此方以清金降逆爲治而無理脾殺疳之藥。然熱爍肺金。至於腠理不固。氣逆不下。則治之自當如此。且熱靖氣順。則疳蠹亦自除也。每服二錢。水煎服。

肺疳氣疳。此可通治。

使君子地黃丸

治腦熱肌削。手足冰冷。時作寒熱。滑瀉腹痛。齒瘡身疥。骨立面黑。

熟地黃八錢　赤茯苓三錢○用赤以去心下邪熱。　山藥　牡丹皮　山茱萸去核　澤瀉以上卽六味丸。　當歸此其血澀而燥。故多瘡疥。故用當歸以滋之。不必以滑瀉爲疑也。　川楝子去核用肉　使君子去殼用肉。以上各三錢○用肉以專治內也。用六味地黃丸。以滋養腎水而濟妄火。加當歸以使行於陽。川楝子使君子以殺疳治蟲。而茯苓山藥又實皆可以理脾。爲末蜜丸如梧子大每服三五丸。溫水化下。

腎疳骨疳腦疳脊疳此可通治。

蓮子黃連丸

治小兒潮熱往來五心煩熱。盜汗骨蒸喘咳疳而成癆者。

黃連五錢豬膽汁浸一宿曬乾。　胡黃連三錢○拔骨蒸自當用此。　瓜蔞根二錢○清胸膈之熱。　烏梅去核二錢○以斂眞陰其效甚大。且藉以伏蟲䘌。　杏仁浸去皮焙二錢○以潤心肺以破堅結。　石蓮子二錢○以理脾胃以交心腎。　爲末用豬膽汁浸糕糊丸如麻子大每服十五丸。煎烏梅薑蜜湯下。

藥簡而當。斂陰和脾。治疳癆宜用。

蝦蟆丸

治無辜疳及丁奚哺露

止瀉痢。解煩渴。退虛熱。

蟾蜍一個此處陸地。不善跳。不善鳴。腹大而善鼓氣。背上多塊磊者。置甕中。用糞蛆一杓。肆其飽食。或云打死蟾蜍。置尿桶中。肆蛆鑽食。一日夜。取出以布袋包繫定。浸急流中一宿。此用蟾蜍。或云用糞蛆。取出瓦上焙乾。爲末。加麝香一字。揉飯糊丸如麻子大。每二三十丸。米飲下。

此古方也。今只取蟾蜍一個。打死。連腹臟炙乾。爲末。加糞蛆黃

連　胡連　神麯　麥芽　檳榔　肉果各末。或加麝香一字。以豬膽汁及好酒煮麪糊丸。治疳有効。亦名蝦蟆丸。不必泥古也。

蜘蛛膏

治走馬牙疳。其症初作口臭。轉見齒黑。久則齦爛。熱血迸出。甚乃牙皆脫落。其來甚急。故曰走馬。此腎水枯竭而肝命之相火上炎。干於陽明胃經。上行齒頰。相火急速。故勢如走馬也。小兒初生。一片純陽。其陰本未足。故多火熱之症。若其母好食醲酒辛熱。以乳之。則火愈甚矣。

蜘蛛一個○須黑色腹大者。性處於陰而食於陽。能食百蟲。又性味醎寒。能去熱攻堅。故可用以治相火之急。而救腎水之枯。無蜘蛛則壁間蟢子。身黑背白。作窠一席一蓋而居其中者。亦可用。倘蟢子亦無。則用其窠。惟色麻褐而大窠有席無益者。名壁勞。不可用也。**銅綠**五分○酸平。能破瘀血。平。妄熱。斂眞陰。合肌肉。**細研入麝**少許**合和擦齒上。**

此一時急治良方也。旋當服六味地黃湯以靖之。

使君子丸

治小兒五疳。脾胃不和。心腹膨脹。時復疠痛。不進飲食。漸至羸瘦。蛔蟲上攻。諸蟲作痛者。皆可服之。楊氏曰。五疳出蟲者。疳傷雖起於乳哺不調。而臟腑停積蘊熱。則轉變生蟲。其蟲或細如絲髮。或長如馬尾。或微如米粉。多出於頭項腹背之間。或食脊膂。或攢十指。或入腦中。或聚肛門。或嚙臟腑。病蛔者必皺眉多啼嘔吐青沫。腹中疠痛。肚脹青筋。脣口紫黑。頭搖齒癢。病脊疳者。必身熱黃瘦。煩渴下痢。拍背如鼓鳴。脊骨如鋸齒。或十指皆瘡。頻嚙爪甲。病腦疳者由胎中素挾風熱。生下又乳哺失宜。頭皮光急。滿頭瘡餅。腦赤如火。髮結如穗。遍身多汗。頂腫顖高。凡此皆疳蟲之症。且食鼻則鼻癢臭爛。食目則目眶赤癢。目睛漸昏。食口則牙宣齒落。食肛門則後陰腫墜。食前陰則前陰濕癢。皆致潰爛。至蛔蟲則九蟲之一。巢氏云。蛔因臟腑虛弱而動。或因甘肥而動。然臟寒亦動。其動則腹痛腫聚。往來上下。痛有休止。口吐涎沫。嘔青水。如貫心則死。脈法腹痛當沉弱或弦。若脈反大者。則蛔動也。其人中鼻頭脣口。一時色黑。或脣口粉白。皆是蛔症。宜此丸及化蟲丸。若臟寒。吐蛔。則用仲景烏梅丸及理中安蛔丸。臟腑虛弱用檳榔散。

使君子 去殼取仁。湯泡去黑皮。淨肉一兩。 白芍 二錢半○斂陰和脾止腹痛。 厚朴 二錢半○理脾胃去陳鬱。 陳皮 去白二錢半○行肝氣。 川芎 二錢半○行血中之氣。 甘艸 二錢半○和中。 為末。煉蜜丸如芡實大。每服一丸。陳米湯化下。

使君子以殺　餘藥則以調理陰陽上下之氣耳方解

化蟲丸

治腸胃長蛔寸白蟯蝕諸蟲。凡蟲齩心痛。往來不定。不思乳食者。

鶴蝨一兩○苦辛溫。能堅腎潤命門。去下部寒濕。殺一切蟲蠹。　檳榔一兩　楝根皮東引者一兩○苦大寒。行水去熱。破積攻堅。殺疳治疸。用東引者。取生氣也。　胡粉炒一兩○辛鹹寒。破積。鎭驚。殺蟲。　使君子淨肉五錢　蕪荑五錢○辛苦溫。去風濕。除積冷。破堅結。殺蟲。　白礬煅枯二錢五分○酸鹹寒。補心安神。澄治穢濁。殺一切蟲蠹。治一切瘡腫。爲末。麪糊丸如菉豆大。每服十丸。三歲以上可三十丸。用漿水入麻油三五滴。吞下。

萃諸殺蟲之品。合爲一方。亦過峻矣。然殺蟲莫効於此。不惟治蛔。鶴蝨可治下部蟯蟲。及皮膚間蟲。楝皮可治下部寸白諸蟲。蕪荑可治口齒鼻孔諸蟲。胡粉除蟲無不可至。白礬除皮膚瘡疥。檳榔使君子乃專治腹中蟲。嘗用此爲末。吹鼻治鼻痔。和麻油爲膏。傅疥癬臘瘡。亦多得効。

檳榔散

上方過峻。如蟲氣已靖。則宜服此散以安之。以調和臟氣。且蕩滌餘蠹。又治腎痔宣露。

檳榔二錢　木香二錢　甘艸炙二錢　人參二錢　黃連三錢　爲末。每服五分或一錢。白滾湯下。

檳榔木香以升降上下之氣。甘艸人參以安養中氣。氣壯且和而後蟲䘌不生。君黃連以厚腸胃清濕熱。而黃連檳榔皆可殺蟲。又苦堅腎水。宜散陽明之火。故可治腎疳齒牙宣露。

此方亦可統治諸疳。因病用引。如嗜酸者用烏梅湯。嗜鹹及瓜果者用熟鹽湯。嗜肥膩者用諸骨燒灰及山查湯。嗜生米者用炒米湯。嗜泥土者用竈心土湯。其目疳鼻疳齒疳。則各用其藥以引之。可以類推矣。

烏梅湯

治蛔蟲衝心。心痛欲死者。

烏梅肉三個○蟲見酸則伏。薏苡根一两○甘淡。清熱下氣行濕。此無與治蛔。然濕熱行而蛔自下矣。水煎服。

方平而効速。

烏梅丸

此以胃寒而蛔動者。程郊倩曰。方治蛔厥。實以安胃。

此方已見寒部。爲胃無陽也。附子乾薑川椒以扶命門之火。桂枝細辛以行之。人參當歸以理之。而又以連蘗平之。用烏梅以伏蛔。而椒連黃蘗則皆能殺蛔。究之和胃之治也。小兒胃寒未甚者。理中加烏梅可矣。理中丸亦見寒部。小兒自風驚蒸變而外。惟疳積蟲傷。宜爲留意。餘若外感諸疾。則皆與大方脈同。可無多贅矣。

痘疹部

小兒痘疹。皆胎毒也。交合之際。以君火而動相火受胎之後。以相火而涵君火。人非此火不生。而火氣之餘。則不無留毒。此毒分留於臟腑之間。偶觸天行外邪。然後因之而發。發於五臟者爲痘。發於六腑者爲疹。毒有多寡。故痘疹有重輕。毒有偏行。故痘分五臟見症。而疹則獨發於陽明。錢仲陽云。痘疹之候。面燥腮紅。目胞赤。呵欠煩悶。乍涼乍熱。咳嗽噴嚏。手足梢冷。夜卧驚悸。多睡煩躁。唇裂身痛。頭疼痰涎。類似傷寒。且痘疹之始。多觸風寒。而得。或至展轉傳染。或因傷食嘔吐。或因跌仆驚恐

或爲竄眼噤牙驚搐如風之症或爲口舌咽喉肚
腹疼痛之狀或爲煩躁發熱面赤狂悶昏瞶讝語
之症或自汗下利或發熱或不發熱症候多端猝
未易辨方論所載以耳冷骫冷足冷驗之以痘症
屬陽腎臟無症耳與骫足皆屬於腎故獨冷也然
疑似之間或中或否不若視其耳後有紅脈赤縷
者爲眞蓋耳後爲手足少陽所經行而二經皆行
命門相火之氣痘雖分見五臟而胎火餘毒要皆
自命門而發也其脈多洪大而弦數診脈之際身
略戰動則痘症無疑痘症之常發熱三日而後見
標標齊三日而後起脹起脹三日而後行漿漿滿
三日而後收靨發熱之初耳足及手中指俱冷耳
後紅絲既可預知爲痘則宜托裏解表使其易出
若體氣虛弱者當微補其氣而未可遽用黃芪至
四五六日則以清涼解毒爲主使不至於枯燥黑
陷七八九日行漿當溫補氣血爲主使漿易滿十
日及十一二日收靨宜和其氣血補脾利水使靨
易結此其常也其有變者則非常法所可拘而調

治大法。要不外活血調氣。安表和中。溫涼兼濟。輕清解毒而已。自首至尾。皆不可大爲汗下。過汗則其後必成爛斑喑啞癈塌虛寒之症。誤下則其後必有伏陷不起灰白虛羸腹脹之症。爲禍不淺。古人所深禁。然表熱方盛。紅點未見。影影不出。煩躁腮赤。起不活動。則又不得不以輕揚之劑。微開腠理。不致毒氣擁於皮膚之間。痘方易出。但不可過汗耳。若乃痘未出時。脈數洪大。溺赤便閉。氣粗腹脹。脣燥煩渴。是則熱毒壅盛而不洩。又不得不微爲下之。使內無所阻。榮衞升降以順。不至使有紫黑熱結血枯之症。但不可太下耳。此宜制之以權也。大抵表熱盛則痘必乾枯。表虛寒則痘必冰伏。裏熱盛則必祕結。裏虛寒則必泄瀉。氣壅過則腹脹喘滿。亦有熱逼而瀉者。其瀉要自不同。審此五者而平調之。無或使太過不及。則治法得矣。其有順逆生死之徵。則分見於各條各方之下。

惺惺散

凡發熱之初。症似傷寒。疑似未明。可先服此散。能保元氣而退虛熱也。○若初無大熱。腰腹不痛。過三日乃陸續見點。大小不一。堅硬礙手。紅活圓滿。是爲順症。若初或吐或瀉。而精神不減。此熱從內解。無害也但不宜久吐瀉。恐耗氣耳。若身熱而不時驚惕。此心經發毒。不須服驚藥。宜服此散。痘出驚自安。若悞用寒涼冰伏。則致死症。如發熱一日而遍身齊出。密如蠶種。摩不礙手者死。頭面一片紅赤如塗臙脂者六日死。用紅紙撚蘸麻油點火。照心頭皮肉內。若有一塊紅。或遍身有紅塊者。八九日死。或頭溫足冷。昏悶如癡。瀉甚者凶。或腹中大痛。腰如被杖。及報痘乾燥而前痛不止者亦凶。如三四日痛止者。可用助氣血藥救之。

此方已見嬰兒部。參苓朮草以預補其中氣。花粉細辛白芍藥桔梗以預減其蒸熱。故初發熱宜之。雖有吐瀉驚搐。此可安之。即非痘症亦無害也。

參蘇飲

發熱而似於傷風者。大宜此方以安裏而解表。

已見風部。此方調氣。半夏陳皮前胡桔梗枳殼木香。皆調其上下之氣也。補中。人參茯苓甘草大棗。皆補中也。而微爲解表。紫蘇乾葛生薑。皆解表也。雖痘症亦可由是而宣達無傷矣。

升麻湯

熱盛必發於陽明。痘症表熱。煩躁面赤紅點影影不出。宜此方爲解肌而和其表裏。

方已見寒部。升麻葛根以宣達其外。芍藥甘草以和理其中。熱可解而毒亦可宣。以上數方。皆微表之。使毒氣不壅於皮膚之間。則痘易出也。見紅點後忌葛根。恐表虛也。若表實者亦無害。

宣風散

治風痰壅盛。或大便緊濇。是毒盛而內不得泄也。必宜微下之。使榮衛通暢。而後痘出始快。用此方。

檳榔二個。降上逆之氣而下之。 陳皮去白五錢。升下鬱之氣而上之。 甘草生用二錢。卽其中而爲之和之。 黑牽牛一兩半生半炒。辛苦寒。攻堅破結。逐熱行水。通下焦氣血之閉。半生取其行。半熟欲其無過於行。 共爲末。蜜湯調下一錢。蜜亦以潤腸。

此方爲痘疹毒氣壅盛於中。故通利之。調其升降。檳榔陳皮甘草而君以牽牛。使下達而中上亦平也。然非壅盛之甚未可輕用。

十神解毒湯

翁氏曰。血熱之症。初發身熱壯盛。腮紅面赤。毛焦色枯。煩躁口渴。日夜啼哭。睡卧不安。好睡冷處。小便赤澀者。未出之時。升麻參蘇諸湯。雖皆可服。總不如此方之穩。昔人用黄連解毒湯。恐驟用寒涼。熱毒冰伏。出反不快。且毒鬱於中。或致腹脹内潰也。若不得已而用連蘗。亦須酒炒。以緩其寒凝之性。以助其上行之勢。借之以解毒可耳。

生地黄 一錢○以靖血熱。生用則又能滋血。

歸尾 八分○以養肝血。用尾則又能行瘀。

川芎 八分○以行血中之氣。而開豁其壅塞。

白芍 八分○以斂血分之陰。而除其妄熱。

連翹 五分○諸熱皆統於心。連翹以開心氣之熱而散之。

丹皮 五分○以靖心血之熱而行之。

桔梗 五分○心熱則氣上逆於肺。桔梗以降之 木通 五分○心熱下遺於小腸。木通以通之 大腹皮 五分○熱壅則中滿。大腹皮以疎之 紅花 五分○猶恐血有凝滯也。紅花以活之温之 合一劑。燈心十四莖。水煎服。使諸藥歸心經

痘瘡血熱則毒盛。而中實。毒盛則有咽痛狂躁失血便祕之患。中盛則有腹脹氣喘譫語口瘡之患。故不可不涼其血。然毒以熱發。使無熱則毒不行矣。故不可過用寒涼也。此方最爲斟酌。安表和中而毒熱可殺。加減法。身熱壯盛。加前胡葛根。毒不透肌。加荊芥牛蒡子。渴甚。加天花粉滑石竹葉。小便赤。加梔子。短濇。加豬苓澤瀉。祕。加滑石瞿麥。溺血。加犀角梔子。大便祕。加枳殼前胡。祕而喘。加枳殼前胡大黄。下黑血。加犀角黄連桃仁。泄瀉。加豬

苓澤瀉乾葛防風。嘔加橘紅。嘔吐加豬苓澤瀉陳皮乾嘔吐血衄血加犀角黄連。咽喉不利加元參牛蒡子甘草。斑丹見加犀角黄連黄蘗梔子。煩躁加麥門冬天花粉。煩渴狂亂加知母麥門冬石膏。

羌防散鬱湯

翁氏曰。痘症實熱壅盛。不得達表。氣粗喘滿。腹脹煩躁。狂言譫語。晒卧不安。大小便祕。毛豎面浮。目瞪如怒。及爲風寒所搏而出不快者。並宜此方。不可驟用寒凉。亦不可悞爲温補也。

羌活八分　**防風**八分　**白芷**七分○此皆宣達陽氣。　**荆芥**七分○去血中風熱。

桔梗五分○降逆氣。　**大腹皮**五分○寬中氣。　**前胡**五分○暢滯氣。

川芎五分○達肝氣。　**地骨皮**五分○滋腎水。　**連翹**五分○散心火。　**木通**五分○泄心火。

牛蒡子五分○散肺中結熱。去皮膚風熱。　**紫草茸**五分○活血散瘀。甘艸五分○緩肝和脾。燈心十四莖水煎服。

前十神解毒湯以治血熱此方以散氣鬱。凡肌肉粗厚腠理堅密。或經絡素有阻塞而元竅不通。或外爲風寒所遏。皆有此症。氣鬱則熱毒不能外達。而有內脹喘急祕結狂躁驚搐失血多怒多啼之症。故此方急爲發散升提和解透肌。而熱毒可外達矣。加減法。初發熱而遽見壯熱焦燥咳嗽喘急者。加升麻。煩渴。加天花粉。腹脹喘急面赤多怒。加麻黃。喘急惡風。加桑葉紫蘇。便祕。加當歸枳殼。祕甚。加大黃。洞瀉。加豬苓澤瀉葛根升麻。忌白朮茯苓。嘔吐。加豬苓澤瀉橘紅。忌丁香生薑藿香半夏。小便濇赤。加滑石梔子生地赤芍。面黃。糞黑。鼻衄。加黃芩犀角。失血。加犀角生地黃連。發斑。加黃連黃芩梔子。驚悸。加木通梔子。搐搦。加青皮。不思食。加山查。忌人參。傷食。加山查麥芽神麴。見點一二日間。出不快利。加牛蒡子山查蟬蛻。繁紅片赤。加生地紅花牡丹皮去白芷防風地骨皮。皮急肉緊身壯熱甚。加葛根前胡。

桔梗荆芥湯

初發熱而聲音遂變。熱壅肺而金不淸也。用此湯。

甘艸生用二錢　桔梗一錢　牛蒡子一錢　荆芥一錢　水煎服。

桔梗麥冬湯

痘瘡毒氣上壅咽喉口舌生瘡。不能吮乳用此湯。

桔梗五錢　牛蒡子五錢　生甘艸五錢剉末　麥門冬一兩去心　合爲末。每服二錢。淡竹葉湯調服。

二方皆治熱壅於肺者。

導赤散

痘瘡內有大熱煩悶當利小便用此散以泄其心火。

方已見暑部。心火盛而驚惕內虛者宜之。

犀角地黃湯

內熱擁毒而氣虛者。利其小便則恐損其氣。宜用此方以解毒。

犀角一兩剉屑　牡丹皮一兩去骨　白芍七錢五分　生地黃八兩爲君。

每服三錢。水煎服。

此以治血熱之毒。

消毒飲

牛蒡子炒二兩　荆芥穗五錢　甘草炙三錢　白水煎服。

此兼解氣血熱毒。

快斑湯

治痘疹見點。或隱或見。出不快者。氣虛而血不和也。然不得驟用黃芪。恐反封其腠理。宜用此湯。凡發熱三日而後報痘見標。報標時頭面稀少。胸背皆無。根窠紅潤。頂尖碍手。如水珠光澤者。上吉。可無服藥。如報痘時煩躁不寧。腰腹疼痛不止。口氣臭熱。出紫點者死。點密甚無地。口乾脣裂死。斜視之臉如橘皮。不分肉地者死。報痘全不起頂。如湯泡及燈草火燒者。十日後癢塌而死。起紅斑如錦紋者。六日死。遍身如蛇皮者死。黑斑如痣。肌肉成塊黑者。即時死。腰下見點。腰上不出者死。兩顴無痘者死。出不至足者死。報痘色白。皮薄而光。根窠不紅。或根帶綿紅。三五日即長如菉豆大。此痘決不能貫漿。久後成一包清水。擦破即死。及早用此方。或有可救。

人參二錢五分。人參以補五分。以去氣分外鬱之熱濕。　紫草茸二錢五分。其氣。紫草以活其血。　白芍二錢五分。以斂血中相火之妄熱。　蟬蛻二錢五分。　木通一錢。以舒心分君火之蓄熱。　甘草炙一錢。以和其中。分作四服。水煎服。

痘瘡至報點時。全賴氣充血活。而後內毒得以外行。若中氣不和。而又或外有所遏。內有所鬱。則不得快矣。此方固可以兼理氣血而達之。

臙脂膏

治痘疔賊痘。凡報痘後將起脹時。諸痘未起。而有先起虛大如金黃者。名曰賊痘。有大而色黑者。名曰痘疔。每見此痘。則諸痘皆不得起。須以銀簪刺破。口含淸水吸去穢血。用此膏塡入瘡內。則諸痘自皆紅潤。或用紫草油亦可。

臙脂生用爲主。　**珍珠**生用研末。　**豌豆**燒存性爲末。　**頭髮**燒灰存性研末。或炒髮出油取用之則更妙。　**合爲末。調入臙脂拌勻候用。**

臙脂以色。豌豆以形。血餘以血活血。珍珠以陰和陽。要以除其血熱之壅結者而已。去敗羣之羊。而羣羊和矣。

保元湯

即參芪飮湯。仁齋易此名。

凡痘至六日以後。則𪘂齊而將起脹矣。痘未發。五臟之毒不分。已發則歸於一臟。受毒多者見形。如肝毒水疱。淚出如水。痘小而色青。心毒則發斑。血泡色赤而小。脾毒則雜疹。色黃微赤。肺毒則膿泡。鼻涕稠濁。

痘白而大。惟腎無見症。痘火也。故不發於腎。若毒歸
腎則色變黑青紫乾陷爲大凶矣。大要以發自脾肺
者毒淺。而恐或虛寒。發自心肝者毒深。而每多血熱。
其若元氣虛弱。精神倦怠。肌肉柔緩。面青唇白。飲食
減少。二便如常。睡卧安靜。而痘點不振不起。卽是虛
寒之症。未見點前。恐有雜感。固未敢遽用參者。然輕
用之而加以紫蘇防風白芷之類。亦自無害。若見點
後。審定虛症。則用參者無疑。加以升提可矣。四五日
後。取次行漿。參芪尤宜重用也。報點三日痘漸起。曰
起脹。若根窠紅潤。痘頂肥滿。此爲吉爲順。若起脹時
根脚全然不起。而頭面皮肉紅腫如瓜。此必作渴。九
日死。腰腹或痛或止。徧身紫點如蚊蚤所嚙。全不起
發者死。徧身黑陷悶亂不寧。神氣昏憒者死。根窠紫
黑乾燥不潤不起者死。有六七粒細而成斑。於中有
一大者偏斜歪潤者死。有色如白飯。平塌不起者。此
非虛寒。乃毒盛血滯擁於肺也。死。有痘不起發善食
者胃內消也。十一日死。有痘不起。不能飲食。氣促神
昏者。熱內壅也。死。其稍能飲食者。可用寬中之劑治

之有遍身痘頂皆陷中有一眼如針孔膿汁外流不發者此則表裏氣血大虛三日內死如止頂陷而已者可用助氣血之劑扶之大抵六七日以前痘點未齊多恐毒壅故治主清涼解毒其有虛症則痘點遲緩而已未大害也七八日以後痘正當起發其有壅毒則此時死症畢見無可復治惟虛而不能起發者則補助正在此時倘不大補不能行漿結靨亦終歸於死是故熱毒壅盛者其死速氣血虛寒者其死稍遲也

人參一錢　黃芪二錢○未出齊時生用既出齊後炙用　甘艸五分○未出齊時生用既出定後炙用

痘瘡所患毒熱壅盛氣血虛寒而已毒熱之壅宜清於見點以前氣血之虛宜補於起脹之際此方爲氣血虛

寒者設也。方內無血分藥。然氣充而血自從也。果屬虛寒。則一切發散攻刼苦寒之藥皆當忌。古人所以戒汗下也。雖在未見點之前。亦可酌用此方。但宜佐以開提勻氣之品。如川芎桔梗之類。見點齊後。如無熱壅等症。則用此無疑矣。若非虛寒。所以又有十神解毒羌活散鬱二方之治。而概以此為治痘之通劑者。則亦偏矣。加減法。出不快不起。加川芎肉桂。大便溏。加白朮肉果茯苓。祕實。加酒炒當歸。泄瀉。加白朮肉果丁香。小便赤。加大腹皮茯苓。短濇。加大腹皮木通。嘔吐。加乾薑丁香陳皮。煩渴加麥冬五味芍藥。減食。加白朮人參神麯。傷食。加神麯麥芽山查。喘急。加桔梗蟬蛻杏仁。風感。加紫蘇防風。有痰。加杏仁貝母。若六七日後。或曾經泄瀉而得氣喘者。則虛甚也。宜倍加人參。腹脹。加大腹皮厚朴川芎防風。三四日前。當熱不熱。四五日間。手足厥冷。冰硬不起。可用參芪加丁香肉桂川芎倍加黃芪。至貫漿時漿淸。則加白朮茯苓。四肢不起。加防風。漿不足。加川芎當歸白朮。水泡。加白朮防風白芷白芍。咳嗽。加五味杏仁麥冬。發痒。加川芎當歸白芍白朮茯苓。痒甚。則用茵蔯蒿黑棗燒烟熏之。大抵熱毒壅盛之症。則一切補濟之藥。皆在所忌。恐重實其邪也。氣血虛寒之症。則一切寒凉之藥。皆在所忌。恐重虛其正也。

太乙保和湯

痘症血熱者。服十神解毒湯後。熱症悉去。內外和平。至見點三日之後。勢當起脹。而或不易長大粗肥者。用此方以保和元氣。活血解毒。助痘成漿。易痂易落。勿使其熱症變虛也。

生地黃一錢○滋血凉血。**川芎**八分○行血中之滯氣。**紫草茸**五分○凉血活血。**紅花**五分○活血行血。**人參**八分○補氣以生血。所謂保和。**甘草**

節。五分○以和中。山查五分連核○能順氣和胃而去壅滯。木通五分○泄心君未盡平之火。桔梗八分○降肺中未盡平之逆。糯米五十粒○以滋養肺胃之氣。且能貫漿起脹。燈心七寸以泄心火生薑一片以行藥力水煎服

此承血熱痘之後於將行漿時急用此以和之使氣充而不滯。人參甘草山查木通桔梗血行而無滯。生地川芎紅花紫草加以糯米則漿行而痘起矣加減法。出未快。加牛子。繁紅不潤。加蟬蛻當歸。陷塌。加黃芪。痛。加白芷。不勻。加防風。水泡。加白朮白芍。便濇。加大腹皮。腹脹。加大腹皮。嗽。加五味麥冬。渴。加麥冬。痒。加白朮白芍。如七八日間。漿足而身重壯熱便祕煩渴腹脹喘急。則加柴胡前胡枳殼。漿足以後。則勿用此方。

益元透肌散

痘症壅毒者。服羌活散鬱湯後。壅症悉開。氣血和平至見點三日之後。勢當起脹。而或不易肥滿成漿者用此方以匀氣解毒。透肌達表。領出元氣。則可以助痘成漿。而易成膿窠也。

人參一錢○益元氣。　甘艸八分○和中氣。　桔梗八分○降逆氣。　陳皮五分○和中氣。　川芎八分○行血中氣。　木通五分○泄熱氣。　山查五分○順滯氣　牛蒡子五分○去外過之餘毒。　蟬蛻五分○除外過之濕熱。　紫草茸五分○佐以涼血活血。　糯米五十粒○以助行漿。　燈草十四節○以泄心熱。　大棗三枚○以益中氣。　水煎服。

此承壅毒痘症之後。於行漿時更用此以透之。使氣勻而不偏。人參甘艸桔梗木通川芎山查陳皮。氣通而不壅。蟬蛻牛子川芎紫草。加以糯米則漿行而痘起矣。加減法與太乙保和湯同。

保元人乳湯

起脹時頂雖起。而四圍淡白枯濇者。血虛也。四圍雖收暈而頂陷者。氣虛也。頂陷色白。氣血皆虛。用此方。

黃芪炙二錢　人參一錢　川芎八分　木香八分　當歸八分　肉桂三分　甘艸炙五分。〇氣不虛去木香。血不虛去當歸肉桂。加酒半杯。同水煎。和人乳半杯。溫服。

此承虛寒症之後。於行漿時更加助氣血之藥。使氣充則不虛。人參黃芪木香甘艸。血足則不寒。當歸川芎肉桂人乳。加以酒力。則脹起而不致有枯白頂陷之憂矣。氣血弱甚者。加鹿茸一錢。

保元固氣湯

起脹時痘上有小孔。不黑不白。名曰訌痘。此腠理不密。衛氣虛也。大泄元氣。不治則凶。用此湯。

黃芪炙三錢　人參一錢　肉桂五分　丁香三分　甘草炙五分

水煎服。

虛寒之症。腠理多疎。故有所謂訌豆者。此以大壯氣血而鼓舞之。以固其腠理。使漿行而氣不泄也

獨聖散

凡血熱毒壅之症。在前未能清滌。則於七八日間漿必不起。而有紫黑乾枯及青灰倒陷者。此方可用。

穿山甲甘草湯洗淨。炒令焦黃色。為末。每服五分。入麝香少許。木香

煎湯調下。或紫草煎湯入酒少許調下。按血熱者宜紫草湯。毒鬱者宜木香湯。

牛李膏 治同上。

牛李子 一名烏罡子。一名楮李子。一名牛誚子。一名鼠李子。一名禾鐮子。処生道旁田畔。過秋結實成穗。垂葉間。味甘可食。色黑而多汁。不拘多少。取汁熬膏。每服皂子一丸。杏仁湯化下。痘瘡惟腎無症。然其敗每至黑陷。則是毒歸於腎。蓋熱鬱而不得發。則反致內攻。還於腎命也。穿山甲善穿穴而食毒。故能通徹筋骨以發其毒。牛李子色黑多汁。而性味甘寒。故亦能入腎而解血氣毒熱也。

豬尾膏

治同

上

蟾酥少許　牛黃二分　辰砂一錢　雄黃三分　冰片二分　合爲末取獖豬尾血。於活者割出鮮血。和爲膏或爲丸如麻子大每服一丸或二丸薄荷湯下。獨用豬尾血。亦能起血陷。

狗蠅散

治同

上

狗蠅專攢犬身毛內。及狗矢中。色正黃。撲之暫死。少頃狗蠅復活。故能入下極而拔出瘀瘯之毒。且轉死爲生也。不拘個數。炙新瓦上。焙爲末。每服少許。落花生煎湯調下。亦取落而復生之意且性滋潤。能發毒。

以上四方。於急時皆可選用。大概穿山甲主拔壅毒。牛李子主益氣血。豬尾行血拔毒而兼鎮心。狗蠅去污穢也。外此如人牙散天靈蓋溫肭臍諸方。或殘忍。或怪僻或過於汙穢。或毒性太甚者。皆不錄。

十宣散 局方又名托裏十補散

用以內托瘡瘍。痘症八九日間行漿。九日後濃當貫滿。或氣血內虛。不能達表。痘瘡不起。或成片作爛者。可以此托之。凡痘起脹三日後而貫膿。若膿漿充滿色如黃蠟。根窠紅潤。二便如常。飲食不減。此爲上吉。若純見清水。皮白而薄作水泡者。是表裏極虛。每於三四日後。徧身抓破而死。若貫膿時吐泄不止。或二便下血。乳食不化。痘爛無膿者死。若二便不下。猶可用止瀉消食之藥以救之。其表裏皆虛者。見幾速治。宜此方及十全大補湯。

黃芪炙三錢。益胃氣。壯衞氣。人參二錢。合黃芪以補氣。當歸二錢。用酒炒。免滑腸。合黃芪以補血。川芎一錢。升提氣血。甘草炙一錢。以和中解毒。防風一錢　厚朴一錢　桂心一錢。自命門而達之肝。白芷一錢。自肝而達之脾胃。桔梗一錢。此三味皆有托裏排膿之力。爲末。酒調服。虛甚者。加鹿茸二錢

參芪歸芎以充其氣血。甘草厚朴以和其中。防風白芷桂心桔梗以達之外。使氣血得而外宣。此所謂十宣。痘

瘡之膿。有不貫頂者乎。

十全大補湯

痘貫膿時。平頂闊脚漿不滿者。可用此方。

黃芪炙二錢　人參一錢　白术一錢　茯苓一錢　甘艸炙一錢

肉桂八分　當歸一錢五分　生地黃一錢　川芎八分　白芍藥一錢

此方全平補。于不甚喜。然體果大虛則不得不用之。內氣不匀。不能外達者。更加木香陳皮乾薑。

敗草散

痘瘡成片作爛。膿水不乾者。內宜大補血氣。外用此散傅之

敗草覆墻頭及屋上受風露久者。炙研。敷瘡上。

松花散

治同上

松花粉微炒退令然後用敷席上。使兒安卧。

木香散

痘疹表虛灰白。內虛泄瀉腹脹喘渴。凡經瀉後。內必虛寒。外雖見喘渴之症。有似於實。痘瘡乾紅。亦非實熱。宜用此方加減爲治。從前之血熱鬱熱。皆所不復問也。

木香二錢。升無形之清氣降有形之濁物。而統三焦。　前胡以暢滯氣　青皮以發

肝氣。大腹皮以寬中氣。人參以保元氣。甘艸炙。以和中氣。肉桂以鼓舞氣血。自命門而達之肝。由肝以暢於四肢。丁香煖其虛寒。作其氣血。訶子肉斂肺氣。固大腸之氣。淸金止瀉。赤茯苓瀉心及小腸之餘熱。而補心神去脾濕。半夏以上各三錢。○以開達陰陽出入之道。剉散每服三錢或五錢。水煎空心服。痘頂塌陷者。加糯米一撮。黃芪三錢。有滯食未消乳食不化者。加神麯二錢。查肉一錢。

此氣虛內陷之治。爲痘瘡灰白而泄瀉不止者設也。宣暢其氣。鼓舞其血。而虛可實。陷可升矣。非有灰白泄瀉之症。雖虛不必用此。

異功散

痘瘡表虛痒塌。內虛泄瀉。腹脹喘嗽。悶亂煩渴。而寒顫齩牙。頭温足冷。此亦外似實而中之虛寒已甚。則毒反內攻。因有脹滿喘渴耳。或疑其實非也。宜用此方治之

木香二錢五分。陳皮二味以行氣。人參以補氣當歸以滋血厚朴以寬中肉豆蔻補命火以煖脾胃。丁香以上皆二錢五分○以助肉果而宣達於氣血。肉桂二錢白朮厚脾胃理氣血止泄瀉。茯苓以上各二錢附子泡○以大壯其元火。半夏二味各一錢剉散。每服五錢或八錢。生薑二片。棗三枚。水煎熱服。

此表裏皆虛。外見虛熱而中寒已甚者。外見虛熱。故瘡痒氣喘。毒勢反

內攻。故脹滿悶亂。內虛則寒。故寒顫齒牙足冷。外虛則陷。故痘瘡平塌不起。故大壯其元火

自下而達之上。大補其氣血。自內而達之外。而寒可轉

溫。虛可轉實矣。然非中寒之甚。亦不必用此

枳殼湯

痘瘡至十一二日之後。漿能貫滿。則兒體雖弱。毋庸

過服參芪。恐反有腹脹喘息之症。若服燥劑不當。或

有大便祕塞。服丁桂太過。又有咽腫煩躁祕渴諸症

故治病用藥。貴適其平。當可而止。此方以治服參芪

之過而作腹脹喘急者。

枳殼 麸炒一錢　厚朴 薑炒八分　陳皮 八分　甘艸 生用八分　水煎。

前木香異功等劑。以經解毒散鬱之後。毒熱已泄。則容

有實而轉虛者。以有灰白泄瀉痒塌中寒之候。其虛固眞虛。故木香異功之散。皆溫之補之。惟恐其不實也。此以下數方。爲過用參芪保元或氣反壅。過用木香苓术或下反祕。過用丁香桂附或火動陰枯。致有脹喘便祕煩渴等症而設。但以虛變實。未爲眞實。故只宜略爲疏通。恐實者易虛。又轉成脫症也。

寬中散

服燥藥太過。或使津液耗散。大便祕結。用此以寬之。

枳殼一錢　赤芍八分○以斂陰和脾。　甘艸八分炙用　當歸一錢六分○以

滋血潤燥　水煎服。

便祕似實。而由虛變實。則未敢以實而破之。且痘症尤不敢輕下也。枳殼爲寬其中。赤芍爲淸其熱。而當歸以潤之。甘艸以和之。祕者可通矣。赤芍藥。或作赤茯苓。悞甚。

麥門冬湯

治服燥藥之過。轉而津液大耗。便實燥渴者。

麥門冬一錢　生地黃二錢　白芍一錢　當歸一錢　水煎服

便祕而煩渴。則陰虧矣。以火爍金。故爲之淸金而滋其血。

滋燥養榮湯

因用丁桂辛熱之過，轉而有咽喉腫痛、心煩口渴、二便祕結之症，則恐陰虧血涸，痘瘡亦反難收靨矣，宜以此湯清之。

方已見火部。當歸、二地，皆以滋其血；芍以酌之，芩以清之，秦艽以養血榮筋，防風以行氣宣鬱，甘草和之，滋而仍不失之寒凉也。

保嬰八補湯

痘瘡至九日、十日，漿足之後，別無他症，只宜調理氣血，滋養脾胃而已。從前血熱毒鬱，皆可不問，此方惟調養之。

人參八分　白朮一錢　茯苓八分　甘草炙八分　當歸酒炒一錢

熟地黃一錢　白芍八分　山藥八分　黑棗二枚　水煎服。

此方即八珍湯。不欲以川芎行之。易以山藥。所以清虛熱而斂其游散之氣。亦解利西南。無所往。其來復吉。有攸往夙吉之意也。毒盡發而漿滿。亦雷雨作解之象。氣體虛弱之甚者。可稍加黃芪肉桂。

八珍加木香牛蒡子湯

痘瘡至十一二日。貫漿已滿。熱毒解散。則靜候收靨而已。收靨之時。色轉蒼褐。一二日間。從口脣四邊結痂。由胸腹收至兩腿。然後脚背額上。一齊結靨自落者。爲大順。或徧身臭爛。如煎油餅氣。不可近。目中無神者死。或徧身發痒。抓破無膿。皮卷如豆殼者死。或發寒而手足顫掉。齩牙噤口者死。落靨後。疤痕雪白全無血色者死。痘後浸驚。目無神面青者死。凡此皆毒發未盡。及血氣虧喪已甚之失也。須知因痘調治當不至此。其有熱散毒解。至收靨時而痘數日不焦者。但得痘色如初。則自無害。只用此湯以補中利水。痘瘡自斂。

人參八分　白朮一錢　茯苓八分　甘艸炙八分　當歸一錢

熟地黃八分　川芎八分　白芍八分　木通八分　牛蒡子八分

此仍用川芎。以痘當靨而未靨。則毒氣猶有事於行也。木通以瀉餘熱。牛子以滌餘毒。

八珍加黃芩知母湯

治靨後身弱。坐立搖顫。此火食氣也。

八珍加　黃芩八分○以淸金　知母八分○以堅腎固骨髓。

八珍加麥門冬五味子湯

治靨後煩渴喘咳。此火鑠金也。

八珍加　麥冬一錢○以淸肺寧心。　五味子五粒○以歛補肺氣。

八珍加肉果木通湯

治靨後時或泄瀉。此餘熱下迫也。

八珍加　肉果八分○以定元火安脾胃。　木通八分○以泄餘熱。

凡此皆氣血未平之故。故從八珍加味。所謂有攸往夙吉者也。

木香歸蟬散

痘當靨不靨。泄瀉不渴。寒顫齩牙。瘡反作痒者。外餘熱而內虛寒也。用此。

木香散加　白芷溫中而行外以止痛痒。　當歸使血足而後能收。　蟬蛻以去皮膚之風熱。

木香散以治內之虛寒。白芷當歸蟬蛻以除外之虛熱。

桔梗消毒湯

咽喉腫痛聲啞。在初出時爲毒攤。肺氣不清。宜桔梗荆芥湯可治。在起脹貫漿時。因內痘長大。以致氣道狹窄。不治自愈。結靨後而有此症。內毒盛甚。其勢內攻而上爍肺。凶症也。用此方。

甘草生用一錢　桔梗一錢五分　牛蒡子一錢　荆芥穗八分　元參一錢

此合甘桔消毒二方。以清上壅之毒。

柴苓湯

痘痂當落不落。濕熱內壅。而清寒外襲。故氣血留著而不得散。靨中含濕熱。熱血不消。則痂不落矣。故治宜此方。

小柴胡湯以解其表。五苓散以滲其裏。除熱濕也。

益元散

治同上

方已見暑部。內熱盛而濕留。治之以此。三焦之瀆通。外濕行而火散。

用蜜水調滑石末傳之。可以解皮膚之濕熱。

內滌湯

痘瘡收靨。忽瀉膿血。中有痂皮者。腹中有痘也。無大害。宜服此以蕩其餘毒而已。若瀉血而穀食不消。則脾胃虛也。或瀉血而痘壞無膿者。胃爛也。此不可治。

薏苡根一兩　天花粉一錢　甘草炙二錢　水煎服

內瘡能靨固無害。而餘毒不可不解。

韶粉散

痘已愈而毒未盡散。痂已落而瘢猶黯。或凹或凸。肉起者。用此散。

韶粉一兩　輕粉一錢入豬脂調勻塗痘瘢上。

玉髓膏

痘痂欲落不落。用此塗上。并可滅瘢痕。

羊骨髓一兩　輕粉一錢和成膏塗瘡上。

花露膏

痘痂痒甚。搔抓成瘡。而痂不落。用此塗之。

蟬蛻炙乾細研爲末　白蜜生用和勻塗瘡上。

决明散

痘瘡急宜護眼。用臙脂塗眼眶可卻。辰砂亦可。如痘入眼。則宜用此方。

天花粉二錢 決明子一錢五分 赤芍藥一錢五分 甘草生一錢

合爲末。每服五分。水調下。日三。如痂欲落不落。則用生蜜時時潤之。可揭則揭去。凡痘瘡不可食雞鴨卵。恐目盲。最宜戒。

紫貝散

治同上

紫貝一個。如無貝。則石決明亦可。 炙研爲末。用羊子肝。肝上葉上如馬蹄者。或用青羊膽。尤妙。 竹刀批開糝入貝子末。線纏。米泔煮熟。入小口缻內。乘熱熏目。候冷取出。星月下露一宿。空心服之。

此方意甚妙。

附痘瘡避忌

初發熱時。兒必喜就凉處。勿使近新漆器。漆性有毒。能令痘毒內伏。不可坐陰濕及當風處。如陰濕賊風襲之。則內熱必爲所遏。此毒壅之症。所由來也。

出痘時勿使房內用火盆烈火。亦不可多人擁擠。及食炙煿辛熱油膩等物。乳母尤當戒之。熱盛辛毒入積於中。此血熱之症。所由來也。油膩又能滑腸。

痘症不可過表。過表則氣散而發瘡無力。不可太下。太下則陰耗而漿血不行。此虛寒之症。所由來也。有外邪則微表有內熱則微下。

痘症辛薰之味。本非所宜。然俗用往往藉之以發表。惟葱蓮白可用。能拔毒自命門而上以通之腠理也。若芫荽只入氣分。麻疹則宜。痘非所用。以噴體以洒壁。亦惟熱擁之症爲可。

起脹時。笋尖粳米可用。香蕈含毒氣勿用。鯽魚鯉魚可用。他魚恐性熱助火。鮮鰕能滑腸。雞汁油重且動風。均不宜用。虛甚者則用山羊血鹿茸。常食白鯗最佳。豬肉亦宜去油湯。

痘症宜遠烟煤。恐入目壞目。入咽傷喉。勿近臭穢。勿掃廁圊。一切狐臭及婦人月事房事飲酒并生人皆當避。惟生母乳母經期不忌。痘若被厭。即時陷黑。宜常焚黑棗蒼朮茵蔯以辟之。

痘自初出至收靨。不可梳頭搔癢。須百日外方可洗浴。健者五十日後亦可。辛薰之味及魚腥。亦百日宜戒。

出痘房內。夜當燃燈。

孕婦出痘。以安胎為主。餘皆同治。

痘後餘毒結毒。見卷十癰瘍部。

附稀痘方

用鱧魚即七星魚煎湯歲除日浴兒偏身九竅週到。如一處未洗到。是處必多痘。使腥氣浸淫入裏可以稀痘。兒能食者則略飲此湯。古方用鯽魚。竹刀批鱗刳腸。實腹以芫荽。煑瓦罐中。歲除或立春前一日。令兒食之。

又方用赤小豆黑小豆菉豆甘艸各一兩。研末。入竹筒。筒削皮留節。鑿孔入藥後。塞以楸木釘。封以蠟。季冬浸厠中一月。取出。洗淨。風乾。每藥一兩。配臘月梅花瓣三錢。春花後開遲者不用。須雪中落地。以針取之。勿拈手。用紙包烘乾。大兒每服一錢。小兒五分。以霜後絲瓜藤上小藤絲煎湯。絲瓜老布。亦能通經絡。去毒熱。

痘之血熱壅毒者。可用爲藥引。空心服忌葷腥連服十二日。解出黑糞爲驗每年一二次。可稀痘。三次可不出痘。此方用意甚妙。

又方蜜調忍冬花末常服之。此方恐滑腸。

又方用元參四兩　犀角二兩　生地黃四錢　麥門冬四錢　兔絲子半斤酒浸二宿煑乾去皮合諸藥爲末蜜丸彈子大。每服一丸白湯化下。日再。此方藥雖寒。有兔絲子之温爲君。亦可用。

又方以雞卵浸糞清中。夏月三日。冬月七日。取出煑令兒空心食之。七日七枚。此方不如用鵠卵爲效。取其大能解百毒也。

麻疹部

麻疹乃六腑之留毒。發自足陽明胃。胃爲六腑之海也。湯氏云。小兒斑瘡。動於天行時氣。熱不能解。蘊積於胃。胃主肌肉。故毒氣熏發於肌肉。狀如蚊子所嚙。此症與斑不同。斑如錦紋。有空缺處。如雲頭之狀。麻則通身無空缺。但以疎密分輕重耳。愚按麻雖觸於時行。究竟本是胎毒。但痘發於臟而歸於陽。麻發於腑而歸於陰耳。其熱自脾胃而浮於心。自心而爍於肺。故每傷肺爲甚。其初發熱。亦似痘及傷寒症。眼包困倦。鼻流清涕。咳嗽減食。煩悶不安。嘔吐清水。瀉泄黃赤。喘渴氣急。目赤腮紅。則是麻候。凡熱三日而見疹。發透三日而漸沒。以九日爲恒。有或熱或退。五六日而後見。斜視之隱隱肌膚間。手摩之磊磊皮肉外。色淡紅滋潤。頭面勻淨而多。發透三日。以漸而沒。此輕症也。若隨熱即出。或頭面皆無。或紅紫暗燥。或咽喉腫痛。不能食。或移熱大腸。變而成痢。或爲風寒所遏。疹沒太速。皆重症也。若黑暗乾枯。一出即沒。鼻扇口張。兩目無神。鼻青糞黑。氣喘而心窩吸動。麻後牙疳臭爛。皆死症也。大抵麻疹發於陽。陽則熱盛而陰受傷。故治宜先發表行氣以散其熱。而後爲之滋陰補血。凡動氣燥悍之藥。皆所忌也。

升麻葛根湯

凡發熱審是麻症。宜以此爲之解肌。使皮膚通暢。腠理開豁。則疹易出。

方已見寒部及痘症中。此陽明經藥也。麻疹發於陽明。故以此方爲要藥。升麻葛根以達陽氣於外。芍藥甘艸以和脾胃於中。加芫荽生薑以微汗之。使元府潤澤。則熱毒不鬱也。麻症發表。用芫荽勝於葱。以其專行氣分。能鼓舞胃氣。不宜多用薑。恐助熱也。

柴胡升麻湯

治麻症熱甚。頭重如石。身體重痛者。

此必因清寒。外遏而然也。宜此方。

即前方加柴胡。熱盛入裏。則侵少陽。故加柴胡。　如壯熱無汗。加麻黃。熱盛欲出而不得出。則侵太陽且爍肺。故加麻黃。　咽痛。加桔梗。熱上迫咽。故桔梗降泄之。　丹毒結塊。加元參。以散膻中之火。且清血熱。

麻黃湯

當見疹而不出。或出而不快。或身有而頭面無。此係熱重。喘咳氣急者。肺受寒而皮毛鬱塞也。可大爲汗之。

麻黃肺藥也。肺寒則腠理不暢。胃熱鬱中而不能發。肺金受爍而喘逆作矣。故宜大爲表之。不快者。外貴芫荽酒。渾身擦之。

參蘇飲

麻疹或熱。或退。不大熱。四五日不發。或發而色淡白不紅。此固非逆症。然氣血不足。則恐毒發不暢。宜補助氣血而微表之。

肺氣虛寒。不任受表。則宜此。此方已見風部。

消毒飲

麻疹鬱熱而咽喉腫痛。胃火上逼也。可用此。

方已見痘部。咽腫不食。火熱上僭也。此爲消其毒。氣逆加桔梗。

化斑湯

胃熱盛甚。方熱而疹遽見。見而不勻。色紅紫枯晦。此火盛血熱。下結上鬱也。宜此方以清熱和中。若見鼻衄。則熱從上解。見微泄則毒從下解。亦以此安之。自無害也。

石膏二錢五分〇清理肺胃之熱。其辛淡能解肌。其重沈能破結。　**知母**二錢〇清理膻中之熱。下行能滋生胃水。上行能降泄逆氣。　**人參**二錢　**甘艸**炙二錢〇調補其中。　**糯米**一撮　**煎服**糯米調之以瀉。且以資化氣血也。

肺胃鬱熱。膻中熱甚。用此以解熱調中。可免喉瘖下血斑爛驚搐諸症。而疹出亦快利。

六一散

麻疹以頭面多者爲佳。又看耳後項上腰眼間宜先見。此皆三陽經所行也。其頂宜大而不長。其形宜小而圓淨。其色宜淡紅而滋潤。若紫紅而乾燥暗晦。則火盛毒熾也。宜此散。

方已見暑部。此蕩除三焦之火而下之。三焦火泄則肺胃熱平。

四物滋陰湯

麻疹暗黑焦枯。熱盛不退。則陰血受傷矣。宜此方。

當歸二錢　生地黃一錢。勿用熟。　芍藥一錢　川芎五分。宜少用。

牛蒡子八分。咽痛者加重用。　連翹八分。舌生瘡者加重用。　乾葛八分。熱迫下瀉者加重用。

黃芩八分。口氣出熱者加用。　紅花五分　柴胡一錢

赤檉柳 三莖○一名西河柳。枝葉似柏。實柳類也。生水澤旁。天將雨則木有雲氣上蒸。故又名雨師。性味甘辛鹹寒。能瀉肺熱。散瘀血。挹潤澤之氣以上行。而宜壽去鬱。此症用之最良。 水煎服。

陽盛則陰虧。氣熱則血涸。養陰即所以退陽。六一散專行氣分而過於燥、凡淡滲之藥。乃眞燥藥。、不若此方之養陰也。

黃連杏仁湯

麻疹出而咳嗽煩悶不解。嘔逆清水。目昏目赤。咽喉腫痛。口舌生瘡。熱逼下瀉。此則熱盛內鬱而外不能暢。其疹出必紫黑不勻。宜此方爲內外兩解之。

黃連 一兩○去熱解毒厚腸胃爲君。 杏仁 炒去皮尖○潤心肺。止咳嗽。去堅結。降喘逆。

陳皮 疏鬱氣止嘔逆。 枳殼 破結寬中。斂陰降逆。 麻黃 去節○達邪熱於外。 葛根各五錢○升拔陽氣。解肌熱清胃熱。 甘艸炙二錢半 厚朴二錢半○以燥積濕。瀉者加此。不爲去之。每服三錢。水煎服。

毒熱內盛。而外有邪鬱之。麻疹不能透脃。則上逼於咽喉口舌。下逼爲泄瀉。中逼爲咳嗽煩悶嘔逆。故內外爲兩解之。諸症除而麻疹快矣。

黃芩知母湯

麻疹瘢爛。或癮疹如錦紋。或出膿水。腥臭不乾。心胸閉悶。嘔吐清水。壯熱不退。此胃熱甚。可服此湯。

葛根 陳皮 杏仁去皮尖 麻黃去節 知母 黃芩 甘艸炙各等分 每服三錢。加赤檉柳煎服。瘢爛加芍藥。

此亦治毒熱內鬱而不能發。發而不能透者。此主透毒也。

普濟消毒散

麻疹既出。見風復沒。壯熱愈增。重症也。宜此方加表散藥。或當復出。否亦愈。

方已見風部。熱毒方發。遽爲外淫所折。毒反內攻。此逆症也。變將不測。或瀉痢膿血。或咽腫喉痺。或走馬牙疳。或瘡瘍癰毒。皆毒反內攻也。及時爲消之。芩連藍根元參以淸其熱。甘草牛子馬勃以解其毒。桔梗連翹柴胡薄荷升麻陳皮以升降其氣以除其風濕寒熱。或更稍加麻黃。毒熱解而危可復安。

四物湯

麻疹出後。過三日而不沒。此內有實熱。陰血不足。而陽不能復還也。

此方已見肝部。養陰所以退陽也。疹過期不沒有熱症者。加牛蒡子荊芥。

芍苓湯

麻後泄瀉。積熱遺於大腸。宜此方。

澤瀉一錢 茯苓八分 豬苓八分 白朮八分○此四苓散也。以行水道。自脾胃而引之下。達於膀胱。水行則熱息。 木通八分○瀉心熱於小腸。 黃連八分○泄心肝之熱。且厚腸胃。 黃芩八分○瀉肺熱於大腸。宜用子芩中實者。 芍藥一錢六分○以斂陰和脾補肺而和大腸。爲此方君藥。煎服。

熱遏大腸則瀉。大腸非有熱也。自小腸遺之。大腸承小腸之下。小腸之熱。自心遺之。一臟一腑。經脈相絡。心之熱自脾胃歸之。心爲諸火之宗。臟腑有熱。皆歸於心。麻疹熱發於胃。故主脾胃爲言。泄脾胃之水。而行之膀胱。瀉心肺之熱。而達之小腸。小腸能分泌水穀。三焦水道通利。則大腸無熱矣。

香連丸

麻疹熱遏於下。熱盛爲赤白痢。宜此。

方已見暑部。流爲腸澼。則氣血皆傷。以苦泄之而更以辛行之可也。

養陰消毒湯

麻後咳嗽。積熱遺於肺。而鬱濕成痰癖。宜此方。

當歸二錢 生地黃一錢 川芎一錢 半夏五分。不可多用。 陳皮八分 茯苓八分 甘艸炙五分 瓜蔞仁去油八分 桔梗八分 水煎服。 渴。加麥門冬。 枳殼 喘。加桑白皮 蘇子 喉痛。加桔梗。肺熱甚。則去半夏加貝母。

熱逼肺則喘咳。肺非有熱也自胃逼之。胃與脾併熱必挾濕。濕從熱溢。則沸爲痰。四物養陰。以平其熱。二陳去濕以行其痰瓜蔞桔梗以潤肺而拔其熱邪浮陽退而熱濕除。肺不咳矣。

蜘蛛膏

治走馬牙疳。

方已見嬰兒部

桔梗消毒湯

治牙疳紅腫。

栗枝洗法

治牙疳紅腫。

栗枝皮剝取嫩枝青皮。赤檉柳用枝煎汁。以青布裹指蘸洗兒口。擦破其腫。數遍則消矣。

四物加麴湯

麻愈後有不能食者。脾胃虛熱耳。宜此湯。

四物湯加神麴炒八分 砂仁八分

四物以養陰。而平其虛熱。神麴砂仁以化氣而復其元陽。

調護避忌之法。多同痘症。但彼宜稍就清涼。最忌火熱。此宜常居密室。不可少當風寒。彼不妨稍食肉。此則始終戒食油膩。彼不可食卵，此則愈後宜食鴨卵。以清餘熱為不同耳。

卷之九終

醫林纂要探源卷十目錄

方劑

癰瘍部

止痛當歸湯　　十全大補湯再見

八珍湯　　生肌散

黄連生肌散　　桃花生肌散

消瘰化堅湯　　散腫潰堅湯

龍膽瀉肝湯再見　　救腐湯

山豆根飲　　雄黄解毒丸

桔梗湯再見　　皂莢丸

保肺湯　　桂枝去芍藥加皂角湯

加味紫菀湯　　逍遥散三見

臁窠瘡方　疥瘡方

癬方　病指方

痜瘡方　足瘡流黃水方

足凍龜裂方　鐵箍散

天烏散　驚毒掩

綠松膏　百靈膏

百靈丹

凡八十方 内複見九

諸傷部

乾薑膠艾湯　軍門方

續絕湯　續絕膏

續絕丹　升降飲

獨白散　葱蜜掩

大冶湯　鼠璞散

出箭鏃方　蒲灰酒

三黃解毒湯三見　秋葵油再見

伏虎散　降龍湯

斑蝥酒　蠍傷方

凡三十四方 内複見二

目部

扶桑浴日方　濟陰清露

聚鬱膏　葱尖薄荷湯

吹水法　飛絲芒塵入目方

凡二十三方內複見一

附錄

行狀

墓表

儒林傳

跋

醫林纂要探源卷十

婺源汪　紱雙池輯

後學　單芳宗香輪　梓行
　　　董鴻起靜菴
　　　程鸞池愚亭　仝校

方劑

癰瘍部

內經曰。榮氣不從。逆於肉裏。乃生癰腫。又曰。諸瘡痛痒。皆屬心火。夫人生陽也。元陽之動。即火也。無火則人不生矣。然而過動則生氣反傷。蓋陽倡陰和。氣血相從。條暢周流。自無所謂火。故丹溪曰。氣有餘便是火。是火生於陽之過動耳。氣無所謂有餘。有餘者不平之謂也。丹溪曰。癰疽皆因陰陽相滯而生。蓋血行脈中。氣行脈外。相並周行。而寒濕搏之。則凝滯而行遲。熱與火搏之。則沸騰而行速。

遲爲不及。速爲太過。氣得邪而鬱。津液稠粘。爲痰爲飲。積久滲入脈中。血爲之濁。此陰滯於陽也。血得邪而鬱。隧道阻塞。或溢或結。積久滲出脈外。氣爲之亂。此陽滯於陰也。百病皆然。不止癰疽而已

夫丹溪所謂陰陽相滯。即內經之所謂榮氣不從相滯之故。雖有寒濕火熱之不同。而血濁氣亂。則總之爲火。火本於命門。而行於五臟。總攝於心。故經云諸瘡痛痒。皆屬心火。實火多痛。虛火多痒。此則過不及之分。諸家之論。每多歧視。不若丹溪之說爲最精。但氣血之相滯。不獨得於寒濕火熱。而七情色慾之傷爲尤甚。大抵外得之六淫者爲陽內起於七情者爲陰。六淫之以氣滯血者爲陽之陽。以血滯氣者爲陽之陰。七情之鬱於憂思恐懼而氣血以滯者爲陰之陰。動於憤怒色慾而氣血以亂者爲陰之陽。毒發於陽者爲癰。發於陰者爲疽。發於陽者多痛。發於陰者多痒。發於陽者毒淺而急。發於陰者毒深而緩。發於陽者多在背脊頭面。發於陰者多在腹足隱伏。此須以錯綜經絡。參

互求之。而治之之法。在陽者宜發其毒。乃可治以寒涼解毒之品。在陰者則必宜大爲溫補。托出陽分。然後爲解其毒。陽實者可用散表。陰虛者必宜補中。由是而知通變焉。則思過半矣。至於癰疽之所發。脈絡尤不可不爲分辨。如背脊頭項。太陽經。兩鬢耳後目旁。少陽經。口齒頤項。陽明經。上胸前股內陰處。三陰經。正脊項中鼻梁。督脈也。篡間尻下。衝任也。陰器足膝。厥陰也。手足外廉。陽經也。手足內廉。陰經也。知分經所在。乃用藥引經。如二活麻黃行於太陽。葛根升麻行於陽明。柴胡行於少陽。蒼朮行於太陰。細辛行於少陰。川芎行於厥陰。牛膝行下。桂枝行手。菖蒲行耳。白芷行面。薄荷行目。藁本行督脈巔頂。辛夷行鼻。秦艽行二陰篡間之類。皆不可不詳辨。其若虛實寒熱陰陽之辨。既視形體。尤必以診脈爲憑。在外雖可敷可掩可用膏塗。不得已乃用針刀。此其下策。而在內必用湯藥。今之外科。操刀針貼膏藥而已。縱用湯藥。亦不知虛實陰陽之辨。而猥云解毒。幾何不殺人也。外科方藥甚夥。治症各有專方。茲編所不悉錄。錄其可示法者。數十方。以示人知所則倣及變通耳。

金銀花酒

可治一切癰疽惡毒。
初起時卽當服之。

金銀花五兩生用則力速。無生者乃用乾者。莖葉皆可。而花尤良。芳馥之氣味。固在花也。○甘苦微寒清熱解毒。其甘能養血補虛。其香能破鬱行氣。爲癰瘍家主藥。**生甘艸**一兩○補中平肝。厚脾扶胃。且解百毒。**水二椀煎一椀。再加酒一椀略煎。**藉酒之辛散以行於衛間。

分三服。一日一夜盡劑。重者日二劑。大小腸通利。則藥力到矣。外以生者搗爛。酒調敷毒四圍。

癰疽之發。非一端。而總之曰榮衛不從。逆於肉裏。血氣

相遡則動爲火。故金銀花酒可以綄治諸瘍。芬芳以行氣。甘寒以養血。甘平以解毒。苦寒以泄火。厚土和中。兼調五臟。及初起而治之。宜其無智名。無勇功。用力不多。而効建矣。此是初起治法。非謂執此一方。他藥可以不用也。

蠟礬丸　李迅

治一切瘡癰惡毒。以及毒蟲蛇犬所傷。皆宜先服此丸。以護膜托裏。使毒不攻心。

黄蠟二兩〇甘淡濇。益心收散。滲濕解毒。固氣和血。安養精神。　白礬一兩〇鹹酸寒濇。補心收散。澂清穢濁。輭堅破瘀。解一切毒。　先鎔蠟。俟少冷。入礬。礬自化。和勻爲丸酒下。藉酒以竟入心。每服十丸二十丸。漸加至百丸。丸如梧桐子大者。

則更有力。毒愈後服之亦佳。加雄黃一兩。名雄礬丸。治蠱毒及蛇犬傷。

心爲君主。外邪所不易犯。然至氣血相遞動而爲火。則火毒未有不干於心者。心固又火之宗也。毒至歸心。則命必斃矣。蠟礬丸以托裏護心。猶四方有警。必宜厚衛京師。以安天子固根本。且蠟礬又皆有解毒排膿止痛之功。故惡毒癰疽宜先服此。

連翹湯

凡癰毒瘡腫。身體壯熱。小便赤濇。是皆寒濕所感。凝滯於血。使血熱而氣亂也。血熱則心熱。心熱則遺於小腸。此方以表外邪而泄血熱。

方已見嬰兒部。瘡腫血熱也。血熱何以腫。血溢脈外。而氣亂滯不行也。血何以熱。則或風或寒或濕或火淫入於脈而榮氣不從。則熱生也。熱總於心。心遺小腸。心包火亦遺三焦。故血熱者小便必濇。荆芥去血中風熱。防風逐經隧風熱。柴胡收寒熱之邪於陰部而散之陽。蟬蛻去皮膚風熱。以去其外滯之淫。而連翹散心火。瞿麥瀉心火。木通泄小腸火。滑石山梔瀉三焦火。黃芩瀉肺火。以泄其熱。當歸赤芍以和其血。使邪由表達。熱自下泄。則氣血平也。

羌活散

瘡腫癰毒壯熱。得自外淫，滯於氣分。淫入榮血。血爲之濁。氣熱則喘急脹滿，胸膈閉悶。心志不寧。此方以表外邪而平氣熱。

羌活氣雄而達肌表。**獨活**氣專而行脈裏。此皆以去外邪。**前胡**降逆氣而使之順下。**柴胡**達鬱氣而使之上散。**川芎**行血中之氣。清血中之濁。**桔梗**降泄肺氣。**枳殼**寬胸膈氣。**天麻**補肝而除風熱。**地骨皮**滋陰以清血熱。**茯苓**滲濕且以寧心。**人參**凡氣滯而憤鬱。皆氣之不足，非氣之有餘。氣足則不受淫矣。又壯熱則火食氣。此表劑也。過表則內虛。恐無以和氣血。故用人參。○各等分。**甘艸**半減**加生薑薄荷煎**

瘡腫。血熱也。血有陰氣鬱而滯者。風鼓浪激，火爍湯渾。壅於肌膚而癰腫生。表達其外淫，內調其升降，而因以

清其血中之濁熱焉。氣血安和。癰腫可散。

人參敗毒散

感冒風寒濕熱不正之淫。而滯於氣血。其卽發則頭痛寒熱。項强目暗。鼻塞聲重。痰飲咳嗽。其壅滯經絡。則爲癰爲瘡。濕毒流注。脚腫腮痄。喉痺口瘡。此皆氣滯生痰。浸淫於脈中。使血濁而生毒熱。

人參正氣足而後外淫可祛。甘艸中氣和而後邪毒可解。羌活　獨活以祛風寒濕熱之淫於經絡者。前胡　柴胡以升降調燮其氣之逆鬱於中者。桔梗　枳殼以破泄其氣之滯而爲痰飲者。茯苓滲濕寧心。去痰消腫。各等分。每服一兩。加生薑三片。薄荷五分。去風熱。消痰飲。水煎服。口乾舌燥加黃芩泄熱氣。脚腫加大黃蕩胃熱。蒼朮去脾濕。

膚痒加蟬蛻去皮膚風熱。本方加荊芥防風。名荊防敗毒散。治腸風下血。本方去人參。加連翹金銀花。名連翹敗毒散。治血瘡泡瘡。此皆外表艮方。可以選用。

比前方所減者。天麻地骨皮耳。以上三方。皆主解表症自外淫得者宜之。所謂火鬱發之也。外淫凝滯於氣血。或過或不及。總歸於火。

托裏散

治一切惡瘡發背。疔疽便毒。始發時脈弦洪實數。腫甚痛甚欲作膿者。

金銀花二兩　當歸一兩。以滋其血。使不致爲熱所涸。且帥諸藥歸於血分。　赤芍一錢。以斂陰而靖肝血之熱。　連翹三錢。以散心血之熱。　天花粉三錢。以清膻中之熱。**黄芩**三錢○以泄肺熱。**牡蠣**三錢○以斂陰收散。軟堅破結。**大黄**三錢○以蕩亢陽之熱。**朴硝**三錢○以救垂絶之陰。**皂角刺**三錢○能迅掃穢濁。消毒排膿。用刺更使直至病所而潰散之。**每服五錢。半酒半水煎。**

此治火熱亢甚。陽邪實盛。壅於中而勢將橫決者。以脈弦洪實數也。**不濟以陰。陽亦結而不散。故壯火之下。承以陰精。**用大黄朴硝。且佐以花粉連翹黄芩赤芍。**亦承氣之道也。況以金銀花當歸為之主於中。而使牡蠣皂角刺攻其外。則用之亦有節矣。毒有當攻其裏者。亦毋庸疑此方之過。火毒內衰。而後外毒易潰也。**李東垣曰。瘡瘍及諸病面赤。雖伏火熱禁不得攻。為陽氣怫鬱。邪氣在經。宜發表以去之。故曰火鬱則發之。雖大便數日不見。宜多攻其表。以發散陽氣。少加潤燥藥以潤之。如見風脈風症只宜發表風藥。便可以通利大便。若止乾燥祕濇。尤宜潤之。愼不可下。九竅不利。瘡瘍之鬱。皆不可下。汗之則愈。按下之當愼而不可輕。仲景傷寒書亦然。然至於正陽明經。亦未嘗不用承氣。東垣此論。爲輕於攻裏者戒且以面赤拂鬱邪氣在經言之。若果火盛在中。六脈弦洪實數。則其症必煩燥痞滿實堅。其瘡瘍雖只在一處。其火實不在一經。若再從而表散之。徒揚其焰耳。是不得不用攻下。如釜底抽薪可矣。論者愼勿泥於一說而不知變通。

十宣散 外科精要○局方 名托裏十補散。

治癰瘡初發。或已發。邪高痛下。瘡盛形羸。脈無力者。

蓋癰疽之發。固多由膏梁厚味。及風寒濕熱所淫。滯於氣血。然亦有內自七情以耗氣血。虛勞拂鬱以致發爲癰疽者。而或表或攻。則是重虛其虛。必不可救矣。故此方補氣血調經絡。而不爲之汗下。以脈無力故也。

方已見痘部。連翹羌活二方。主於發表。以氣血因外淫而滯。托裏散主於攻裏。以火毒自陽亢而結。大抵以甘肥醲酎辛熱得之。此方主於調補。以氣血自虛勞而濇。施各攸當耳。

邪高而痛下。瘡盛而形羸。虛熱拂於經。根本弱而枝葉自遂。故灌壅自本。參芪以益其氣。歸芪以補其血。合歸芪爲補血湯。甘朴以和其中。芎桂防芷桔梗以達之於外。芎桂可鼓舞其血。防芷可升拔其氣。又皆能托毒排膿。氣血滋而榮衛和。虛熱自解。本方加芍藥連翹木香乳香沒藥。亦名托裏散。治發背疔瘡。

當歸消毒飲 本名眞人活命飲。嫌不雅。易之。

治一切癰疽腫毒初起。未成者可散。已成者可潰。若潰後者不可服。

金銀花 三錢 **當歸** 二錢○榮氣不從。逆裏。故以此和之。 **陳皮** 一錢五分○氣滯於血。故以此行之。 **貝母** 一錢○行痰散鬱。 **天花粉** 一錢○淸痰散火。 **白芷** 一錢○去風濕排膿。 **防風** 一錢○散邪解拘急。氣滯不宜。必爲痰飲。痰滲於經。血滯不行。此以上五藥。皆所以行氣袪痰。 **甘艸節** 一錢○和中解毒。 **乳香** 一錢○苦鹹辛溫。能托裏護心。使毒氣外出。不致內攻。 **沒藥** 五分○苦辛鹹平。能補心散瘀消腫定痛。○二味另研。候藥熟乃下。 **皂角刺** 五分○逐穢攻堅。 **穿山甲** 三大片蛤粉炒黃去粉剉用。○穿走經絡。攻堅而直達病所。血滯不行。必結而成瘀。瘀滲於脈。氣亂不調。故此四味皆所以攻堅散瘀。 **用好酒煎**

服。藉酒以宣達藥勢。

此平劑也。君金銀花以解毒。臣當歸以活血。佐以行氣消痰破瘀攻堅。使榮衛和平。所以能散毒而潰堅也。機要云。治瘡須明托裏。疏通臟腑。調和榮衛。三法。內之外者。其脈沉實。發熱煩燥。外無焮赤。痛深於內。其邪深。當疏通臟腑。以絕其源。外之內者。其脈浮數。焮腫在外。形症外顯。恐邪氣極而內行。當先托裏。內外之中者。外無焮惡之氣。內亦臟腑宣通。知其在經。當和榮衛。用此三者。雖未即瘥。必無變症。按以上數方。三法備矣。

飛龍奪命丹

治一切疔腫癰疽惡瘡初發。或發而黑陷。毒氣內攻者。按此方甚峻。宜命此名。

天南星 辛烈。祛風去濕。消痰。攻堅破堅。　雄黃 辛甘。去濕除痰。殺毒破瘀血。　巴豆去油。以上各一錢。辛鹹沈寒。達關竅。黄丹五分。辛鹹。除熱拔毒去瘀血。砒霜五分。○辛苦鹹。攻頑痰。破積冷。硇砂五分。○苦辛鹹。輭堅去瘀。斑蝥十六個去頭足炒。○辛寒。破堅拔毒去瘀。麝香少許乳香五分。○托裏護心。爲末。用蟾酥和丸。○蟾酥辛寒。無堅不輭。無毒不拔。無蟲不殺。如黍米大。每服十丸。或十四丸。好酒下。忌油膩魚腥葷辛之物。

此方蘊毒於內不能外發者宜之。若積熱大盛。毒氣焮發。脈浮洪者。不可用。峻厲之劑亦建奇功必脈沈細緊數乃可用

托裏溫中散 孫彥和

治瘡瘍爲寒。變而內陷。膿出清散。皮膚涼。心下痞滿。腸鳴切痛。大便微溏。食則嘔逆。氣短呃逆。不得安臥。

時發昏憒。

附子炮四錢○大補命火。以回眞陽。乾薑炮三錢○佐附子。以上溫脾胃。羌活三錢宣達而出之太陽。使瘡不黑陷。木香一錢五分○以行肝氣而散內寒。茴香一錢○煖脾腎。散寒痞。丁香一錢○煖脾胃。安嘔逆。止呃逆。沈香一錢○通徹胃氣於上下。益智仁一錢○煖脾胃。益元氣。陳皮一錢○行肝氣。祛痰滯。甘艸炙一錢。溫中解毒。加生薑五片煎。

此方大溫其中。爲胃寒者設。痞滿腸鳴腹痛糞溏嘔逆呃逆身涼膿淸。皆虛寒之症。

瘡瘍火也。有火則曷爲中寒。寒則曷爲有火。榮氣不從。逆於肉裏。榮衞滯而成火。其火非實。實火鼓之則血氣相搏。而焮腫外作。內寒。則其毒不能發外。轉內陷矣。

榮衛外滯。元陽內虛。外傷而氣血愈虧。內寒而脈絡益

滯。故為之內復其陽。使陽氣周行。而滯者可通。雖有火

邪。皆外達矣。此雖用熱藥。實亦平劑。非飛龍奪命之比

也。人有性體虛寒。及方發癰疽而過服寒

涼。胃氣為寒所敗者。每有此症。孫彥和治王伯祿臂瘍

如此。見其六脈沉微。色變膚涼。加以呃逆。遂製此方於

盛夏時而用之。是可見因症用藥。對症則時令亦非所

拘。朱丹溪論十宣散。謂冬月腫瘍可用。夏月潰瘍難用。

是亦失之

執一也。

回毒金銀花湯

治瘡瘍作痛。隱隱。氣虛不

能焮發。而色變紫黑者。

金銀花二兩　甘州一炙　黃芪四兩　當歸五錢　酒一升重湯

煮服。

此亦治内虛寒而瘍毒不能外達者。前方治自先天腎命。以復元陽。此方治自後天脾胃。以生氣血。胃氣無陽。則用前方。胃僅不足。則用此方。瘍毒方凝而氣血不繼。瘍毒不能外達則且乘虛而内攻。唐之季世是矣。壯其氣血以行之。芪歸加以酒。所以攻毒而逐之。金銀花甘州所以解毒。其周宜六月乎。

托裏黃芪湯總錄

治諸瘍潰後膿多内虛。

黃芪蜜炙托裏固表。益氣排膿。瘍家最要之藥。**人參**合芪以補氣。**當歸**合芪以補血。**桂心**行氣活血。**茯苓**補心而下交於腎。且以滲濕健脾。而爲生血之本。**遠志**補腎而上交於心。且能解毒散鬱。長肌肉。强筋骨。**五味子**斂氣生脈。**麥門冬**清熱寧心。生肌止潰。**各等分。每服五錢。**

大寇初潰。餘燼猶存。民氣未蘇。瘡痍未復。此發憤圖治。以彌縫闕失之秋。僥倖苟安。亂將復長。否則國脈亦日衰奄奄難復振矣。朱丹溪曰。癰瘍潰後。補氣血。理脾胃。實爲切要。否則數月半年之後。虛症仍見。轉成他病。**氣血兼扶。**人參補氣。當歸滋血。**五化交飭。**桂心辛以補肝而活血。五味子酸以補肺而斂氣。遠志苦以補腎而毓精。茯苓淡以補心而安神。黃芪甘以補脾胃而建中。麥門冬甘苦淡以決潰於高原。而靖三焦餘火。是五化兼飭。五味歸化。雖有餘毒。亦無可存。黃芪桂心茯苓遠志五味。又皆能敗毒消腫。此方平補。爲勝於八珍十全云。

止痛當歸湯 總錄

治腦疽背疽。穿潰楚痛。

當歸　生地黃 血不足則作熱而熱痛。此以補其血。 黃芪　人參 氣不足則生寒。而虛痛。此以補其氣。 肉桂 以作陽。且能解毒化膿。 芍藥 以斂陰。且能靖熱去瘀。 甘艸 炙○以解毒和中。且能止痛。 各等分煎服。

痛生於有梗。氣化之梗。由於不和。不和生於不足。氣血充周。陰陽調適。毒化而痛於何有。齊氏曰。世皆謂乳沒珍貴之品。可以止痛。

不知臨病制宜。殊非一轍。熱痛凉之。寒痛温之。風痛除風。濕痛導濕。燥痛潤之。滯痛通之。虚痛補之。實痛瀉之。膿閉而痛者開之。惡肉敗痛者引之。陰痛不和者調之。經絡閉塞者利之。不可執一而無權。按此則去梗之說也。但托裏護心。乳沒之功。亦有時不可闕云。補其氣血。參芪歸地和其陰陽。是爲善去梗者。此及前方。皆意思深長。用之自效。

八珍湯

凡疽瘍不起。氣血衰弱。六脈無力者。可酌用。

合四君子四物湯

十全大補湯

氣血虛寒之甚。而疽毒不能起者。可酌用。

八珍湯加黃芪肉桂。

此非盡善之方。然有時不得已而用之。疽陷不能起者。可使之起。毒腫平滿。內痛隱隱。而外不焮赤。毒發於陰。沉濇隱伏。則謂之疽。毒潰不能收者。可助之收。潰而不能收。亦氣血衰憊之故。

生肌散

此成功之後。斂瘡生肉。毒盡乃可用之。

寒水石煅二兩○李時珍曰。唐代諸方。寒水石即石膏。　滑石二兩　龍骨一兩　海螵蛸一兩　密陀僧五錢　枯礬五錢　輕粉五錢　乾胭脂五錢

共為末。摻瘡口上。

以解毒活血收歛燥濕之品佐二石。意主解熱也。

生肌散

檳榔一兩　枯礬一兩　寄陀僧一錢　黃丹一錢　血竭一錢　輕粉五分

此以解餘毒去瘀爲主。而兼燥濕生新之意。此方佳

黃連生肌散

黃連三錢　寄陀僧五錢　乾胭脂二錢　菉豆粉二錢　雄黃一錢　輕粉一錢

此亦以解熱爲主。

桃花生肌散

風化石灰苦辛濇。能散瘀生肌。蝕惡肉。斂瘡口。水澄過半斤。　大黃四兩　梔子二兩

合炒至石灰紅色。取起。去大黃梔子。用石灰。須退冷陳久。而後可用。此方甚簡。

以上諸方。治瘍之法。可以通用。已得其大概。其有當分經而治者。亦略選數方於左。以示大法。非能盡變也。變而通之。存乎其人。

消瘰化堅湯

東垣。本名救苦勝靈丹方。嫌太俗。易之。

治瘰癧馬刀挾瘻。從耳下或耳後下頸至肩。或入鈌盆中。乃手足少陽經分。在頸下。或至頰車。乃足陽明

經分受心脾之邪而作也今將三症合而治之按手少陽出缺盆上項出耳上角支者從耳後入耳中足少陽循頸行手少陽之前至肩却出手少陽後入缺盆分者亦自耳後入耳中足陽明行頤後大迎頰車裏上至耳前瘰癧累累成串皆發於此故屬之三經其受心脾之邪而作者脾濕生痰心熱成火濕熱相生痰火併作然心脾之脈不上於頸脾之濕熱則溢於胃心之濕熱則溢於三焦三焦溢於膽故症見於三經此症多由肥醲肥則脾胃生痰醲則心膽三焦受熱或由憂思鬱怒憂思則傷心脾鬱怒則傷肝膽大抵陽明者爲淺少陽者爲深陽明者多痰少陽者多火俗又分陽明者爲痰核少陽者爲馬刀云

黃芪 護皮毛實元氣結血生血瘡家聖藥○皆依東垣原注 **連翹** 能散諸經血凝氣聚十二經瘡藥中不可無也○愚按究主散心火 **漏盧** **升麻** 各一錢 **葛根** 五分○此三味足陽明本經藥 **丹皮** 去腸胃中留滯宿血 **當歸** **生地** **熟地** 此三

味凉血和血生血。**白芍**各三分。酸寒。能和中益肺。治腹中痛必用之。夏月倍之。冬寒則不可用。**防風**五分**羌活　獨活**一錢。此三味必關手足太陽症。脊痛項强。腰似折。項似**柴胡**拔者用之。防風辛溫。若瘡在膈以上。雖無太陽症。亦當用之。爲能散上部風邪。去病人拘急也。八分。功同連翹。如瘡不在少陽經。去之。○按連翹主心經。柴胡生少陽經。本有不同。然其能升拔陽氣於陰鬱之下。而散其毒熱於上之功。則固有同然。又由東垣本注互參之。瘡不在少陽。去柴胡。則病不關太陽。可去二活。病不在陽明。可去升麻葛根矣。**牛子**解毒。無腫不用。**人參**各三分。補肺氣。如氣短不調及喘者。則加之。**甘艸**炙五分。能調中和諸藥。瀉火益胃氣。亦去瘡邪。**肉桂**二分。○能散結積陰症。瘡瘍當少用之。此寒因熱用之意。又爲陰寒覆蓋其瘡。用大辛熱以消浮凍之氣。浮躁者去之。**黃連**以治煩悶。**黃蘗**炒。各三分。如有熱或腿脚無力加之。如煩躁欲去衣者。腎中伏

醫林集要　卷十　方劑　癰瘍部　消癧化堅湯　[illegible]

火。更宜加之。無此不用。**昆布**二分。鹹能輭堅。瘡堅硬者宜用。**三稜**煨二分。破結

莪蒁煨三分。此二味瘡堅甚者用之。不堅不用。**益智**二分。嘶多者胃不和。病人吐

沫吐食。胃寒者加之。**麥芽**一錢。治腹中縮急。兼消食補胃。**神麯**炒。能化食。

厚朴一錢二分。腹脹加之。否則勿用。**蒸餅爲丸。每服三錢。如氣不**

順加 陳皮 木香。 大便不通加 酒炒大黃。 血

燥加 桃仁 大黃。 風燥加 麻仁大麻仁非脂麻。**大黃**

秦艽 皂角子煨用。

本注詳矣。推其意則以黃芪連翹漏盧。此藥雖行陽明經。實統能攻堅

排毒。**丹皮當歸生地熟地白芍牛子人參甘艸肉桂爲本**

方。參芪甘艸以補氣。當歸二地以滋血。連翹丹皮以去熱血。漏盧牛子以解毒排膿。白芍以斂亢陽。肉桂以開鬱陰。所以補正祛邪。去心脾之熱。清受病之源。其毒發陽明。則加升麻葛根。毒發少陽。則加柴胡。所以分經使達病所。其或關太陽。則加防風二活。由此推之。則凡背疽對口腦疽在太陽經。則不用升麻葛根柴胡。而加用防風二活。或在他經。則亦因經用引以達之。皆可識矣。其加連翹。為多熱。大抵少陽多熱。加昆布為多痰。陽明多痰。加稜莪為核堅。厥陰堅硬之毒亦可加用。加益智厚朴為胃寒。多濕。瘰癧及他癰疽多是火邪。而有胃寒者何也。曰火邪在經。而胃寒在本也。加麥芽神麯。為脾胃多滯。瘰癧心脾之邪。固多由肥膩釀厚得之。其氣鬱則行之。可以助參芪。血燥則潤之。可以助歸地。風祕通之。風燥潤之。可推以治腸風痔漏諸毒。或加或減。知所變通。亦諸瘍可統治。不僅瘰癧也。

散腫潰堅湯 東垣

治同前症。然前方爲氣衰血少本體不足者設。故多補血氣之藥。此方爲熱盛毒堅者設。故多去熱攻堅之藥。散腫去熱也。潰堅。攻痰也。

黃芩 八錢生半酒炒半。心脾邪熱。熏蒸上行。故用此爲君。以降泄之。半炒使上行。半生使散行也。

黃蘗 酒炒五錢。滋腎水以制君相之火。

龍膽草 酒炒五錢。以去肝膽少陽之火。以上三味。皆所以去熱散腫。

知母 五錢

天花粉 酒洗五錢。肅清膻中。去膈上之痰熱。

昆布 五錢。此三味皆以消痰潰堅。

桔梗 五錢。泄肺間之風濕痰熱。

柴胡 四錢

〇少陽本經藥。連翹三錢〇散心火亦以佐柴胡。升麻三錢　葛根二錢〇二味皆陽明本經藥。甘艸炙三錢　三稜酒洗三錢〇破血中之氣。莪蒁酒炒三錢〇破氣中之血此二味皆助桔梗昆布以潰堅。歸尾酒洗二錢〇破血熱以行氣。白芍二錢〇斂散氣以和血。黃連一錢〇此三味皆助柴胡連翹以去熱散腫。每服六七錢。先浸半日。煎食後熱服。服後仰卧。取藥在上膈。此不必拘拘。另將半料蜜丸。留藥湯吞之。量虛實服。

此瘰癧正治。以其氣血堅強。而熱毒壅實。則爲之散腫潰堅可矣。無庸更用參芪歸地。即此而推廣之。又可以知治瘍之大法。

龍膽瀉肝湯

本以治肝膽實火濕熱。而凡陰腫陰痛。亦皆統治。推此為用。則凡懸癰便毒腎疳魚口皆可治以此方。蓋前陰左右。皆肝脈所行。而宗筋延孔。又為腎竅。腎主閉藏。肝主疏泄。開閉失其宜。酒色過其度。則脾胃之濕熱下流。而積於肝腎。熱毒壅聚。輕之為陰腫陰痛重久則囊癰便毒矣。毒生於前後二陰之間。曰囊癰。生於前陰之左右。曰便毒。二陰纂間。脈連衝任。為治稍難。其症必兼風濕。前陰左右。則腎專之。其離二陰稍遠者。則兼脾經。俗以其形長似魚。謂之魚口。其生在陰經。故初起多不赤不腫。而結塊其間。肉理有橫有直。又居下極。故每一潰難收。治宜先用此方。但原無分兩。茲為更定。又略著加減之法。

龍膽草 四錢○瀉相火除肝經濕熱。 **黃芩** 炒四錢○併除腸胃肝膽之熱。 **梔子** 酒炒三錢○瀉三焦濕熱而達之前陰。 **澤瀉** 二錢○瀉腎之濕熱。 **木通** 二錢○瀉小腸之熱。車前子四錢○瀉膀胱濕熱。當歸酒洗五錢。生地酒微炒五錢○此二味補肝滋腎。養陰活血。正所以平其積熱。甘草生用三錢○緩肝急。散熱解毒。柴胡八錢○拔肝膽之生意於腎水至陰之下。而升之於上。以舒陽氣。以散陰鬱。則熱可散而濕亦行。毒可散矣。此方必以此爲君藥。每服七錢。水煎服。囊癰加鼈甲醋炙三錢○補肝滋陰。且能攢穴以去毒。秦艽四錢○能入二陰之間。以祛風去濕。活血榮筋。體虛者。酌加人參黃芪。毒不起。少加肉桂。得自風濕。加獨活防風。

二陰間肝脈也。肝相火也。相火鬱熱。則脾腎之濕從之。或酒後乘醉入房。或久行傷筋。而復受風濕。或脚氣脚瘡外閉乍愈。而熱毒遂結聚股間。皆所以致肝火之毒熱濕合淫流於經會之所。三陰之間，肝腎脾三經之會。其結而不散，則輕之爲陰汗陰腫陰癢臊臭，重之爲便毒囊癰白濁溲血，皆此湯可以主之。以除肝經之濕熱，故曰瀉肝。然非瀉肝也。方內無酸以瀉肝之味。去脾腎之濕熱，以清相火之鬱結。方內龍膽黃芩梔子皆苦，以平相火，而澤瀉木通車前則皆淡滲鹹輭，以瀉心腎，非若肝無補腎無瀉之說也。且補肝緩肝，當歸生地併甘艸。而升達其陽也。柴胡甘艸

救腐湯

治乘醉入房，相火熾盛，忍精不泄，內外合淫，結於宗筋，而成囊癰，并玉莖亦腫爛，及凡囊癰便毒魚口潰後爛腐不能收功者。

黃芪炙二兩　當歸酒洗二兩　人參一兩　白朮一兩。以補脾土。且能理腰脊間血。　茯苓五錢。以滲脾腎之濕。　澤瀉三錢。瀉腎之濕熱。　黃蘗三錢。堅腎水。安相火。去膀胱濕熱。　梔子炒三錢。瀉三焦火。　龍膽草三錢。清肝火。　葛根三錢。因酒傷者用此以升散胃熱。否則不用。　薏苡仁五錢。補中滲脾濕。　白芍五錢。此瀉肝以斂陰。所以救腐也。　分五服煎服。

毒至腐爛。火盛極矣。氣食壯火食氣。而下焦氣之源也。血涸。熱甚則血日涸。氣血皆虧。故無以勝毒而生肌。宜大補其氣血。而後去其濕熱。加以斂陰。氣血復而腐可救。毒可盡。澤瀉黃蘗膽草白芍皆厥陰少陰藥也。

山豆根湯

治喉痺。有偏左偏右者。俗曰單鵞。左右皆腫曰雙鵞。鵞者牙音之譌也。其來甚速。一時腫盛。曰纏喉風。腫及牙齦。曰走馬牙疳。總之則爲喉痺。內經云一陰一陽結謂之喉痺。一陰者手足厥陰。一陽者手足少陽。肝脈上循喉嚨之後。而膽與肝相表裏。三焦脈自缺盆上項。而心包與三焦相表裏。四經皆君相二火所行。故喉痺皆屬之火。君火稍緩相火急速。輕者甘桔湯可愈重者宜此方。張子和曰治喉痺用針出血最爲上策。內經云火鬱發之。出血亦發之也。是亦一治。

山豆根 二分。降瀉心火。主治喉痛。　**射干** 二分。去君相二火。散血消腫。除痰結核。

豬牙皂角 二分。辛鹹。行肝木之鬱。散心火之結。蕩除穢濁。破腫消堅、涌吐痰涎、通關利竅。

杏仁 去皮尖十粒。降逆氣。破堅。潤心肺。　**煎濃汁含漱稍稍嚥之。**

主治君相二火。而君以杏仁。佐以牙皂。降泄中有升散之用。牙皂之辛能散。杏仁亦能散。火熾濕從。湧而爲痰。則壅聚而火鬱。以此開之發之也。故能消痺。

雄黃解毒丸 丹溪

治纏喉急痺。急則生死在倏忽之間。故此亦刼劑也。

雄黃一兩。辛甘雄烈。破堅結。去瘀血。

鬱金一錢。辛苦。主降逆氣。而破血中之滯。

巴豆十四粒去皮壓油取霜。辛鹹。力猛。攻堅結。下稠涎。

醋糊爲丸。藥皆辛烈。藉醋以斂陰。保肺。每服五分。津嚥下。

此方皆用辛散。以相火之急。不可遏抑。故迎而散之。以寓解毒之法。又一治也。盛暑蘊隆。至不可耐。風雷雨雹一作。而熱頓除。

桔梗湯

治少陰咽痛喉痺。及肺癰吐膿乾咳無痰。少陰心脈挾咽。腎脈循喉嚨。二經合化。君火上熾。則咽痛肝膽三焦脈亦挾行咽間。其經相火上炎。則喉痺。君相二火上熏於肺。痰血凝滯在肺之內。則爲肺癰。肺癰初起。可治以此方。涌泄其痰。火隨以散。

方已見火部。肺處上極。並於咽喉。諸經有火。皆總於心而上通於肺。行肺外則傷咽喉。行肺中則傷肺。大抵肺氣實則行咽喉。肺氣虛則入肺。故治嵩在肺。甘草補土生金而瀉火。桔梗降逆氣而瀉邪淫，且甘緩補正而邪自易平。

皂莢丸 金匱

治肺癰欬逆上氣，時時吐濁，但坐不眠。按此症多吐涎沫，口乾喘滿，咽燥而渴甚，四肢微腫，咳吐膿血，胸中隱隱作痛，乃諸經之熱火上炎，熏蒸於肺，或外感過之，火不得發，氣滯成痰，滲入肺內，肺血濁滯，壅而爲癰，血與痰搏，蒸化爲膿。蓋實火之症也。喻嘉言曰：火熱之毒，結聚於肺，表之裏之，溫之清之，曾不少應，堅而不可攻者，令服此丸，庶幾無堅不入，可成洗蕩之功，勿以藥之微賤而少之。

皂莢刮去皮弦，酥炙。爲末，蜜丸如大豆大，以棗膏和湯。藥性峻烈，藉蜜以滋之，棗以補之，甘以緩之。每服三丸。人言仲景方峻，此只服三丸，且棗湯主之，則亦何嘗敢于太峻。

辛以補肝而瀉肺，使火不鬱也。皂莢之辛鹹，以行肝木以布心火，可以燭幽破堅，蕩除穢濁，性能蝕鐵。其能消肺中之堅結可知。火鬱在肺，於肺發之，火鬱發之。甘以緩之補之，蜜能滋陰潤肺，棗能補土生金。皂莢質輕，亦上行於肺：火散則痰不沸。痰消則血不濇。血行則壅者散。

保肺湯

治同前症，但此方主去熱解毒，而佐以升散藥，頗中和。凡肺癰已潰未潰，皆可用。其堅結甚則用皂莢丸破之可也，破之而肺氣恐虛毒未盡者，仍宜服此。

金銀花一兩　元參八錢○除胸膈氤氲之火，升腎水以保肺金。　人參三錢

蒲公英一錢○甘苦。能化熱毒。排膿血。　天花粉一錢○淸肺熱，化膈痰。　黃芩

五分。麥門冬一錢　生甘草一錢　桔梗一錢○仍用甘桔以散其鬱。
分二服。

此兢兢於保肺。體弱者宜之。體弱何以有實火。曰體弱固多有肺火。

桂枝去芍藥加皂角湯 金匱

治肺痿吐沫。按此症多吐涎沫而無膿。甚者毛悴色焦。自汗盜汗。氣息奄奄不振。嗽時必忍氣須臾。輕輕吐痰。始覺膈上不痛。否則膈痛不止。其與肺癰大異。彼生於內熱。此得於勞役。彼屬實熱。此屬虛寒。勞役內虛。或多言傷肺。或久卧乍起。腠理不密。而風寒清冷乘之。其始汗出惡風。咳嗽短氣。鼻塞項強。胸膈脹滿。久而不治。則成痿矣。故仲景治法。始用甘草生薑。繼用此方。而今人每以肺癰肺痿合言之。

桂枝三兩　生薑二兩　甘草炙二兩　皂角一兩○只三錢三分許。

大棗十二枚。

肺癰由實熱內作，故以甘桔散之，皂角破之，蜜棗緩之。肺痿由虛寒感受，故以甘薑溫之，桂枝鼓之，皂角大棗逐之。肥膩醲厚，作爲胃熱；慾火憤怒，作爲肝熱；熱歸於心，上而爍肺，外淫過之，內熱爲主，是實熱內作，輕則散之，重則破之，恐火之急，故甘緩之，實熱之治也。勞役飢之，久而中寒；言語不輟，久而肺寒；肺胃本寒，肌肉不實，外淫乘之，淫反爲主，是虛寒受感，輕則溫其寒，重則鼓其陽，猶恐不勝，故亦爲攻破之，虛寒之治也。皆堅結於肺，故可用皂角同。一以安內，一以攘外，故用蜜薑桂不同，皆宜固其本，故用大棗同。

加味紫菀湯

治肺痿。久而氣極勞熱自汗。皮毛枯悴。氣息奄奄。咳嗽稠痰。喉間腥臭。且或吐血。此痿而變癰。肺氣虛極。而邪火愈盛。其症實。此肺癰爲更重。宜服此方。

紫菀炒一錢○辛苦溫。升達陽氣。以解胸膈之鬱熱。理上焦血。散逐痰涎。去肺間鬱積。

阿膠蛤粉炒成珠一錢○補潤肺金。固氣理血。散熱滋陰。

知母一錢○清肺金。而滋腎水。以濟妄火。

貝母一錢○去熱痰。開鬱結。清熱解毒。二母皆能金以生水。水濟火則還以保肺。故曰知母貝母。

桔梗五分○散肺邪。降肺逆。

生甘草五分○補土生金。且能解毒。此仍用甘桔。

人參五分○此氣虛症。必人參以補之。

茯苓五分○亦補土生金。而能滲膈間邪濕。

五味子十二粒○補肺斂氣。久嗽肺傷。肺葉焦萎。此當必用。

牛蒡子五分○解百毒而功專治肺。利咽膈。止嗽除痰。

金銀花五分○加此二味以解百毒。

肺癰邪實。宜急治。肺痿正虛。宜緩養。且已虛則不容更破。故久痿則薑桂皂角又非所用。而外邪未盡祛。則未可峻補。痿症自外淫乘虛始。此方最爲兢兢也。

逍遙散 治肝癰。

方已見肝部。古無肝癰之說。而或謂左脇痛。手不可按者。爲肝葉生癰。其症必左脇見紫色而舌青。是或有之。心肝鬱也。宜服此散。

清庚丸

此本東垣潤腸活血潤燥三方併合。而加減之。以治腸癰。腸癰之症。下少腹痛甚。手不可按。其右足常屈而不伸。以大腸庚金居右。又大腸右轉。故應右足。其已潰則大便膿血。或不能食。胃氣併傷。其所由必因肥膩醲厚。積熱於胃。胃熱上蒸傷肺。而熱毒下流大腸。又或風搏於肺。肺鬱成熱。亦下遺大腸。始為大便祕濇。久則結毒成癰。大抵與肺癰同源。而其流則分上下耳。

大黃五錢○滌腸胃熱毒。歸尾五錢○潤腸活血。而行結血。羌活五錢○祛風散毒。由風祕起者用之。否則去之、桃仁研一兩○去瘀輭堅。潤腸而生新血。秦艽三錢○去血中風濕。皂角仁五錢○此與肺癰之用皂莢同意。所以蕩除穢濁。而大腸在下多燥。故用仁則能自內下行。而潤大腸之燥。紅花三錢○活血行血去瘀血。生地黃五錢熟地黃五錢○二地滋血養陰。以平胃火。金銀花八錢大麻仁去殼一兩。此非脂麻。○和胃潤腸。破瘀解毒。爲此方君藥。蜜丸。金銀花湯下。已潰而胃氣虛者加人參白術。

肺癰腸癰皆由胃火。胃火上行。則總於心而傷肺。肺癰喉痺。咽痛咽腫口瘡。實皆由此。胃熱下逼。則傳小腸而傷大腸。腸癰血祕風祕痔漏腸風。實皆由此。心在胃上。肺居心上。小腸承胃下。大腸承小腸下。心小腸皆火也。金固畏火。風火乘金。血以熱而瘀結。金得火而銷鑠。是故蕩熱大黃滋水。生熟二地。去瘀生新。紅花桃仁歸尾秦艽。潤燥解毒。麻仁桃仁皂角仁金銀花。導以下行。蜜丸也。又大黃亦下行。治腸癰之法也。

清丙湯

此合仲景五苓散仲陽導赤散而加減之。以治小腸癰也。小腸癰亦昔人所鮮及。然理亦有之。謂當臍稍下偏左內痛不可手按。其左足常屈而不能伸。蓋小腸左轉。故應左足。小腸爲心之表。是必心熱遺於小腸。始則小便癃閉赤濇。鬱熱之久。血壅結而生癰。大抵與喉痺同源。而其流則分上下耳。

生地黃三錢○交腎水於心以靖心熱而生血。**木通**二錢○降心及小腸之火。**甘草稍**二錢○能瀉火使達於下。**澤瀉**八分○能瀉相火。**茯苓**八分○淡滲交心於腎。以去其邪水。**豬苓**五分○以專行下焦之水而達之膀胱。**白朮**八分○燥脾胃濕熱。**肉桂**五分○此爲反佐。又辛以行之。且兼能解毒。**黃連**三分○瀉火。厚腸解毒。又合肉桂以交心腎。**金銀花**五錢○以解毒。

心遺熱於小腸。小腸上承胃下接膀胱大腸。毒無可達。

惟可內消而不可使潰。故爲之降瀉心火。使達於小便。因以交心腎而涼血解毒。是亦一道也。

丁壬湯

治對口疽。此毒生於大椎之上風府啞門之間。乃太陽及督脈所行。與背癰本同一治。但其位上行已遠。其毒每平漫黑黯而不焮赤。其症必沈重倦怠呻吟無力。是雖在陽經。而實發於陰。蓋寒水之裏爲腎也。正對口當風池督脈屬陽。故毒反輕。偏對口在寒水之經。毒反重。要之治癰疽。未有不用散熱消毒之法者。此篇之首數方。皆可通治。但淺深不同。經脈分走。因經用藥稍異耳。此方中有紫花黃花二丁。又用二活行太陽經。屬壬水。故有丁壬之名。又丁壬化木爲發生之機也。

金銀花三錢 蒲公英一錢○一名黃花地丁。能通腎水。化熱毒消腫核。 紫花地丁一錢○能平血熱。去壅濕。主治癰疽疔毒。羌活一錢　獨活一錢○二活以行太陽而疏通其滯濇。防風五分○上部之瘍。必用此以散邪而去拘急。當歸一錢　生黃芪一錢○必氣血充而後毒化。未成可消。已潰易斂。生甘艸一錢○以和中緩肝。瀉火消毒。

此方背疽對口。皆可通治。乃太陽經解毒藥。若其變症及潰敗而虛。則托裏止痛。八珍十全諸方。可參選用。附外治方。背疽。用活蟾蜍剖腹合毒上。縛定。乾則易之。內服托裏藥可愈。對口。用生鯽魚合陳壁土搗爛傅毒上卽愈。

皂蛤丸

治乳癰。按此症多由外感風邪，客於乳房，或小兒含乳而睡，口中熱氣吹入乳房，使乳路塞，又或爲兒齩傷，中有熱毒，風邪復搏，始則壅痛，久壅則癰成矣。若男子患此，則必肥膩醲厚，積爲胃火，或復觸傷乳筋所致。乳爲陽明經所行，乳頭實肝筋所結。汁亦肝血所化，肝脈斜絡於乳，治者須知。

皂角 去皮弦，酥炙。 **蛤粉** 此用蚌殼煅研成粉，能消頑痰，止熱嗽，蚌形含漿，有乳之象，又介蟲陰精，乳血之類，而鹹能軟堅，寒能勝火，所以有治乳癰之用。 **等分擣合爲丸，每服二錢酒下。** 藉酒以行血分。

乳屬陽明，於經爲陽，而肝筋乳血，於類屬陰，風熱搏於經而乳血滯於內，壅塞成癰，皂莢之辛，以宣其陽，蕩除穢濁，祛風去痰，而破結以通關。**蚌蛤之鹹，以養其陰，軟堅散血，可一**

汗而癰散乳通宜也。

知乳湯

治同前症。古人主除痰去熱。如不因外感而內熱壅盛者。宜之。

生甘艸二錢。緩肝急。和胃瀉火解毒。　**當歸**一錢酒洗　**蒲公英**一錢。甘苦。化熱毒。消腫核。其莖中空。斷之有汁。故主排膿通乳。　**天花粉**五分。清理膻中痰熱。亦能通乳。　**貝母**五分。除痰解熱結。　**穿山甲**一片土炒研。此專主通乳。乳非可强通。但壅而成癰。則宜一用之。

煎服。

方主去壅。而不失和平。可使知乳。

化巖湯

乳癰病久失治。或更傷於酒色熱物。致潰爛如蜂窠狀者。曰乳巖。最難治。乳房屬胃。乳頭屬肝。宜補血疏肝。佐以和胃去痰解毒之品。庶血氣復而症可愈。

黃芪一兩 **當歸**五錢○此補血湯也。 **白朮**三錢○理脾胃。 **人參**一錢○補氣以生血。 **茯苓**五分○滲脾濕。 **防風**五分○行肝木以疏脾土。 **白芥子**八分○行脇痰。去皮裏膜外之痰。亦所以行肝氣。 **紅花**三分○使之去瘀生新。 **金銀花**五錢○解毒。兼能補養。 **水煎服。**

乳潰成巖。非大補氣血。無以能攻毒而收潰也。此與托裏黃芪湯法同。但主經行肝胃耳。防風白芥子紅花皆行肝。參朮茯苓皆主脾胃。

解懸湯

乳懸症。兩乳細小，下垂過腹。痛不可忍。此氣熱血虛，肝筋緩弛也。其始必由產後去血過多。次因乳少過服通乳之藥。血不足於經脈。而虛氣因兒之吮以下垂。則筋從所引而弛。此猶肺不足以斂氣。則肺葉痿而津液之上輸者。反只多痰涎也。治宜補血榮筋爲主。

黄芪二兩 **當歸**一兩。此補血湯。 **人參**三錢。宜大補中氣。 **川芎**三錢。以行血中之氣。 **荆芥**三分。去血中風濕。 **益母草**補肝和胃。燥濕行血。 **生地黄**各一錢。血滋而熱平。則筋自收。用當病情。雖產後亦不忌。 **炮薑**三分。以和胃亦以補肝。 水煎服。

此非癰瘍。因乳而類及之。亦以見因經用藥之法。

少陽湯

治鬢疽。鬢間耳前。乃手足少陽經所行動脈處。古人以之候頭角耳目之疾者。患在此。乃膽及三焦之熱毒上行可知。縱使平滿。亦是陽非屬陰也。

金銀花二兩　當歸一兩　川芎三錢　龍膽草三錢　夏枯草三錢○行肝膽經。除內熱。散結氣。　梔子炒一錢○去三焦熱。　白芷一錢○陽明經脈亦與少陽經脈交絡。且諸藥性不上行。則用此。使上行頭面而去風熱。　薄荷一錢○行厥陰少陽。上行清頭目風熱。

此引入少陽經以治鬢疽之法。

督會湯

眞腦癰在巔頂。乃督脉所行。旁連太陽。下本命門。上通髓海。是命火上炎之極。腎水枯涸。精髓且化爲膿血。治宜六味地黃湯。若尺脉無根。沈指不見。則加桂附大劑救之。恐症急效緩。先服此。

金銀花八兩　黃芪四兩　元參三兩　天門冬三兩。清肺金以生腎水。

熟地黃二兩。補腎水以制命火。　人參一兩。以補中。　黃蘗酒炒五錢。以滋陰。　砂仁三錢。以化命門之氣。　甘艸炙二錢。天冬以下三才封髓丹也。故用此以平骨髓之熱。　藁本一兩。藉此爲使。以行於巔頂。

此引入督脉上行以治腦癰。

釋擘湯

擘疽。又曰穿掌。手掌屬心包絡。手背屬三焦。總之心血熱也。若大指食指乂口合谷間則屬大腸。乂曰毒膻中氣熱也。

金銀花一兩　當歸三錢　元參五錢　生地黃三錢　紫花地丁一錢〇色青紫。入心經血分。平血熱。去壅濕。解疔毒。　貝母五分〇破結解毒。　天花粉五分〇解膻中之熱。　桂枝五分〇藉此引行於手。　水煎服。乂口毒用之。否不用。

此治心經熱。膻中亦心所居。引行入手治穿掌。

附外治方。金錢小蟹和葱搗爛。敷毒上。甚効。

釋絆湯

臂腕生毒。俗曰菜籃絆。此間均屬肺。臂上手六經皆行。而大抵肺居腕中。其地似屬陽。而其經其毒每多屬陰。以金寒而臂間肉薄。故氣血每不足。治宜用補。

金銀花一兩　生黃芪五錢　人參八分　白朮一錢　生甘艸五分　桔梗五分　天花粉一錢　當歸一錢　桂枝五分　生薑三片引　水煎服。

此治肺經虛熱。人參甘桔花粉皆行肺經。引行入臂治臂瘍。內寒者用托裏溫中湯。

釋擔湯

肩疽。搭背。多生於勞力擔負之人。使肩背氣血不得舒。又感寒暑風濕。故血鬱熱而成毒。肩爲手足六陽經脈所交行。惟太陽則行於背。此背陽經。而毒每似疽。亦以肉薄也。

金銀花一兩　土茯苓一兩　漏盧五錢　○土茯苓能舒筋滲濕去熱解毒。漏盧能輭堅破塊活血排膿生肌止痛。當歸五錢 大棗八两○補中益氣生血。即此以當參芪。此方爲貧人設也。酒煎服。藉酒以行於陽。

此治肩背勞役之疽。

附外治方。生薑和麵作餅蒸熱。熱貼疽上。甚效。

祛寒去濕丹

腹疽。生於臍之上下左右。皆屬陰。以腹固足三陰經所行。當中爲任脈。稍左右爲肝脈。又左右爲腎脈。又左右爲脾脈。而三陰亦迭相交絡。任腎主寒。脾主濕。惟肝主風。風無專性。其在陰處。則亦寒也。寒濕何以生毒。寒濕凝聚於經。氣血相搏。則成熱而生毒。顧熱虛熱也。寒實寒也。多由勞役觸犯寒濕。或所居下濕而烘火飲酒得之。又或內本虛寒。而榮氣不相協。治當復其陰中之陽而已。

白朮四両○補脾燥濕。理腰臍間氣血。茯苓三両○去脾腎之濕。金銀花三両○以解經血之熱毒。而實能安養氣血。蛇床子五錢○辛苦温。能補益腎命。煖衝任。祛下部風濕。其功甚大。非止解瘡毒。附子二錢○以復命門之陽。陽復而陰寒之毒消。肉桂三錢○補命火而左行於肝。以壯肝氣活肝血。當歸一両○滋陰而行於陽。使榮氣相協。合用蜜丸。每服一兩。鹽薑湯下。

陰經皆行於腹。坤爲腹。則宜主脾土。坤利牝馬之貞。配天行健。必陽氣行於地中。乃能承天時行。不然。則陰陽相違。爲否爲剝。故補命火。乃以温脾土而和陰陽。朮苓以健脾土。附桂以補命火。而後加以行血解毒之品。以治腹疽固有道也。

加味腎著湯 金匱腎著湯經心錄加味

腰疽。當兩旁屬脾經。稍近脊則屬膀胱。要皆關於帶脈。患此每平漫而不焮赤。故俗曰腰包。此爲感於寒濕。而經脈凝滯不和。以致壅耳。乃經病非內病。是外寒。非虛寒。故不作寒熱。不阻二便。不減飲食。然非內不足則經脈充實。外感安得而棲之。治法仍宜補其虛寒。可用此方。

炮薑一兩二錢　茯苓一兩二錢　炙甘艸七錢　炒白朮七錢　炮附子二錢　肉桂二錢五分　澤瀉二錢　杜仲二錢。甘辛溫行肝益腎。去濕除寒。束骨和筋。除傷續絕。　牛膝二錢。下行所必用。

腰間寒濕去則疽消。無庸加解毒藥。甘艸肉桂亦解陰毒。或兼有風癢加防風，瘀痛不消加當歸、金銀花可也。

利樞湯

伏骨疽生於兩腿上，當髀樞，此處肉薄，故曰附骨。或譌為多骨，又謂在長强穴左右，又謂疽中生骨，皆悞。長强左右則是臀之上，不得云多骨也。髀樞本足少陽經所行，疽由寒濕，蓋少陽經之行於腹內者，過章門，出繞毛際，至髀樞而與外支會，則髀臀積寒積濕皆得溢於其經。又肉薄則邪易受，轉樞處則勞動而筋易傷，筋附於骨，不能大腫焮赤，故為疽。膝疽亦然，膝為諸筋之會，又為寒府，少肉而多勞，故生疽必難愈，治亦去其寒濕，壯其血氣以行之而已。若生骨之疽或有之，蓋擁毒結核而堅如骨，亦猶痰核之類耳。然無定處也。

羌活二錢　**獨活**二錢○以舒筋活骨，去濕除寒。雖非大陽經，亦不得不用此。　**蒼朮**

二錢。此本肝膽經藥。以祛寒濕。非其辛烈不可。

防風一錢　防巳一錢　木瓜一錢　牛膝一錢　肉桂一錢　甘艸節八分　生黃芪一錢　虎脛骨酥炙一錢　松節一兩　水煎熟。加酒大劑服。

痺在筋骨結束轉樞之所。故以舒筋活骨爲務。痺在下部。則必寒濕凝滯。故以祛寒去濕爲治。足太陽少陰皆主寒。足陽明太陰皆主濕。寒濕陰邪多在下。而非勁力不足以達之活之。蒼朮防巳肉桂虎骨松節藥力皆勁。關少陽經。何不用柴胡。曰痺在下。逐之使下。不可拔之使上。

顧步湯

治足痺。起於足大指。初癢終痛。指爪黑。漸而肉黑。上於足跗。此太陰脾之濕熱下流。其在小指。則腎之濕。

熱下流。脾腎皆陰經。而以濕生熱。則陰分虧失所致其下行。至於足指。則勢無復之。必逆而上。指固少肉又處下極。非大補氣血。不足以達之。非大滋其陰。不足以輔正。非大壯其陽。不足以去邪。此合虎潛潛行二方而加減之者。

黃芪五錢　當歸酒洗四錢。此以補氣血爲主。　黃蘗鹽酒炒二錢　知母酒炒二錢。此以滋陰行濕熱。　熟地黃三錢。以壯腎水。　肉桂一錢。以行血去毒　乾薑一錢。以益陽去濕。　牛膝三錢　虎脛骨酥炙三錢。此二味以峻勁達之下行。　金銀花二錢。亦資此以解毒。　酒煎服。

知蘗地黃以滋陰。又用薑桂以補陽。非雜也。陰陽兼滋。氣血交補。而後毒壅可消。亦非峻也。毒在足指。非此不足以達之。不然。則彊弩之末。不穿魯縞矣。

秦艽白朮丸

治痔漏。

方已見火部。

黑地黃丸

治血虛久痔。

蒼朮麻油浸。 熟地黃各一斤 五味子半斤 乾薑一兩 爲末。棗肉丸。米飲下。或酒下。喻嘉言極贊此方。

治痔之方。以東垣秦艽白朮丸爲最。其加減法。亦具見火部下。以其去濕除熱，而主於潤，不過為寒凉，不傷脾胃，使大腸自受益也。其久痔而血虛，則於去濕劑中，兼以補腎滋陰。地黃而斂其下脫之氣。五味子以斂陰。蒼朮、乾薑則皆去濕行熱，且辛以潤之。槐子、地榆非所用矣。

石青解毒丸

治疔瘡。此方本一切腫毒之凉劑，以疔發雖或在他經，總由心火，可內服寒凉以折之，故用此最宜。發疔時必作煩燥，其瘡小而盤必堅，且有紅絲隱隱膚間者，絲在上體，下行入心；在下體，上行入臍，則死。速治為要。

浮水石 四兩○鹹寒。補心，破結消腫。古方用寒水石。愚按：毒在上體，干於肺，則宜用浮水石。毒在下體干於肝腎。則宜用寒水石。**石膏**四兩○上瀉肺火。下瀉胃火。攻而能表散。**青黛**二兩○辛鹹。主瀉肝火。而能解一切熱毒。治血熱丹毒疔腫。**爲末蒸餅丸。如芡實大。井花水化下。或薑湯亦可。**

火毒之最迅速者。在內則上攻咽喉而爲喉痺。在外則沸於榮血而爲疔瘡。旦夕能殺人。而治之亦易愈。火性固然也。然在內而上逼之火。則宜散之。如甘桔皂莢之類。**在經而拂鬱之火。則宜以寒勝之。兼之辛散可也。**石膏青黛實皆能散。**此勿以寒涼忌矣。**

附外治方。佛前舊琉璃燈一片。新瓦上焙焦。存性細研。冰片少許。口津和敷疔上。留頭勿掩。乾則易之。蓋羊角。

本能解心火。而琉璃受油日久。可以散毒潤血。又取燈火久滅之意。

一又方用糞蛆洗淨搗爛。和冰片少許。敷疔上留頭。乾則易之。冬月無蛆。則糞清亦可。

一又方用鯽魚鱗貼之。乾鱗亦可。此治水疔無紅絲者。

拔疔散

治同前症。

紫花地丁 解毒瀉火。以丁治疔。最合。 菊花 各一兩○亦瀉火而兼辛散之意。 濃煎服。

前方主氣分而兼血分。二石入氣分。青黛兼血分。此方主血分而兼氣分。地丁入血分。菊花兼氣分。其瀉心火則同

緩骨湯

疔發於骨。在手足陽明經。故治宜加脾肺藥。如發於鬢。則與鬢疽同治。

紫花地丁一兩 金銀花八錢 桔梗三錢 生甘艸三錢 知母二錢 白果二十枚。能斂陰解熱毒。 水煎服。已潰者加當歸。

此又加以散熱而斂陰之治。此方尚不愜意。姑備一法。

天葵飲

治足疔。疔在下體。治之較難。多由服食丹石熱毒及春藥强陽醲酒燔炙之類。致毒熱積而下流。一時暴發。屬之相火胃火。異於上炎之火。無可發散。惟寒以勝之耳。

寒水石四兩 滑石四兩 歸尾二兩 菉豆一升 赤小豆半升

甘艸二兩 紫背天葵一大把○生石砌陰處。弱莖如線。葉五歧。如指。小如錢。而青黑。背紫赤。味微酸鹹寒。能輭堅解毒。專解丹石熱毒。雷斅炮製論凡丹石有毒之藥。多用此製之。 濃煎汁。隨時啜之。外仍搗紫背天葵敷之。留頭勿掩。

二石以瀉腹中之火。歸尾引之使歸血分。且下行也。二豆甘草皆解毒之品。天葵形似足爪。下行於足。且無毒不解也。

防已散 仲陽

治赤遊丹毒。錢云熱毒之氣。客於腠理。搏於血氣。發於外皮。熱毒與血相搏。而風氣乘之。所以赤腫遊走。按此亦每以釀肥炙煿致之。與疔毒相類。但疔毒血熱聚而併發。此則尚在氣分耳。氣熱激血。血亦併熱而溢。故為丹。其毒在腠理間。未入榮分。多心胃之火。若赤如胭脂。聚成大片。只屬熱。其散見徧體。乃兼風濕。或形腫起而不赤。只是濕。以在氣分。故遊走不定。大抵發頭面肩背。鮮及下身。症必煩燥不寧。痛不可忍。甚則腹脹氣喘。如赤丹流入心及入脾者。不治。

防已 五錢。○祛風去濕。中通似木通。亦去心火。君此者欲其搜治經絡。達於腠理。無所不至。

朴硝 二錢五分。○消氣分之勢。

犀角 二錢五分。○靖血分之熱。

黃芩 二錢五分

黃芪 蜜炙三錢。○益其正氣。所以去其邪熱。

升麻 二錢五分。○升達陽明之熱。而散之肌膚。此實治斑治丹主藥。

分四服煎服。

此去熱而兼升散。治丹毒之搏於風濕者。

涼膈散

治丹毒之專
屬火熱者。

方已見火部。連翹黃芩薄荷竹葉以散上焦心肺之火。大黃芒硝以蕩中焦脾胃之火。甘草生蜜以緩之和之。火去而丹腫消矣。

附外治方。白玉散用滑石寒水石爲末。醋調敷。

又方冰黃散用土硝大黃爲末。新汲水調敷。

先將銀刀刺去丹頭赤暈惡血。然後傅此散。

又方只用泉澗水中青苔。稍加鹽敷之。爲効甚速。

黃連解毒湯

丹毒有熱甚速甚者。初發頭角或腦後。不一時流走耳前後。又不一時流及肩膊。若流入腹內。則不可救。

此不宜緩治。當急用此湯。

方已見火部。連芩梔蘗以并抑其亢甚之火勢。有不得不用者。毋庸顧忌也。

葛根白朮散

治丹毒之緩者。其人本虛。而丹赤遊散。或紅不甚。或只腫起而色白。宜此方。

乾葛四錢。升散陽明之熱於肌表。此為君藥。**白芍**三錢。斂陰和胃。以去氣分之熱。**枳殼**麸炒二錢五分。破熱氣之堅結而能斂陰。**木香**二錢。以升降上下之氣。**白朮**二錢五分。以健脾去濕，**茯苓**二錢。以滲邪濕。**甘草**二錢**每服四錢**若虛熱加人參。

此主和理脾胃。治丹毒之不甚熱而以濕鬱熱者。如只是濕氣蒸爲白瘤作痒而不紅者。更宜此散。外用蒼朮及亂髮燒烟熏之愈矣。

防苓湯

治臁瘡及牛軛瘡。生於足脛近內廉者。脾濕兼胃熱迫之。又內廉三陰所交。陰蹻脈所並。痰濕溢於經也。外廉者胃熱兼脾濕滲之。又外廉連及少陽太陽陽蹻所並。痰熱濁於血也。總之濕熱下流。積毒凝聚。而其處皮肉緊薄。則毒附於骨。血氣不易充。故瘡最難愈。久之腐爛臭穢不堪。其源每因食瘟死牛馬豬狗之肉。及濁酒醉後。復受風濕而然。是賤夫之瘡也。治此亦清除下部之濕熱而已。然非壯其氣血。導使下達。則下部之濕熱。未易除也。

土茯苓 四兩。甘淡。補胃和脾。滲濕利水。舒筋解毒。破結通堅。爲治諸毒瘡惡瘡良藥。 茯苓二兩。滲脾腎邪濕。防已二兩。通行經隧。祛逐風濕。防風二兩。舒筋活骨。去濕祛風。木瓜一兩。以收濕。黃芪一兩。以益氣。當歸一兩。以滋血。羊蹄後蹄以瘡之左右分用。蕺菜百叢連根用。一名魚腥草。俗曰臭豬巢。甘辛鹹。行水。解百毒。去熱行瘀血。治脚氣。潰癰疽。煮羊蹄蕺菜。濾湯煎藥。去渣服。外煎蕺菜湯。洗去瘀血。後用桑白皮。樗白皮共搗成餅。麻油和敷。又方用多年舊壞銀鑲梳起落者。打平。火上炙紅。淬以米醋。乘熱貼瘡中。留小口。

二苓二防。皆所以去濕毒。足脛少肉。則氣血亦薄。故芪歸以益其氣血。以木瓜行之。在下藥未易達。故羊蹄蕺菜引之。且以血氣養血氣。又能輭堅去骨中毒。而蕺菜能解毒治脚氣。臁瘡內外治法，古鮮佳方，多不愜意。

土茯苓湯

治楊梅瘡及魚口腎痈。此瘡古中國所無，始於兩廣南蠻淫亂，土卑濕熱，積毒而成。形圓色赤，有似楊梅，故名。其初自宗筋便口生毒爲魚口。久之毒徧陰囊下爲腎痈。又久之延及週身，多生於頭間脣口指縫諸處，爛腐不堪。治者每以三仙五虎諸燥劫之藥，雖或一時暫愈，反聚於內，致生結毒，甚則鼻爛傾墮。其源總由淫慾，腎水虧失，相火熾盛，鬱不能發，滯於經絡，經熱血沸，遇竅而出，其狀朶朶然，如孛彗之有芒角，如火之發燄，如雪之六花，當滋水制火，托出其毒，內外交餉，毋徒以丹石圖近功。

土茯苓四兩

黃蘗二兩○苦辛寒，補腎水，抑相火，斂眞精，行濁濕，清血熱，可治諸瘡。

生黃芪二兩○動盪衛氣，以泄陰火，托瘡毒，排膿血。

生甘草一兩○扶正瀉火解毒。

水煎服。

淫瘡之毒本於下。惟土茯苓解之。以其形亦似此瘡。纍纍下生成串。皮赤肉白。團如粳飯。而甘淡能解其熱。其相火溢於血。惟黃蘗制之。抑相火之血分。惟腎納氣。腎虧則氣不足而毒不能外出。故黃芪甘草以托之。藥平而大功可奏也。必須如此大劑。

羊肉大黃湯

治同上。但此方須氣壯實者用之。

大黃一两。蕩血分熱毒。　川芎八錢。行血分之氣。排筋骨之濕。　威靈仙八錢。散行經絡。其氣清虛去去滯壅之毒。　蟬蛻八錢。經絡皮膚之熱濕。　麻黃五錢

○大啟腠理以宣其毒。

土茯苓二錢　羊肉剔骨淨一斤○此借血氣以補血氣。然此屬火。最能發瘡。更藉其力以盡發毒於外。碎切煮爛。去肉用湯煎藥服。

此方大為滌蕩宣發。亦厲劑矣。然毒盛者須如此以除之。終勝於用五虎丹。

瀉毒散

腎癰初發。魚口痒痛。此楊梅瘡之始。失此不治。瘡必遍身矣。及早大壯氣血。可祛毒下出也。

人參一兩　白朮二兩　茯苓一兩　生甘草五錢　生黃芪一兩

當歸一兩酒洗　金銀花一兩　遠志三錢○自腎部以拔其毒而出之。

柴胡二錢○升陽氣之鬱而散之。　天花粉三錢○又自膻中而散之。自金銀花以下四味。

皆自內爲解散其毒。石膏一兩大黃一兩○蕩滌其毒。使瀉而達於外。每煎二兩約分五劑。服得瀉惡穢則急埋之穢未盡再服穢盡去大黃石膏加土茯苓二兩數服見皮膚瘡影影滅病愈。

此廣中人傳方。補以行瀉。似乎有理。可備選用。

破結湯

治楊梅結毒。

防風一錢荆芥一錢○二味散經隧之毒。川芎一錢當歸酒洗一錢○活其血而行之。連翹一錢○散結熱。白鮮皮炒一錢○瀉毒使出於小腸膀胱。

白牽牛炒一錢○走氣分。逐小腸膀胱之毒而出之。蓋毒本自腎。故仍自腎腑而逐之。牛膝七分○達周身之毒使之下行。皂角刺一錢○達於毒所結之所。而破其結。生甘艸五分金銀花一錢○二味解毒而以和緩用。細辛三錢○以盡拔腎部之積毒而散之行之。土茯苓四兩○金銀花氣味輕揚。在上之物也。若解上部之毒宜爲君。故此但用以解遊散之毒。土茯苓氣輕質重。在下之物也。解下部之毒此爲最。故此方君之。而臣以細辛。以拔根本之毒。合大劑。非此不効。水煎服。

此方君臣佐使分明。用法盡善。

蘗桂湯

治楊梅毒結於宗筋。勢爛腐落。

茯苓一兩○生於松下。凝結精魄。而滲淫濕。故爲君。甘草梢生用三錢○下達莖中以解其毒。梔子炒三錢○并瀉三焦熱毒而下出之。黃蘗酒炒三錢○制命火於腎水之中而安之。行相火之毒於膀胱之腑而出之。肉桂一錢○又以辛熱行之。諸毒得此。乃鼓舞而解散矣。

水煎服。外敷。用炒黃蘗三兩。生甘草一兩。孩兒茶一兩。冰片三分。大黃三錢。乳香一錢。沒藥一錢。麝香五分。硃砂一錢。各爲末和勻傅之。可以止痛收膿。筋再長肉滿。

毒結宗筋。實腎毒也。故茯苓黃蘗以治之。毒必逐之使出。故梔子甘草梢以達之。筋屬肝。故肉桂以疏散之

腎氣湯即金匱腎氣丸。此用作湯。

治楊梅毒結於鼻。使鼻爛柱落者。

方已見腎部。命門爲生命之本。水火之元。自命門上豎脊骨。上生頭腦。前結爲鼻。故鼻通天氣。自命門下盤根抵則極於尾閭。二陰通地氣。骨中之髓。上通於腦爲髓海。下通精道出於前陰。精亦髓也。故命門火動則精流。精耗則水虧。腦髓亦虧。水虧則火無制。火淫於血。乃生瘡毒。瘡毒不得泄。乃爲結毒。結毒多以服輕粉等藥。挾制使不得發。故成也。結熱之毒。循脊而上熏爍於腦。腦熱下流於鼻。則毒無復之。故結毒而鼻爛準音梲壞矣。楊梅瘡每盛在頸項大椎左右。亦以命門火毒循脊上行故也。凡腦熱必下流於鼻。故古人以鼻流清涕不止爲腦漏。然則結毒鼻傾。其爲命火熱毒。上極於腦中而成可知。或謂此爲肺受熱毒悞矣。君地黃以壯其水茯苓山藥以隄之山茱萸以固之丹皮澤瀉以去其邪熱牛膝車前以導之下流附子肉桂以安其火附桂辛熱藥也然皆命門藥也況有地黃以君之則火安於下矣火伏水中浮燄自斂不必言解毒而毒自消散此治本也鼻未壞者可愈已傾者固無庸治然亦可保生此微獨治鼻也凡徧體疱瘡膿血流溢火熱毒盛腎水虧失者皆可通治須大劑服之

蘄蛇酒

治大麻風即癩也癩所由生必緣下處卑濕兼之色耗其內酒傷其外或醉卧濕地以酒倦而睡則毛孔開張而風濕乘之然酒方外作則濕淫不得深入而栖於皮毛之間在經絡之外故其時不病久之則濕

邪浸入。漸滯於氣血之行。而肌有死者。至於氣血漸滯。則皮膚頑麻結塊。或痛或痒。或生瘡血出。細碎如疥。或皮肉腫裂。或乾或濕。如蟲非蟲。又久之。則及周身。至於眉落掌穿鼻傾而不可救矣。況初起必先於腿間近肉處。有一塊硬肉。不痒不痛。此脾脈所行。脾主濕主肌肉也。治宜早。雖病主濕熱。而居經隧之外要以氣血衰。不能充周之故。非然者。則安得使濕邪久栖於中而不散歟。

生黃芪三兩　當歸二兩○壯氣血之主。　白朮一兩　茯苓一兩○補脾胃以爲氣血之本。而白朮兼理氣血。茯苓兼滲邪濕。　防風五錢　羌活五錢○行氣分去經衛之邪濕。　荊芥穗五錢　紅花三錢○行血分去榮隧之瘀滯。　生甘艸一兩　金銀花二兩○解氣血中毒。　蟬蛻五錢　白蒺藜五錢○去皮膚間毒。　苦參二兩○堅腎水。去血分濕熱。又爲治癩本藥。　白花蛇全具酒浸三日。去皮骨用肉。○蛇善竄穴。無隂不達。故能內徹臟腑。外達皮膚。中透骨節經絡。凡有風濕瘀滯。皆能通而去之。而去死肌。殺三蟲。又惟蕲蛇之力最悍。故治癩必以此爲主。如無則烏梢蛇亦可用。

約可煮酒二十斤。隨意飲之。以微醺爲度病因酒得而仍用酒乎。曰非酒則無以協藥力。而使之達於經隧。外透皮膚。故病以酒得。必仍以酒治之。○外用金銀花苦參白芷地膚葉甘艸川椒煎湯洗之。

治癩亦鮮佳方。立此以內外交飭。可知治法矣。

掃毒丸

治小兒麻痘餘毒。徧體生瘡。置此不治。有終身不愈者。

元參 青黛 赤茯苓 赤芍藥 黃芩 白蒺藜

荆芥 防風 生地黃 木通 桔梗 硃砂 各等

分。煉蜜丸芡實大。每服一丸至五丸。量兒大小用薄荷湯下。

血風瘡方

飛丹一錢　輕粉一錢　枯礬一錢　紅棗炙至焦乾十枚　冰片一分

共爲末。麻油調敷。

先用防風荆芥金銀花甘艸川椒煎湯洗淨。

膿窠瘡方

木鼈子　蛇床子　樟腦各二錢　大風子四錢　雄黄八分

水銀八分用鉛粉少許先研。

共細研至水銀無星爲度。和紅

蠟燭油搗膏擦瘡上。

疥瘡方

硫黃四兩　朴硝二兩　砒霜五錢　小麥一升。共炒焦黃爲末。搗和豬脂擦之主殺蟲而已。

癬方

商陸根醋磨塗之。　酸莫卽野菠薐菜。用根。醋磨塗。

按諸瘡痛癢皆屬心火。心火卽血熱。血熱必由風濕所搏。濕熱激沸。則爲瘡癤。濕熱蘊積。則蟲生焉。瘡雖外見病實由中。徒用外治及殺蟲諸藥。外或暫愈。邪返內干。

轉生他疾。是無益而有損。凡治瘡宜人參連翹荆防諸敗毒散及金銀花酒內解其風濕熱毒。乃爲良法。風濕去而血脈和。蟲亦何自生焉。

病指方

俗曰木蛇頭。又曰天蛇頭。形似也。按大指食指屬肺大腸二經。中指無名指小指。屬心及三焦經。要皆心肺膻中熱也。此病每發中指。

百草霜一撮　血竭一分　酒麯一分　和麻油塗。用青布包護之。

又方用生雞卵破一孔。入病指過一宿。卵潰腫消。此方活血化毒甚佳。

又方用葱搗敷。散毒亦佳。

痜瘡方

岡桐花 卽荏桐子大如拳。可壓油者。 百草霜 共搗和豬脂。得熊脂更佳。 塗之。

先煎百部湯。洗雞出血。復洗淨。然後敷藥。

足瘡流黃水方

此濕熱下流也。

黃蘗浸豬膽汁透 後焙乾研末。

先煎川椒湯洗淨。乃撒藥末。

足凍龜裂方

敗荷葉燒存性。 合頭垢煎桐油調。撚條壓入裂中。

又方用蠶綿。或繭燒存性。 和白蠟塗壓。

鐵箍散

治一切癰疽腫毒。初起可消。已成可潰。已潰可斂。但性清涼。惟陽毒宜之若陰毒則必內托出陽分。而後可治。未可概用。

木芙蓉花葉根皮。皆可用。性辛醎平。質涎滑。清肺涼血。散熱消腫。止痛排膿。 赤小豆研末 ○解毒行水。

和搗。或蜜或醋調圍之。中間留頭。乾則易之。

又方用蒼耳燒存性爲末和之。又方用白芨白蘞白薇白芷白蘚皮朴硝青黛黃蘗大黃天花粉松樹皮同芙蓉搗和細末。生薑汁調。塗毒上。留頭。外科謂之青露散。

天烏散

治一切腫癤。初起用此。可以消散。

天南星呼去風痰之壅。赤小豆行去濕熱之積。黃蘗消去血分之熱。草烏行之散之。等分爲末用生薑汁調貼患處。此方有熱有寒。合之以解毒行濕熱。或用醋調。可吸聚以出之。薑則散行以消之。

驚毒掩

治一切瘡癤。散毒解毒。未成可消。已成可潰。已潰可斂。

葱頭七個　木鼈子七個　白芷腦三個　巴豆十四粒　黃丹二兩　麻油四兩　先將前四藥入油，武火熬，柳木槳攪之，以白芷焦黑爲度，用綿濾去渣，再入銚，文火熬，乃入黃丹，熬令紫黑色成膏，青布攤貼。

綠松膏

治一切癰瘍，吸毒解毒，但潰後不足用。

松脂一斤，揀淨砂石木屑。　銅綠半斤，研末。　麻油一斤　文火先熬油沸，旋入松脂鎔化，武火熬之，旋入銅綠，文火熬成膏，綿紙攤貼。

百靈膏

治一切腫毒。

松脂一斤 銅綠半斤 蜈蚣十條 蛇蛻十條 蟬蛻二十個 木鼈子十個 蛇床子二兩 大風子一兩 白芷一兩 雄黃五錢 黃丹二兩 大黃一兩 朴硝五錢 殭蠶二十條去頭絲 全蠍十個去毒 輕粉五錢 巴豆二十粒 天南星一兩 川烏五錢 草烏五錢 乳香三錢 沒藥三錢 麻油二斤 先將木鼈蛇床大風白芷大黃巴豆南星川烏草烏入油武火熬至白芷色焦。濾去渣。再入鍋煎。入蛇蛻蟬蛻蜈蚣蠶蠍煎

至焦黃復濾去渣文火熬旋入銅綠黃丹輕粉雄黃將成膏乃入朴硝乳没成膏用布或紙攤貼

百靈丹

此可以潰毒收功只糝少許膏藥中以貼百毒惡腫皆效

赤石脂八錢　雄黃六錢　乳香四錢　没藥四錢　蜈蚣二條

冰片四分　珍珠二錢　麝香四分　共爲細末入小口瓷罐收貯蠟塞其口待用

諸傷部

凡跌傷折傷金傷擊傷湯火傷
及虎犬蛇蟲諸物傷。合集一部。

乾薑膠艾湯 千金翼

治從高墜下。損傷五臟。吐血積血及金瘡經肉絕者。

芍藥一兩二錢　當歸九錢　艾葉九錢　阿膠六錢　川芎六錢
甘草六錢　生地黃九錢○此本金匱膠艾湯。　乾薑九錢　水煎熟。入
酒再煎。入阿膠烊化服。

跌傷鬥傷。則氣血皆傷。陰陽交亂。君芍藥所以斂其氣
而萃其血也。艾葉乾薑以復其陽。性皆守於下而不散。生地當歸
以滋其陰。生地以生血止妄血。當歸使血各歸其經。川芎以行其氣。阿膠以

澄其瘀。甘草以和之。陰陽理而氣血可復。

軍門方 高祖太傅清簡公爲天津巡撫軍門所製。

治跌打損傷。

當歸二錢 大黃量人體之厚薄傷之輕重酌用。自一錢錢半。重者至三錢。 韭菜子一錢。能復元陽滋陰血。 生蒲黃一錢。以行血。 熟蒲黃一錢。以養血。 茜草根一錢。一名地血。俗日地蘇木。詩鄭風茹藘在阪。即此草。可染絳能去瘀生新。 桃仁八分 紅花八分。皆以理血。 陳皮一錢 厚朴一錢。皆以理氣。 枳殼八分。以破結血而實逆氣。且能斂陰。 甘艸炙八分。以建中而和氣血。 水一椀 酒一椀同煎至一椀服。

凡受傷者。有形之血傷爲多。故君當歸。且使血各歸經。不致涌吐。血傷則瘀。瘀則生熱。故臣以大黃。使瘀熱下行。傷其枝必傷其本。故韭菜子以復元陽。且續其生氣。生熟蒲黃桃仁紅花茹蘆。皆所以理血。陳皮厚朴枳殻。皆所以理氣。甘艸以和中。氣調而血始不亂。

續絶湯

治跌折骨斷。及骨榫不合者。須摸骨轃定。用杉木板將繩緊綁。勿使偏斜歪曲。又加布紮住。無使動搖。然後可以服藥。內外合治。

當歸二兩　大黃五錢　生地黃一兩　白芍藥一兩　敗龜板

一兩醋炙爲末　牡丹皮三錢　續斷二錢　牛膝三錢　桃仁二錢　紅花二錢　乳香二錢　没藥二錢　羊躑躅一錢〇即黄杜鵑花。　大劑水煎服。

此以活血去瘀，使骨自合耳。愚意當加炮附子三錢、炮乾薑二錢，以回其陽氣。血始生而後骨可續，且跌折之際，楚痛入心，須先服蠟礬丸爲妙。

續絶膏

接骨用以外治者。

當歸二兩　生地黄一兩　牛膝一兩　續斷一兩　地榆一兩

小薊一兩　茜草一兩　木瓜一兩　黨參一兩　白朮一兩　川芎一兩　劉寄奴一兩　紅花一兩　黃芪一兩　甘草梢五錢　杏仁三錢　柴胡三錢　荆芥穗三錢　皂角一錢　桑樹枝四兩

麻油三斤　入藥熬數沸。用綿濾去渣。再熬。滴水成珠。加黃丹水飛過。一斤四兩。收爲膏。再加乳香三錢　没藥三錢　自然銅三錢醋淬燒七次爲末　花蕊石三錢火煅研末水飛過　血竭五錢　海螵蛸五錢　白蠟一兩　共爲細末。乘膏未冷投入桑枝攪勻。起貯瓷罐中。用時以火烊化。攤布上每張約一兩重。

續絕丹

跌打外有破傷加此否則不用。

人參一兩　乳香一兩　沒藥一兩　海螵蛸一兩　樟腦一兩
琥珀一錢　孩兒茶一兩研　三七一兩炙研　木耳一兩燒存性
古壙石灰二兩　紫石英二兩火煅醋淬七次爲末　生甘草五錢剉細末
麝香三錢研　冰片三錢　自然銅一錢　象皮三錢　土狗二個炙研　土鼈乾者一錢炙研　花蕊石三錢　血竭二兩　共爲細末。和勻。貯小口瓷罐。蠟封待用。用時約撒三錢於膏藥上。貼傷處。

此膏此丹。用之自當有奇効。但多珍異。難猝辦。然折骨非常藥可愈。而此方尚不至有用孩兒骨入胎之慘忍也

近方只用虎杖根。一名烏不踏。俗曰虎骯巴。擣當歸酒糟紅麴焙熱敷傷處。亦多有効。

升降飲　治跌打受傷去瘀血。

韭菜汁　能補元陽滋陰血。鼓舞生氣。自下而升。　童便　能補少陰。決三焦瘀蕩瘀熱。自上而降。

和酒少許飲之。

此一升一降。陰陽理而瘀血自行。且能滋補正氣。而至易至簡。勿以賤忽之。傷輕者只宜此方。不必如續絕湯之詫異。○又凡雞屎白烏蒜赤芹土三七亦皆治傷折。

獨白散

治跌打損骨節。傷臟腑積瘀血。

白芨一味研末。○斂正氣。散瘀血。其性膠粘。故能填傷續絕。

洪邁夷堅志云。台州獄吏憫一大囚。囚感之。因言吾七犯死罪。訊拷。肺皆損傷。至於嘔血。人傳一方。只用白芨爲末。米飲日服。効如神。後其囚凌遲。劊者剖其胸。見肺間竅穴數十處。皆白芨塡補。色猶不變也。

葱蜜掩

治同上。用以外敷傷處。

生葱連根葉。本震木之氣。能自下而達於上。氣行則血從氣血流通。則骨節自合。故葱涕本能去傷。又其性多汁而稠粘也。白蜜生用。得芳露之英。能自上而究於下。以滋血而養氣。調榮衛通經絡。其性滋潤膠粘。能透關節。合搗和勻。厚封傷處。

此亦一升一降之用。而葱蜜相反者也。惟相反故不可內服。服之殺人。茲則用其相反以上擊下拂。怒挈奔騰。則關節自通而離者以合矣。以此封傷處。內必作熱。作熱則氣血釀而骨自合。不必如續絕膏之詭異也。

大治湯

治金瘡及殺傷而氣未絶。血流過多。血瀉欲死者。凡去血多必渴。刀傷作渴。切忌令飲水。以血傷虛火。滅其火則氣絶。

當歸四兩　生地黃三兩　元參三兩。此三味滋陰補血去熱之主藥。　人參二兩　麥門冬二兩　白朮五錢　生甘草三錢。此三味補氣以帥血。氣充而後血滋。不用黃芪者。芪行衛氣。恐使血外行反不得止也。　地榆一兩　三七五錢。此二味以止血。　續斷五錢　劉寄奴三錢　乳香三錢　没藥三錢　花蕊石二錢。此五味皆以護裏止血。去瘀生新而長肌肉。　約分六劑。水煎服。血衝心。加生熟蒲黃。破血傷風。加防風荆芥。炒黑用。如刀箭有毒。則加黑豆炙甘草。

此爲金傷垂絕者治。故大補其氣血。而加以止血除熱去瘀生新生肌止痛之藥。如大冶鑄金。合之而可無釁漏也。或云此方始傳自楚中大冶縣故名。

鼠璞散　治金傷出血。

鼠璞小鼠初生未出毛者。　古壙石灰研細。大黃炒。去黃用。獨用此亦止血生肌。　合搗如泥。陰乾更研細。敷傷處。

此能止血去瘀。石灰生長氣血筋骨肌肉。鼠璞藥賤而功大。受傷非殊絕者。只此可治。

又方海螵蛸末撒傷處。血立止。

又方白月季花乾研敷。

又方原蠶沙末敷。

又方水蠟燭罨之。

出箭鏃方

箭羽挾風偕入。必兼服去風之藥。拔箭時不可左右動搖。恐虛氣血且加風也。鏃陷肉中。不能箝取。則用此方。

象牙剉細末。以其生肉中而自脫。且有力也。　醃豬肉取其輭堅而能潤。且腐爛易脫也。

搗爛敷傷口。良久。內作癢。箭鏃自漸退出。

又方爪甲燒存性研敷。

又方磁石末合醃肉敷。

蒲灰酒

治刑傷杖傷。宜先服蠟礬丸白木耳赤芹之類以護心。蚺蛇膽更妙。但難得。受刑杖後。忌卧龍鬚席。謂能引瘀以上攻衝心。然治此又用蒲。則取其借糖蜊下達也。

舊蒲包　燒灰存性○包鹽者爲妙。蒲能行血。燒黑則去瘀止血。藉鹽性又可軟堅散血而潤下。可行於臂足。

蚯蚓泥　即蚓之矢。性大鹹寒。處下濕。故能下行。以解熱去瘀。○焙乾用。

砂糖　性快利善行。最能去瘀。而補中煖胃。不至中寒也。

和酒調下。死者可復甦云。外用天南星冰片敷之効。

此非僻方也。藥性可考。何必官料。

三黃解毒湯

治火氣攻心。

方已見火部。

秋葵油

治湯泡火傷。

方已見火部。

伏虎散

治虎傷牙孔深。或二或四。去血必多。虎口挾風挾熱。人必大渴。不可飲水。若牙孔變黑。急塞以生豬脂。搯糞土中蟦螬搗塞尤妙。其處毎隨塞隨化。更敷地榆末。則血可止。內服補氣血藥、解風熱之毒。

黃芪三兩　當歸二兩　生地黃二兩　麥門冬二兩　地榆一兩

三七一兩　防風五錢　分四劑服。

虎爲陽中之陰。其毒淺而耗血多。故治此主於補血。加以去熱祛風。傷不甚。去血不多者。不必用此。塞以蟦螬。敷以地榆。而可愈矣。瘡口用地榆敷。

降龍湯

治蛇傷。蛇陰物。而含陽毒。傷人有越步即死者。故古詩云蝮蛇一螫手。努力疾解腕。言斷之免毒攻心耳。人雖不忍解腕。亦宜自斷髮一縷。緊束傷之近處。急臨水旁。忍痛撮水下泥沙。用力擦洗。再搗蕺菜蕹菜半邊蓮之汁飲之。或用雄黃白芷貝母嚼爛塗患處。皆可解。如當時未及治。以至手足頭面俱腫。則用此方猶可以全軀命。亦免手足腐落也。

白芷伏蛇毒之主藥。　夏枯草　蒲公英　紫花地丁各一兩

生甘草　白礬解毒。且可護心。　貝母能瀉其毒。使復從傷口而出。○各三錢

作一大劑煎服。

蛇為陰中之陽。其傷不多而毒甚。故治此主於解毒。加以升陽去鬱也。方內皆解陰毒血分之藥。而主以白芷。佐以夏枯草貝母。則所以宣陽而解其陰鬱也。不用雄黃者。雄黃以外治則多功。以內治恐傷氣。傷輕不必服此。只用山慈菰或獨用貝母或玉樞丹可矣。

瘡口用貝母或大蒜搗敷留孔。或雄黃或玉樞丹亦可。

斑蝥酒

治瘈犬傷。俗曰風狗。其病多在暮春。乃風溫秉令也。此時庶物怒生。地中不正之氣亦發。犬固屬火。亦屬陽土。而性多狂。又於斯時悞食毒物。自死之肉。死人流汁。則發病而猘。其狀則目赤尾垂口流涎。行若無魂而畏風。嚙人則毒移於人。傷重者腹痛狂呼。見人欲嚙。二便祕塞。時作犬聲。亦切惡風。或云亦孕小犬。蓋毒氣所感。熱血瘀結成犬形。理有固然。不足異也。惡聞金鼓聲。聞則腹中切痛狂嚙。亦以猘犬之狂怒故也。急於無風處揑去惡血。若孔已乾。用針刺之。鹽湯或小便洗之。搗葱貼之。煎服黃藤一名茶鋪藤。不拘根藤苗葉可愈。若傷甚重。必用此酒。

斑蝥七個去頭翅足。若過一日。則加一個。○性辛寒。大毒。伏處陰穴。出食豆花。善泄氣。捕之必放屁。有黑烟。臭不可聞。故以毒攻毒。能使銳於下行。

番木鼈二個。○專能毒犬。

糯米一合或一

撮。合炒至糯米透脆去斑蝥木鱉。細研糯米。酒調服。或合斑蝥木鱉糯米炒研。加長砂一錢酒下。或木鱉三個。陳壁土炒。斑蝥七個糯米炒。加大黄茯苓麝研末酒下俱可。○受傷多日。斑蝥加至二十一個。又其頭上。必有紅髮三莖。急拔去之。毒自小便或大便而出。日淺。只成血水。日深結血塊。眞如犬形。毒盡。腹痛止。二便通。更服黄連甘艸湯。以解餘熱。三月忌聞金鼓聲。及色慾。諸發毒物。終身忌羊犬肉。若再發則不可救。常犬齩傷。只洗淨血水。煆研虎骨敷之。或爛嚼杏仁敷之。輕者刮板撓脚下泥。或嚼爛飯敷之。

履龍涎而孕女。抱鐵柱而產鐵龍。以神交雜感於物。而生九種。謂蒲牢好鳴。形鐘紐上。囚牛好音。形胡琴上。蚩吻好水。形橋梁上。嘲風好風。形殿角上。贔屭好文。形碑碣上。覇下負重。形碑座上。狴犴好訟。形獄門上。狻猊好坐。形神座上。睚眦好殺。形刀柄上。蛇交雌雉而生蜃雉生卵。聞雷聲而入地。日久乃化爲蜃。能興雲雨。性最暴悍。今所謂雉雞龍也。古今所傳。不盡誣也。犬感毒而猘。囓人而移毒。使人亦狂而腹作犬聲。竟苦痛囓心而死。何物之毒。至於如此。是亦氣化之不祥所感。血結成形。纍纍不一。有信然者。然此非孕犬不能產。實毒發不可救也。亦如腹中生蟲之類。而此其尤毒耳。蟲猶可忍。犬毒其可容哉。治以木鼈斑蝥。皆能殺犬之物。以此而愈。則眞爲腹犬信矣。

蠍傷方

一白礬　半夏　等分塗患處。

又方用蠍虎散。見嬰兒部。醋調敷。以守宮能食蠍也。

蜈蚣傷方

大黑蜘蛛。使吸傷處血毒。卽放於水中。令吐毒以全其命。

又方用蝸牛或蜒蚰涎塗之。蜒蚰能食蜈蚣。

又方刺雄雞冠血塗之。

壁虎傷方　卽守宮。一名蠍虎。本不齩人。或犯之也。

一白礬　桑柴灰　水煎數沸濾濃汁。調礬塗之。

蚯蚓毒方　蚓有寒毒。小兒溺或觸之。則吹氣入前陰而腫痛。

鹽水　甘草水　頻洗

又方用鴨嘴銜之。

蜘蛛毒方

鹽湯洗之。

悞吞水蛭方

黃泥漿水飲而下之。

毛蟹蟲螫方

自己頭髮和口唾用力擦之。不可洗熱湯。

中蠱毒 嶺南閩海雲貴至今猶或畜之。嘗白礬不澀，嚼生豆不腥，是中毒矣。

東引石榴根皮煎汁服。或用石榴皮。

又方熱茶化膽礬五分探吐之。

又方米飲調鬱金末三錢下之。

又方蕹菜生搗濃汁服之。

中砒毒

烏桕樹不拘根葉。搗汁，或藍汁服之。

又方黑羊血黑鴨血生飲皆可解。

又方人糞汁亦可。此最易得。

中鉛粉毒

麻油蜂蜜。和飴糖服下之。

中鹽鹵毒

生豆腐漿飽飲解之。

中蕈毒

鴨卵生食解之。黄泥漿亦可解。

中蒙汗藥 奸人置飲食中者，若焚此則曰悶香。

旅食稍覺蒙。急飲冷水頓清。隨煎菉豆甘草湯服之。盡解。此湯能解百毒。

旅宿枕日間行路汗韈鞋襪。又濡濕手巾置枕畔。則香不能悶。

諸骨鯁

豬骨。用蓬砂少許。井花水化下。　又威靈仙醋煎下。　又貫眾或磨服或煎湯下。　又取犬涎嚥下。釣犬一足則涎出。　又用虎骨犬骨燒灰水調下。

魚骨。用獺爪及鸕鷀骨燒灰。水調下。　又橄欖或磨其核水調下。　又猫涎嚥下。釣猫一足。則涎出。猫腦髓更妙。但不忍取耳。　又野苧根搗爛。丸如龍眼大。仍以魚湯化下。若雞骨鯁。則用雞湯化下。此方甚好，餘可類推。

雞骨。用鷹骨燒灰水調下。

呑髮繞喉

會厭之間，前爲氣管，後爲食管。氣管上有厭子。呑食則厭掩氣管，使食得過其上，而後入食管。若悞呑長髮，則掛繞會厭而不得下矣。

亂髮燒灰一錢。用自已者。　白湯調下。

悞呑銅鐵錫

銅類，用羊脛骨燒灰服化之。　又食莧芘化之。

鐵類，用皂莢仁化之。　呑針，煮蠶豆同韭菜食之。韭自裹針。從大便出。或加磁石煮。

錫類。用杏仁化之。

諸蟲入耳

猫溺滴耳中自出。以生薑擦猫鼻則溺出。

目部

目爲肝竅。而五臟六腑之精英。實併注焉。其眶屬脾。爲肉輪。其内眥屬心。君火也。外眥屬心包。相火也。爲血輪。其白睛屬肺。爲氣輪。其青睛屬肝。爲風輪。青睛内水則腎精之元水。元水中神光。則原於命門。行於膽而發於心。元火所照。元神之用也。五臟之精脉。幷屬爲系。而上屬於腦後。出於項中。是故內輪以司開合。脾濕則微腫見於目包。脾虛則目眶跳動。風木乘脾。則目眩赤爛而多淚。血輪挹肝之精血以滋經絡。而君火則內背腫赤。赤絡外貫。相火則外背腫赤。赤脈內侵也。又赤脈自上而下。爲太陽經火。自下而上。爲陽明火。自外入內。爲少陽火。要之火則總歸之心矣。氣輪主目之經絡中往來之氣。金畏火尅。則白睛赤腫。氣滯不行則生浮翳。風輪中包裹膽汁。目有堅殼數重。挹眞血以滋神水。神水包神膏。膏中一點青瑩。乃膽腎之精華。而心神所寄也。故水虧則瞳子散大。火虧則光不燭遠。○醫家自大方傷寒婦人小兒而外。餘者眼目口齒痔漏瘡瘍麻痘傷跌。皆各有專科。針灸推拿。別有傳學。祝由末矣。所不必及。乃茲集於口齒痔漏則分見各部。而其餘亦各有專部。惟治目之方未及。故亦輯數方於此云。

生熟地黃丸 東垣

治血弱氣虛不能養心。心火妄炎。肝木自實。瞳子散大。視物不清。按心用血者。心氣自虛。則不能用血。血少則無以養心。如燈火之無膏矣。又心脈連目系。肝脈達目系。膽三焦之脈皆終於目外小眥。其經受風熱。則皆上攻於目。火妄則生風。風狂則助火。此所謂心火妄炎。肝木自實也。凡實者皆邪實也。火妄水虧則瞳子散大。而視物不清。故治之當補水抑火。腎水固血之本。而實氣之元。補腎以交心。而氣血足矣。

熟地黄一兩　**生地黄**七錢半。熟地以滋腎水。生地以上濟心火。　**柴胡**八錢○拔腎水之清氣而升之。以散浮游之邪翳。　**黄芩**酒炒五錢○清肺受心爍之火。　**當歸**酒洗五錢○萃腎水而成血。血儲于肝。以供心用。　**天門冬**三錢○清金以生腎水。所謂決水於高原。　**地骨皮**三錢○行高原之水。以下降於腎。　**五味子**三錢○補斂肺氣以納之腎。　**黄連**酒炒三錢○所以抑心火之妄。瀉肝膽之實。　**人參**二錢○益脾胃之氣。以輸之於心脾。**甘艸**炙二錢〇和脾土以滋氣血。**枳殼**麩炒二錢〇辛寒可以破堅結。去肝木之自實。酸苦可以斂浮陽。收瞳子之散大。故目疾方多用之。今人但知其有破氣之用。而斂陰明目之功。不復識矣。

蜜丸。茶清下。茶降陰濁而升清陽。祛邪輔正。凡上清頭目。所當必用。而今每忌之。以爲虛耗。謬矣。且此方補劑也。用人參而復用茶清。今必謂茶解人參。豈東垣竟不知而悞用乎。**日二服。忌食辛熱之物助火。寒冰之物損胃。使藥不上行。**每服三錢。

水外暗而中明。火外明而中暗。故水以受火則瑩徹而明生。其光聚也。如冰壺水晶金燧之取火皆然。**火以爍水則蕩拂而反暗。其光亂也。目以水受火。神寓於精。而血耗則精衰氣**

虚則神億，内不足而外淫乘之，謂諸經風熱。風搖火熾，其水愈虧，精不萃而神失所居，瞳子散大矣。熟地黄以滋腎爲君，而五味子以斂氣，天門冬以清金，地骨皮以導水下行，所以益萃其氣以納之腎，而滋水之母以益其精也。生地黄以生血爲臣，而柴胡以升達肝氣，當歸以滋萃肝血，人參甘草以厚脾土，資化氣血，以升之膻中，以供心神之用。又芩連以泄發其逸火之邪妄而降之使下，是則水以受火，火不爍水，此亦五氣之一周天也。然何以上行於目，則因枳殼茶清以宣布於經而達之。

無枳殼茶清亦是補精毓神佳方。但加之以竟升達於頭目耳。此先天後天並補血氣兼滋。萃精毓神。明目之上劑。學者所宜深究也。

駐景丸 易簡

治肝腎氣虛。兩目昏暗。按目肝竅也。而肝木賴水以生。此方皆補腎藥。非乙癸同源之說也。

菟絲子 酒浸八兩○根不相屬。而能敷榮。蔓無鬚葉。而有花實。實似腎。味甘辛。陽氣足也。故大能補潤命門之元火。以益腎精。而不失之燥熱。此為君藥。

熟地黃 五兩○滋腎水。此二味腎命相依。水火互藏。為萃精毓神之大本。

枸杞子 二兩○甘苦寒。以降泄心火。而堅强腎水。固精保陽。為生木之本。腎命兼補。

車前子 炒二兩○凡補中必兼用瀉。此以瀉腎命間之邪濕妄熱。而且瀉以成其補也。

蜜丸。酒下。 此為腎部虛寒者設。故用酒以充其陽。○此方用意純密。

藥不雜而功專。或加味用五味子當歸川椒楮實。則反雜亂無章。此只從本方。補元火滋元水。毓精神。瀉邪妄。備矣。先天腎水虧失。而目昏者宜之。其脈兩尺虛也。

益氣聰明湯 東垣

治勞役飲食失節。以致內障目昏。耳鳴耳聾者。蓋後天脾胃以滋化氣血。而後氣血充盈。耳目之官。賴以泛應。若脾胃受傷。則氣血不充。何以聰明乎。李東垣曰。醫不理脾胃。及養血安神。治標不治本。是不明理也。

黃芪五錢 人參五錢 葛根三錢○宣胃氣以上行。逐昏翳之蒙昧。 蔓荊子三錢○其實輕虛而味辛溫。能上達清陽於頭目。 白芍藥二錢○上皆氣分藥。此斂陰以萃其血。使足供用。且平肝妄。

黄蘗酒炒二錢○如有熱煩亂。春月漸加。夏倍之。如脾虛去之。此除妄熱而滋腎水。拍命火以立聰明之源。

升麻一錢半○用黄蘗以滋腎此即拔自肝腎而升之脾胃。葛根又自脾胃以達膻中。蔓荆子又承而達之頭目。凡以升清陽也。

炙甘艸一錢○以助參芪而厚脾土。

每服四錢日再。此爲脾胃有虧者設。然理胃以養血安神。而亦賴升葛以升其陽。而攘却外淫。乃所以聰明耳目。非徒益胃也。去升麻乾葛者失之矣。

理脾胃。安神明。參芪甘艸補益脾胃。而自有安神之效。養陰血。白芍黄蘗升陽氣。升葛蔓荆後天之用備矣。脾胃虧失而内障者宜此方。内障者目與不病之目無異。而睛内昏暗。瞳人中隱隱有青白色也。

定志丸局方

治目不能遠視能近視者。王海藏曰。目能近視。以其有水。不能遠視。責其無火。法當補心。愚按不能遠視。其神短也。腎水不交於心。其神散而失居故短。此亦非補心也。以定神明之居耳。

遠志二兩。腎藏志也。心有專向謂之志。涵火於水中。安靜而不妄則專。專則其明及遠。故志藏於腎。遠志升腎水而涵心火。以安靜神明。故能遠視也。石菖蒲二兩。達心神於耳目。神得所居而不妄。則中明而有主。不亂。遠視之體所以立。神有所通而不滯。則泛應無端。而不失遠視之用所以行也。人參一兩。補氣生血。以助其遠視之材。茯苓一兩。定魄拘魂。以去其紛營之惑。蜜丸有滋潤之助。硃砂爲衣亦以鎮心安神。且除妄火。每服三錢張子和去菖蒲而加茯神棗仁柏子仁。以安魂定驚。則可以明目。則非所用矣。

此方爲心志妄營。而神火失居者治。欲其專而明及遠也勞心者宜此養之。

地芝丸 東垣

治目能遠視不能近視者。王海藏曰。目能遠視。以其有火。不能近視。責其無水。法宜補腎。愚按不能近視亦以有火之故。火不欲逼。逼則內熱而昏。然火存而水不足以配之。故反內熱。水壯精足。則遠近如一

生地黃 焙四兩。滋腎水以濟火。 天門冬 四兩。清肺金以生水。 枳殼 麩炒二兩。破結邪則能外達。斂陰血則火不內逼。故能明目。 甘菊花 去蒂二兩。得金水之精英而輕盈上達。氣味甘苦辛寒。能散能降。如輕風微雨。而烟霧開霽。塵埃頓靜。則近無所障矣。 蜜丸。茶清下。茶性上升。不必用酒。用酒下者非。 每服三錢。

此方爲腎精虧失而衰老水枯者治。欲其瑩而能近視

也。如水之不瑩不深者。遠亦能照。而近則失之。勞力者宜此資之。

洗肝散 局方

治風毒上攻。暴作赤腫。目痛難開。隱澀眵淚。目肝竅也。瞳膽精也。其上下則太陽陽明經縈之。其外背則手足少陽係之。故諸經風熱上攻。則皆能爲目病。風從肝。熱從膽也。風熱傷血。則兩背生赤。風熱邪實。則目眶作腫。風熱攻注。則目珠脹痛。風濕相搏。則隱澀眵淚。

薄荷 上清頭目專藥。 羌活 防風 本肝經祛風之藥。且能去濕。 大黃 去熱自大腸而出。 梔子 去熱自膀胱而出。 當歸 川芎 以補肝之正。且目得血而能視。

等分爲末。每服二錢。內無實熱者去大黃梔子。加炙甘草。

前數方補內虛理脾胃交心腎而要皆以養肝。目肝竅也。肝生氣也。木非土不生，非雨潤日烜不生，非水火相濟不生。木生而氣血充足，榮於九竅，則耳目聰明。此方則治外淫。而外淫惟風熱乘於肝，萃於目。肝厥陰風木，膽少陽相火。清寒，不爲目病。其病目惟內虛爲寒，否則清寒鬱陽而生熱，濕亦不上於目。其上於目，則肝風挾之也。故治目疾之外感，惟祛風瀉火而已。活其血以補肝也。凡去邪必兼輔正。此方之用芎歸甘艸，補正必兼去邪。如前數方之用車前升葛菖蒲甘菊也。

補肝散 局方

治肝虛目痛，筋脈疼痛，冷淚不止，羞明怕日，及夜則痛甚。點之以苦寒之藥，則反劇者。按肝虛者肝寒，而氣滯血濇也。血不榮筋。故筋脈痛。氣不足以斂津液故冷淚不止。寒則何以目痛而羞明怕日。曰此清淫也。清燥之淫。乘其所勝。肝氣不足。而鬱於清淫。木不能舒。不達於竅。故障而痛。木汁流爲清淚。感於陽光。欲舒不得。則反怕日羞明矣。清寒皆陰也。故熙以寒藥。則陽益鬱而痛劇。夜亦陰也。故夜亦劇。且白睛屬肺。白睛痛者。以火尅金。故晝甚多由外淫。黑睛痛者。必脹而痛。黑睛屬肝。畏金尅木。故夜甚多內不足。若自兩眥赤腫。而內及白睛侵黑睛。成翳膜。則風熱也。若白翳成片。自黑睛起脹痛而不赤腫者。則皆清淫

鬱肝。乘肝木不足也。

香附一兩○補肝破鬱。宜達氣血。祛清燥之淫。夏枯草五錢○陽生而生。陰萌而死。順春氣也。行於東方。故能散鬱結。除內熱。祛外寒。而能明目。分三服臘茶下。茶以上清頭目。且亦能散鬱。

君香附以補肝氣於中。佐以夏枯草以行肝氣於外。此治木鬱而肝竅不能達也。七情之鬱。亦能令目痛。

補肝行血湯近方

治目赤腫如血。連及黑睛。脹痛不能見燈及日。見則痛甚。此肝虛而風熱攻也。血熱瘀結不行也。亦忌寒涼點治。

當歸酒洗一錢 川芎八分 生地黃八分 芍藥八分。此四物湯以補肝血。紅花五分。以活血行血。白芷散頭面風淫。防風祛風且能補肝。川連各三分。以降泄肝火。菊花五分。肅金水之氣。去肝木之邪。水煎服。

此治肝虛而風熱併盛。熱淫於血者。上方治氣分病。此方治血分病。

防風明目湯 東垣

治倒睫拳毛。赤爛昏痛。冷淚多眵。按倒睫拳毛者。風木乘脾。脾應目眶。目眶皮急。故睫毛倒入。而冷淚又凝漬之。則或拳也。風挾濕土。搏爲虛熱。故赤爛昏痛不迎風而自淚。則冷淚非有實熱。故淚冷。風撓木急濕以上溢而木汁流。汁凝成眵。

黃芪一錢○甘補脾胃而緩肝急。**甘艸**炙一錢○補脾緩肝。且去虛熱。**葛根**五分○升達胃氣。使無鬱濕。**防風**五分○疏肝氣於脾土之中。使肝木不乘脾土。**細辛**三分○潤腎而行津液於肝。木內萃津而上榮。則冷淚不外溢矣。**蔓荊子**三分○舒散肝氣於上。以上清頭目。以散熱祛風去濕。**水煎服。**

此治脾濕而風挾之上騰。以成虛熱者。非實腫。非血熱故不當用歸連如有內熱血熱者。則加黃連當歸丹參可也。

羊肝丸 濟生編

治目疾內障。按內障皆肝虛而火妄。致膽腎之水枯也。有因於臟者。勞心傷神。久視傷血。君火熾盛。火炎木焚。子實母虛。膽汁枯而目內障矣。有因於經者。少陽膽及三焦皆相火所行。小腸火亦助之。而諸經皆行於目。房慾傷精。勞役傷骨。相火虛交。火盛水虧。陽强陰弱。腎水枯而目內障矣。此皆由受傷。以至目赤腫痛。青盲失明者有之。非但如不能遠視不能近視之稍有偏勝已也。

黃連 二兩○兼能平心膽之火。 **羯羊肝** 全具。青羊者更佳。○羊固屬火。而用其肝。能輯妄火。子來依母也。羊無瞳而能視。其精水內全也。 **去筋膜生用**。必宜生用以存生氣。不獨取其補。

搗爛和丸。每服三錢。 服此忌豬肉冷水。

內障必由肝虛。以羊肝補之。以肝補肝。以血氣補血氣用羊肝以火中之木。轉木中之火。用生以全生氣。而上行肝竅。肝虛則君心妄而血枯膽枯。相火炎而水枯精枯。以黃連平之。凡以救木水。而得羊肝主之。固無患寒涼也。

羊肝丸 類苑

治同上。然有經熱而兼風鬱。或血滯而多赤膜。及障翳者。宜此方。

夜明砂 淘淨一兩〇蝙蝠食蚊。蚊目不化。淘蝙蝠矢得砂。皆是也。蚊與蝙蝠。皆能夜視。故名。蚊生於水。而化羽蟲。其目夜明。嚙吸人血。是毓其明於水中。且散目中惡血。

木賊草 去節一兩〇蔓柔韌。筋類也。色青。入肝也。莖中空。味辛淡。性輕揚。能發表祛逐風邪之外鬱。與麻黃性略同。能補肝也。且糙澀可磨竹木。故曰木賊。能上行肝竅以磨障翳。散目中滯氣。

蟬蛻一兩 ○本以夏月朽木感濕熱之氣而生。而能蛻去穢濁。吸風歛露。遂其清高。故蛻能去皮膚濕熱。上行入目。去目中之浮翳。

當歸一兩 酒洗 ○補肝活血主藥。

羯羊肝四兩 去筋膜生搗爛和丸。每服三錢

肝虛生熱。熱爍於血。而生血膜。夜明砂瀉之。肝虛生風。風滯於氣而成昏障。木賊草散之。蟬蛻以蛻陽邪。當歸以歸陰血。君以羊肝。乘內虛而兼有外淫於經者三焦火而兼濕入血。膽火而兼風入氣。宜此治之。

望月砂湯

治痘疹入目。及昏昧障翳。但必待痘疹全愈乃服。并可殺蟲解毒。治虛勞發熱。濕熱痞積。

望月砂 兔八竅。穴居。陰獸也。舐雄毫而孕子。感月精而蕃滋。金水之氣也。金能平肝木之熱。水能制相火之旺。而清虛之致。其目最明。如月魄之能涵日光。故曲禮云兔曰明視。兔雖嚙草。亦食土中蟲豸。故又能殺蟲解毒。其屍有九孔。散出矢。故矢能散鬱熱。昔有病勞熱者。夢一人抱明月入其室。月光所照。輒覺徧體清涼後專服此而愈。其能明目治勞殺疳之功。所可識矣　每服二錢。茶清調下。矢固下行。茶清以達其清陽於上。

藥賤而功多。凡陽強而陰不能配者。服此有可治之理

二百味草花膏 趙謙

治目赤流淚。或痛或痒。晝不能視。夜惡燈光。按目赤流淚。其淚必熱。與冷淚不同。晝不能視。夜惡燈光。其痛必晝劇夜減。與羞明怕日及夜則痛甚者不同。此肝熱也。熱甚則痛。熱微則痒。痒淚兼有風。而風助熱故可點治以寒涼。此方當與補肝散對看而參辨之。

蜂蜜甘以緩肝。寒以勝熱。挹百花之英。淸微和潤。宜能明目矣。

羯羊膽膽相火。而味苦寒。羊火畜。而膽苦寒。苦炎上味。炎上作苦。而苦能降泄。此陰陽之互藏。而物極則反也。用膽以復於膽。膽與肝附。是以降泄其相火之上炎。而除肝熱矣。李時珍曰肝開竅於目。膽汁減則目暗。目者肝之外候。膽之精華。故諸膽皆治目疾。

入蜜膽中緊紮上口**蒸熟候乾細研爲膏每含少許嚥下。或點目中。又法臘月入蜜膽中。紙籠套住。懸屋簷下。待霜出掃霜點眼。**點服說云。病有內外。治各不同。內疾旣發。非服不除。外疾旣成。非點不退。內疾始盛。濬流不如塞源。伐枝不如去根。不服藥而除者。未之見也。外障旣成。如物汙須濯。鏡垢須磨。不點而去者。未之有也。若內障不服而外點。反激其火。動其血氣。無益反損。若外障已成。雖服藥不發不長。而所結不除。當內外夾攻。方盡其妙。

按此論甚當。治目者宜知之。

肝虛而熱者。肝氣不足。乃或則鬱之。氣不得行。而憤張爲熱也。故辛爲補之。若爲發之。肝氣行而熱散矣。此補肝散所治。肝實而熱者。肝邪有餘。乃或則助之。醲肥燒煿之尋類。皆能助肝。竅而出。則熾盛爲火也。故苦以泄之。甘以緩之。肝邪退而熱除矣。凡苦皆泄。凡甘皆緩。而蜜尤和潤。可以瀉火然蜜無專經。入羊膽以偕之肝。肝熱除而空竅自清。此方固宜兼服兼點。蜜性善行。無憂火鬱。

百點膏 東垣

治浮翳遮瞳。如雲氣障隔。按此外障也。有風淫以鬱之。而所鬱者淺。內熱不甚。則不腫痛。而風蕩水濁。則浮翳生焉。凡翳已成。固非點不散。

黃連二錢〇以水一椀。煎至半椀再入後藥。　當歸六分　甘艸六分〇浮翳似屬氣而遮及黑睛瞳人。則固肝血不及榮。膽汁受濁矣。故當歸甘艸以養目中之氣血。　防風八分〇以行肝氣也。風行雲散。　白蒺仁去皮尖研三分〇甘酸寒。能補心寧神以治目能散風除熱活血。治眥爛多淚。　同熬滴水不散。去渣入蜜少許。再煎少頃。退冷點之。點至目微痛爲度。不痛者至痛。則疾將拔去矣。日五七點使藥力相續。故曰百點膏。臨卧點尤妙。

翳在黑睛。故君黃連而佐以歸甘。熱清血足。然後翳可除也。若白睛生翳。則凡翳草菊花葉塞鼻衝之可散。浮邪外遮。故防風蕤仁可以散之。

圓明膏 東垣

治內障生翳。及瞳子散大。因勞心過度。飲食失節。按勞心則用血無節。肝失所藏。飢飽則脾胃失養。血氣不滋。肝虛血少。則熱生而不能制。上涸瞳中清汁。皆所以致內障也。障起於內。而翳成於外。故須用點藥當內服生熟地黃丸及益氣聰明湯。而外以此膏點之。

生地黃六錢○滋腎水以濟心火。　黃連五錢○泄降心肝之火。　甘艸二錢○以緩肝急。　柴胡五錢○障翳肝鬱也。柴胡以拔於下而升之。　麻黃五錢○麻黃亦補肝藥。以通於上而散之。此以點目。無關太陽。發肝也。內生之翳。非雄力不足以散之。　訶子皮濕紙裹煨二錢○若酸濇溫。長於收斂而能除熱。瞳子散大故用此以斂陰。且監麻黃之散。猶桂枝湯之用芍藥也。用皮以行於外。

當歸身三錢○補肝養血。爲之厚其本。

以水二椀。先煮麻黃至二椀。汁淡難出。去沫。後藥同煮。至滴水成珠去滓。入蜜少許。資其膠粘成膏。且可緩肝。滋陰去火。再熬少頃退冷用。

障翳自內。火妄血枯。內枯而瞳散。外濁而翳生。故君生地而協以歸連甘艸。以治內也。翳成於外矣。散以柴胡麻黃。自內而拔之於外。所以異於防風蕤仁。目陰欲盡。訶子皮以斂之。

點眼方 丹溪

治目中百病屬陽症者。

黃連　人乳　乳血也。目得血而能視。且乳具溶液變化之功。　蒸熟點。或加朴硝。亦以滋陰輭堅。散熱消腫。

心用血而神注於目。肝藏血而開竅於目。是目之用固主於血。血榮於目。乃能視也。血熱則涸。血涸生熱。貧人乳黃連以去熱而化血。人乳黃連所點能幾何。目血幾何。滋之涼之。引之使化而已。點目自東垣二方而外。此方爲良。熱不甚者。獨用人乳點之。亦佳。

浴目方

治目赤腫。感於風熱。或時令傳染而暴發者。

黃連二分　朴硝半分　防風　白芷　歸尾　紅花　膽礬各一分　古錢一文○貨泉半兩五銖及開元通寶。皆可用。餘不足用。要以上銅青厚者爲佳。得自古壙中者尤佳。　以椀盛水於飯上蒸透。頻頻洗目。冷則復溫之。

黃連朴硝以去熱。防風白芷以祛風。歸尾紅花以散血。膽礬古錢皆能斂陰。除濕淚。瀉肝熱。斂心神。此洗目良方。無激火動血氣之失。

扶桑浴日方

專能祛風靖火。去濕明目。凡赤腫不甚。而眼眶赤爛多淚者。宜以此洗之。

桑葉乾者爲佳。不拘多少。煎湯時時溫洗之。用蠶沙浸湯洗目。以治爛舷風淚亦佳。

古人謂桑爲箕星之精。箕好風。而桑葉祛風。謂風自箕出也。桑生澤國。如兗土宜桑。今蘇湖亦宜桑。皆是澤國。而桑能去濕。謂濕以桑行也。散邪去濕。而不失之寒涼。且有補益之意。

濟陰清露

治目赤腫痛甚。怕日羞明不可忍者。

梔子瀉心包三焦火。　黃蘗瀉膀胱火。　黃連瀉心肝膽火。　黃芩瀉肺大腸火。搗細末。和荷葉上露水。或井花水。拌濕。攤椀底上。用艾火覆椀熏之。至烟透藥乾。刮下。加露水。用蚌殼承月下取水尤妙。浸汁。加紙覆水上。挹其清水。點洗眼內。或少噙漱而嚥之。

藥甚寒涼。佳在熏以艾火。有陰陽相濟之意。

棗礬膏

治目昏多淚。

大紅棗一枚去核。○用紅者欲其入心行血分。膽礬三分歛棗肉中。小蚌殼盛飯上蒸熟。搗爛爲膏。用絹袱包帶汁。時時揩目。

又方用明礬一塊。時時揩目。亦能止迎風多淚。

葱尖薄荷湯

治目傷風赤腫。

葱尖七莖　薄荷五分　菊花五分　煎薄荷菊花熱泡葱椀內乘熱熏目。須用巾幅罨其前。使藥氣萃於目。少頃目間有汗。乃徐徐飲之。

吹水法

治時令目赤。及感暑目昏。

新汲清泉一椀。揷竹管吹之。令作浮漚沸湧略以手遮其前。睜目視水泡。可以去濁氣出口。挹清氣入目。良久頓覺目清。未清換水再吹。

飛絲芒塵入目方

陳墨　濃磨點之。

又方　香草子　此芸香草。今名杭州香草。又名水木樨者。他種不堪用。　置目中滚出其眵則愈。

治目之方。皆輯採可常用者。若珍寶丹石。及寒涼香竄之點目藥。此俱未錄。至用針挑膜刮撥。則或有專科。非所及也。

卷之十終

汪先生行狀

嗚呼先生之没也六閱月矣心喪卿痛至今不能作一字以寫哀恍其何以狀先生一生之行實哉去歲仲冬曾囑先生子鳴之追成狀畧以存徵信而鳴之病中復東云先人一生辛勤道脈其蘊悉見於書至閱歷往往不自言問之亦不甚答故少年及在間事無從查考擬將以所聞於吾母及能記憶者次爲一册屬兄成之兄當不忍辭也今正初八鳴之再危馳名比相見已失聲詢其節畧竟以病故未及成一字至十三日又下世矣嗚呼以先生之學旣

未獲顯於時復殤其孫天其嗣而弁湮沒其事蹟悠悠蒼天何其酷也顧著述之勤學問之正閱其書者自能知之然一代大儒後日將採其懿行傳之儒林爲一遺佚無從考核則聲光悶蓄豈惟長逝者私憾無窮後死者與有責焉敢畧記所聞存什一於千百俾後人知仰法焉先生姓汪氏諱烜又名紱字燦人雙池其號也其先出唐越國公華後十二傳至道安公以兵馬使鎮婺源因家焉十七傳至淑璋公自浯溪遷段莘又五傳至贈戶部尙書希利公則先生六世祖也五世祖煥祖公明諸生封都察院右僉

都御史贈戸部尚書高祖諡清節諱應蛟萬歷甲戌科進士累官戸部尚書理學經濟蔚爲儒宗行實詳志乘明史不具述曾祖元會公光祿寺署丞祖斯涵公府學生博學多能諸子百家之書無不洞曉配江氏亦讀書通大義與斯涵公考訂古籍閨閤之中如益友焉考諱士極字樞北天才敏妙工古文詞子二長名烷次即先生也先生母江太孺人同縣諸生砆倫公女生而穎悟數歲時砆倫公嘗於月下口授大學中庸蓋三夜而經文章句熟背不遺一字稍長益嗜典籍精通諸經義疏朱子綱目及典故諸書

至風雲月露之詞弗好也清節公固遺子孫以清白斯涵
公已賃屋而居數傳家益窶太孺人于歸後治女紅以佐
饔飧士極公以貧故不克卒儒業遨遊湘楚閩越間卒無
所遇後乃幕客金陵歲不通音問太孺人處之怡然曰貧
富命也何足憂惟子能讀書成立則幸事耳烷稍長卽令
入塾然資稟稍遜先生甫能言善記識太孺人提抱時往
往舉經書口授之聽卽成誦艱於從師又恐時師弗能教
也乃自課督室中置長榻太孺人坐治針黹虛其半置書
又設一小几坐先生於旁教之諷誦細爲解釋向讀必專

一不得左右顧顧輒夏楚慈母也逾嚴師焉先生天授神奇復承慈訓嚴切十歲以前四子諸經已習熟成童後習舉子業旁及詩文亦皆母氏親爲指示蓋終身未嘗一日從師云弱冠後太孺人得瘋疾飲食於牀第者數年先生躬執爨撫摩湯藥日夜極勞瘁自傷窘乏缺甘旨及歿哀毀骨立繼乃憂服省父於金陵士極公語先生曰爾來奚爲吾無歸矣古人云家徒壁立吾壁并非已有如此寂寂徒爲鄉黨嗤子速歸毋久留也先生請留侍公曰予無以自存爾更溷我耶且汝性拙此間亦無置汝處先生請益

力公繼之以怒且囑居停勿與飲食乃垂涕歸先生少奉
母教未嘗輕出門戸與族衆不習兼之落魄益無肯爲調
護者兄嫂俱傭於人身無所託不得已乃至江西景德鎮
傭瓷畫景鎮五方雜處市習澆漓先生稟規矩寡言笑又
方居喪食蔬菜斷酒肉儕輩羣訕侮之間爲詩歌以見志
羣以爲謗已嗾主者使弗留焉先生去之樂平館於石氏
歲餘不合乃歷萬年弋陽上饒永豐之間至福建浦城館
於陳總兵楓嶺營中先生嘗與兄書云自離桑梓困苦流
離抱病於接竹絶糧於萬年奔走於上饒幾頓於永豐當

此之時自以爲無復生理然某雖困窮不肯一日忘學遇一草一木之奇必詢之以資博物見一言一行之善必存之以備參考非義之事不敢爲非義之財不敢取致矻以成其學兢業以守其身恐負吾父母之教云則先生之固窮力學蚤歲已然矣未幾士極公歿於金陵聞訃慟絶戴星奔赴盡以所得館穀營宅兆於鳳臺門外迎精而返合衣冠於太孺人之墓仍赴閩館益肆力學問毅然以斯文爲已任館近書肆往往借觀百氏之書無不研究著述亦日以富而先生年逾三十矣先生嘗云自有知識以來未

嘗輟書然三十以前於經學猶或作或輟三十以後盡焚其雜著數百萬言而一於經研經則參考衆說而一衷於朱子志專一而用力勤至五十時覺此理明白坦易浩然沛然無復向日艱難之態矣先生之於四書也謂朱子集註而後惟勉齋諸賢躬承師說有所發明何王金許陳胡吳史而下已浸失微言之緒有明大全之纂當日君若臣皆失其道安能得聖賢之旨而決擇於羣賢得失之林故朱子所非者復載之或朱子所取者復畔焉或朱子所嘗言而意旨別屬者又彼此混附而不能察其言之有因及

姚江龍谿以後多以畔傳離經爲事其號墨守程朱如蔡林顧劉輩立言亦有陰與註背而不自知者於是糾繆辨譌成四書詮義一書初意只鋤羣穢不爲講家又以不愜人心難於通貫各章亦畧爲挨講曲折詳明無所不盡則或問之遺意也其論易也則曰易言時中之道聖人寡過之書在天涵理而著象在物成象而寓理故上聖得理而顯象其次因象而觀理其次乃即事以求理得理而顯象聖人之作易也因象而觀理讀易之方也即事以求理卜筮之事也然焦京流於術數而易之體亡王何大於虛無

而易之用七自周子作太極圖說易通程子作易傳而理明邵子演先天圖而象著朱子集諸子之大成象數宗邵子義理主周程於是體用備而時中之義明乃圖說見毀於象山易傳受詆於袁樞邵圖見非於林栗象占之說卦變之圖後世猶多議朱子者則甚矣易之難言也先生八歲時戲折竹枝排八卦母見之語曰八卦有斷有連汝所排皆連畫妄也先生曰兒以仰體爲陽俯體爲陰也母曰是得其意矣孺子他日其能神明於易耶及著詩書詮義二書成乃作易經詮義然易藁者數四最後成於乾隆丙

子其於初藁自立議論稍與本義牴牾處皆痛爲掃刮至於異說糾紛則明辨益力又以明初傳義並行習易者因劉朱義以附程本已失朱子之意及後專行朱義而其本則仍程本是并傳義之本兩失之故詮義一從朱義古本分別經翼不復劉程傳以附朱義至程傳義理正當與本義同者亦不復錄惟義有粹精不可移易本義未及收者則採以附朱義之後或文義未安有不可從而人反從之者亦稍爲辨析洋洋灑灑幾百萬言非識羲文喫緊者不能作亦不能讀也尚書則自毋口授時頗易之後有問以

古文眞僞禹貢水道者對未能悉乃赧然以書爲未易言而探討益力自云高祖淸簡公爲司徒時䇿事方殷講論天下形勢輿籍頗詳曾祖光祿公研於星經歷史二者幸有傳言故羲和諸章及禹貢皆非所難周誥殷盤聱牙耳難不在是二典三謨九疇洪範伊周微言與大易學庸相表裏天人之際性命之原也而唐虞受禪湯武征誅伊尹營桐周公避謗其間非得聖人之心何以知聖人之處事不察於性命本原之地又安足以知聖人之心哉顧詩易傳有朱子而書獨以屬蔡氏是蔡傳不異朱傳披閱數

過豁然有得更爲詮義一篇時雍正癸丑也書成族子麗
南攜以入京後卒於京寓本遂亡失遴以重著爲請先生
復記憶成編大約較舊本損者三之一益者三之一自序
云因做筆硯重理舊緒十餘年見聞日廣觸緒相發時有
新得益義理猶昔而辨析益加詳矣至於詩則深病記醜
之徒搜爬舊序矜博聞而與朱子爲難詮義之作章句訓
詁諷詠涵濡於國風雅頌之體勢貞淫正變之原由無不
曲暢旁通務以發揮朱子之意而於鳥獸草木之名亦考
据以正其小誤漏遺益先生不言博而典博未有過之者

也謂春秋一書大義微辭聖人獨斷非徒記載之文然謂
魯史舊文而斟酌其是非以垂法後世然也謂逐句逐字
而改易增損之以爲褒貶非也如春正書王河陽書狩桓
正不王定元無正稷成宋亂澶淵宋災之類直著譏貶無
勞曲說其餘不過屬辭比事是非功罪按事可考而勸懲
已寓乎其中左氏記事詳明讀經必以爲案公穀所述見
聞異辭難以爲據然左氏所斷之辭所發之例多謬於理
而不可從公穀辭義甚辨而各以其意揣度聖心得失亦
相半迄漢唐宋諸儒各是其是交相矛盾胡傳辭氣昌明

然書法泥而太曲朱子有所不滿至大全所載宋元之論多可補胡氏之闕然亦純雜相參夫欲通春秋之經當博綜於傳傳義各殊當衷於一一無可執斷之以理理無定是衡之以中中無定體參之以時時有不同按之於事聖人之道時中而已隨事順理因時處宜則春秋之筆削也是以敢斟酌四傳而去取之時或斷以已意甯淺無深甯直無曲序事必綜本末論事必極周詳疑則甯闕其所取用不過數家足以發明經義而止朱子向以春秋爲難言茲所去取實宗朱子之意紫陽可興當亦不予過譎卽撰

之孔子之意或亦不相牴牾蓋先生自序云云而其書之大畧可識矣其讀禮也以雲莊集說爲平易純正然病其或雜引他說不爲折衷或隨手摭援不順文義且其間有擇未精語未詳者乃因雲莊之註蒐輯紹聞參以巳意裁擇而删定焉名曰禮記章句其所以去取之故是非之辨章句所未能悉載者又倣朱子四書或問之例著禮記或問以盡其說最後欲合三禮成編方成儀禮圖式疾劇乃止至冠昏喪祭以及鄉射士相見居鄉居家諸儀嘗取朱子家禮一書參之儀禮合宋明諸儒所論異同之不一者

設爲問答以明禮意爲六禮或問六卷凡家禮之所省而儀禮所存者輒爲商搉而增益之雖自以爲僭踰而酌古準今扶世立教之意亦綦苦矣律呂之學先生尤精嘗曰移風易俗莫善於樂乃經生家紙上空談未嘗親執其器工絲竹者徒守其器又不能察其所以然古籍僅存樂記一篇而律呂器數皆難悉考蔡西山綜覽古來諸儒所論成律呂新書樂記言理西山言律理以律爲歸律以理爲斷二書不可不合以參觀然理寓於聲而律顯於器器以成聲聲以合律則器數又不容以不考因合樂記及西山

之書而疏通其意更上採周禮考工先儒注疏及先賢之論樂者爲續新書二卷以附於後名曰樂經律呂通解又別著樂經或問三卷於器數尤爲詳核孝經一書先生以爲孔子與大學並傳曾子大學得朱子章句人人知所共習孝經雖定爲刋誤而未及註釋朱子常自惜之今學者傳誦尚仍石臺而罕睹刋誤之本是以今文古文互相牴排我

朝特命儒臣撰孝經衍義用朱子所定經文於卷首衍經不衍傳葢倣眞西山大學衍義之例第衍義以刋誤爲宗

鄉會命題仍用石臺之舊草野傳誦莫適爲主乃因朱子之本詳其訓詁究其指歸著爲章句使經傳互相發明此則先生廣補朱子所未及者以上著釋四書易書詩春秋禮樂孝經約數百萬言縷析條分洞其蘊奧宋元以來諸儒之釋經罕有如是其詳且盡者也嘗謂理一而已而異學汩之詞章汩之故高者入於虛無下者溺於功利學者能窮理致知以探其源反躬實踐以知其味斯邪說不能搖而榮利不足戀然理雖一而分則殊聖賢言各有當其循序致精慮學者未知其梗概而無以識其大體所存於

是彙爲一册分門別類自天人性命之微及夫日用倫常之著自方寸隱微之地達之經綸斯世之猷援引考據而以己意折衷其間井井有條通融貫徹名曰理學逢源閱是書而先生所以深造自得者可知矣其他說理則有讀近思錄讀讀書錄讀困知記讀問學錄諸書皆推闡先儒藴奧而補塞其罅漏考典則有山海經存參讀禮志疑儒先晤語諸集策畧則經濟具焉戊筴談兵則天時地利與凡古今來戰陣之法具焉物詮則統論天地萬物之理氣詩韻析則詳著音韻之原委至六壬之發揮醫林之輯畧

九宮陽宅之涉筆以及讀陰符經讀參同契與琴譜扊扅記之成編或爲應酬之言或博義理之趣不足爲先生重然出其緒餘猶足使專家者執以成名則取多而用宏不可紀極也少未出試然不廢時文文皆發四子六經之精蘊而盡萬物之事情實擅正嘉天崇及
國初諸名家之勝歲壬戌教授家塾族中諸從遊者力請應督學試先生亦欲爲紫陽山之游乃從其請督學少宗伯嵩壽公賞其文謂宜焚香啜茗讀之人或欣其由此樹幟文場以取名譽而不知非先生意也樂府二卷名大風

集其五七言古及近體絶句多沈雄激宕雅近少陵賦序
辯論記牘箴銘及雜著之屬約五六百首雖體製各殊而
氣體明白曉暢常以淺易之語寫深湛之思出之若不經
意而閱者忘理道之艱益由天理爛熟在胸故投之所向
無不如意而波瀾體格不足云也餘如丹青篆刻游藝之
事靡所不能非先生之所重故不殫述其註經及諸書也
不起藁不經閱諸家之言裝格直書每日得數千言値稍
疑難註腳之中復下註腳理若繭絲字若牛毛書法非其
所工點畫必依正韻無一筆苟且而章兩句適行數之高

低空白整齊適均若經數手稱量比擬而出者在先生爲
蓄極而通而書無副本失則難求又以不起藁之爲累也
今遺編所存計四書詮義十五卷易經詮義十五卷書經
詮義十三卷詩經詮義十五卷春秋集傳十六卷禮記章
句十卷禮記或問四卷六禮或問六卷樂經律吕通解五
卷樂經或問三卷孝經章句或問二卷理學逢源十二卷
山海經存四卷戊笈談兵十卷讀近思錄一卷讀讀書錄
一卷讀困知記二卷讀問學錄一卷參讀禮志疑二卷讀
陰符經一卷讀參同契一卷策畧四卷詩韻析六卷物詮

八卷文集六卷大風集二卷詩集六卷儒先晤語二卷琴
譜一卷醫林輯畧探源十卷六壬數論二卷九宮陽宅二
卷時文六百首計十四卷共二百單一卷然紙數多而字
數密以坊本計之約六百卷嗚呼斯道之傳也自堯舜禹
湯文武周公孔孟以來越千百年程朱繼出如揭日月而
朗中天然純陽之餘一陰已生金谿賢智之過慈湖橫決
更甚姚江以葢世之才不屑拘守繩尺於朱子深加詆訶
晚年定論之輯顛倒彌縫援儒入墨我
朝崇儒重道升朱子於十哲之次以示隆禮

御纂諸經以朱義爲準
國初眞儒輩出當湖陸先生且從祀孔廟以廣風厲之旨
夫當湖所篤信者程朱而高明之士猶或鄙爲迂濶所深
闢者陸王而隱怪之流猶或珍其唾餘先生憤甚故所著
書中辨駁塞拒不遺餘力亦欲承先聖昔賢之緒於無窮
耳顧或謂理學得前賢已明儒者在力行多言無當先生
著書似繁蕪多事者是大不然葢理雖無形而道必有器
洪荒之世風氣未開語言簡質然漸趨於文亦天地自然
之理伏羲畫卦通德類情此文字之祖使至今無文王之

象周公之爻孔子之贊人何由知吉凶消長之理進退存亡之道耶且孔子之聖删詩書定禮樂贊周易修春秋亦不廢著述也有四子五經於前而異端者流尚挾其術以簧鼓天下統緒之墜者且千有餘年向使無其書程氏雖賢又何從而與聞大道以接一脈之傳哉朱子著作之富固不待言二程有遺書及易春秋傳周張則通書太極圖說西銘正蒙爲最著蓋周程張朱之道卽孔孟曾思之道上而溯之卽堯舜禹湯文武周公繼天立極之道也乃若直指本心不立文字此釋氏之學而欲執此以訾吾儒其

殆爲異端之續乎先生著作深恥自炫多藏巾笥其讀書也目力雖敏而構思刻苦一字一句之未安思之竟夕必求融貫而後已展玩常依次序一卷未完不及他卷一書未完不及他書嘗館休甯藍渡主人於高閣積書充棟先生居二年人未嘗見其登樓檢閱至援引浩博又皆自衆籍中來因悟先生之於書即朱子所云循序漸進熟讀精思者也夫以先生之資稟讀書非難而自戚童以後困苦顛連道途旅寓衣食不充而不廢學則難然才子數奇文章憎命嗜古之士不以境遇輟其所好者亦多有之或侈

談風月經術空疏著作雖多無補世教而先生研窮經義
得斷簡於衆遺發新知於卓識皆天人性命之微言民生
日用之切務無一毫爲人徇外之心則難又或頴悟絶人
豪傑自命立言不朽思駕古人而別標宗旨更啟爭端其
斤斤繩尺是守者則又徒襲糟粕不足以發揮精蘊先生
則墨守程朱縱横排宕而一軌於正至於天地萬物生成
之理日月星辰出没之方飛潛動植化育之由六合九州
生產之異五行生尅制化吉凶消長之故五聲六律八音
正變節奏之道以及象數方名胎息孕育之源莫不究極

指歸凡漢唐宋明以來諸儒聚訟紛紛所莫能決者先生批郤導窾游刃有餘砉然以解豈非尤難之難者哉孝友性成事兄如父歸娶後迎兄嫂同爨兄子成童攜入閩肄業顧性弗好也乃使習藝事藝成與歸未幾兄歿嫂及兄子亦物故先生哭之慟爲竭力營葬歲時祭祀弗衰日給儉約無故不御酒肉值荒年米貴屑豆作糜忍飢以度朝夕數日無米者屢有之僦屋半間不蔽風雨敗壁土銼細民不能堪先生處之怡然有淸貧到老眞吾分得喪原非爲一身之句獨念此道之孤鮮可與語廢書而歎時見乎

詞易簀之際顧遺書而愴然曰著述如此其竟不傳乎嗚呼古來聖賢類多困阨然雖不得大行於時功名亦必有以自見顧或時當衰晚偃蹇宜也先生則値

聖治休明旁求經學之日而伏處深山窮谷不得與稽古之榮不更可惜哉先生爲學隨事體究不立宗旨嘗語學者曰人所以異於物者此心然莊周逍遙遊其心於寥廓釋迦般若寂其心以自在是皆以有用之心置之無用之地葢心不可不用而效庸人之役役則傷心不可不養而學異說之空虛則廢事理甚平常奇怪可以不慕生世有

定分富貴可以不求惟是盡心於其所當爲與可爲而不馳心於其所不當爲與不必爲則此心休休而得其所養至面壁九年一旦徹悟齋心閉門一日千里此幻也嘗染疫昏迷中喃喃囈語聽之皆經書及三代典禮無一塵俗邪僻之言則先生平時之心志清明不爲客氣所使可知矣生於康熙三十一年壬申七月九日卒於乾隆二十四年己卯九月八日享年六十有八配江孺人同縣世業公女溫恭淑愼方太孺人爲訂婚時孺人纔數歲及先生自金陵歸客游閩浙聲息不通者幾十年父兄欲再擇壻孺

人以死自誓乃免比先生歸娶時三十二歲而孺人年二十七矣孺人嘗語遴云入先生門三十餘年從未聞一怒言見一怒色子四長三四俱殤次思謙縣學增生字鳴之少聰俊日誦數千言爲詩文卓然有法度體弱積勞因鄉試歸遲一日不及送先生終哀慟毀傷後先生四月卒年二十有九女三長及三俱殤次適遴從弟熊照孫守銓先先生四月殤媳詹氏於先生病時曾刲股以進後見鳴之病必不起期功無人後事無託先自經死嗚呼先生盛德在躬而身後如是遠近聞之莫不痛心流涕謂天道爲不

可解卽遂又安能爲之解也特是天之禍福人也與世俗
異世之享大名躋膴仕子孫衆多者數傳後如輕塵飄風
漠無蹤響而堯舜禹湯文武周公孔孟諸人道統流傳明
禋俎豆百世不遷昔曹月川昌明道學史稱爲一朝之冠
二子瑜琛盧墓相繼而卒又吾州陳定宇吾縣胡雲峯胡
雙湖今亦無傳茫茫理數或未可知而扶名敎衍聖傳流
芳千載天理常存人心不死先生其必不湮沒矣遂與先
生誼本舊姻兼承不棄悼哲人之既萎恐斯文之久淹故
敢畧爲序次諸書之大畧其他交人接物律身行已之大

端與夫一言一行之善中人所可勉而能者不復具載竊
恨從遊日淺秉性蠢愚未能久炙休光發其蘊奥而又病
中惛憒語無倫次昔潘興嗣誌濂溪之墓史謂潘某何人
敢誌其墓遴顧何人敢狀先生哉然懿德同好聞風興起
當世大人君子以正學爲已任必有表章而昌大之者遴
葢日夕切心翹首而望之云

乾隆二十五年三月　日同縣門人余元遴謹狀

汪先生墓表 幷銘

日講起居注官朝議大夫翰林院侍讀學士提督安徽等
處學政大興朱筠撰　歙縣學廩膳生閔道隆書幷篆
額

婺源爲我家文公之故里宋元明以來鉅師魁儒繩繩相
續流風未湮於今見者實惟段莘汪先生江灣江先生尤
著筠在京師早聞江先生名比奉
命視學來江南試徽州徵其書盡讀之而善會有求書之
詔卽具以

聞旋檄府建主附祀紫陽書院風示學官弟子俾之嚮學
旣癸巳再試徽士婺源學廩膳生余元遴抱持其師汪先
生之遺書十餘帙來獻且言曰元遴之師紱樂貧守道著
述過身其書可傳其行可享沒嗣斬焉善人將懼元遴敢
弁告待命於下執事鈞發書卒讀其書於江先生埒且聞
諸府人汪先生之行似江先生無不及也於時博議徧舉
文公之徒得十五氏曁汪先生悉爲之主位十有六諏以
八月二十日迎主入書院補祀諸儒之次是日鈞躬莅將
事諸生畢來又進諸生分錄其遺書行上書局顯厥隱德

府之士僉曰宜哉元遴復言曰先生之鬼其不餒願僦家無子孫祀者先生其卒餒謹具書事實列上請刻石表諸墓道尚識來者銙曰然乃文以表之而召諸生之工隸書者歙閔道隆書文上石按先生諱烜其爲諸生之名曰紱字燦人小字重生號雙池婺源之北鄉段莘里人四世祖應蛟故明戸部尚書謚清簡曾祖元會祖斯涵父士極母江孺人自清簡公後再世業中落父以貧窶出遊久之不歸母賢且知書先生初能言母江即口授四子書五經八歲悉成誦自是讀書稟母之教未嘗從師比弱冠母病卧

累年先生日夜侍疾家益貧十日未嘗遇一飽母沒斂畢聞父淹滯江寧先生走爲父泣勸之歸父曰昔人曰家徒四壁吾壁已屬人若持吾安歸乎叱之去戒主者毋與若食乃泣而歸比歸益無以自活乃之江西江西浮梁之景德鎮設官置窯所在百工食焉先生畫碗傭其間然稱母喪不御酒肉葷傭以爲笑時時作苦吟以寫其哀則交侮罵之先生去之樂平館石氏踰年亦去當是時先生飄泊上饒萬年永豐之間蹤跡無所定止輒自廣信緣嶺度仙霞關之閩中持一襆被鶉衣蓬藥而行行嶺灘中十餘里

或二十里逆旅主人不內則頓宿野廟乞食以往過楓嶺有陳總兵者聞而異之延爲子師執禮甚恭先生課詩書閒教之禮射卒伍爭請爲弟子後用藝得官以去者有之旣陳總兵去楓嶺先生授學浦城浦城爲福建江西浙江之會三省之士薰德慕化從者日進先生聞父卒於江寧卽日奔喪一慟幾殆迎精而歸與母合葬先生自二十以後著書十餘萬言旁覽百氏九流之書三十後盡燒之資敏彊記過目在心自是凡有述作息神莊坐振筆直書博極兩漢六代諸儒疏義元元本本而一以宋五子之學爲

歸六經皆有成書下逮樂律天文地輿陣法術數無不究
暢卓然可傳於後所著尙書詮義十二卷詩經詮義十五
卷四書詮義十五卷春秋集傳十六卷禮記章句十卷或
問四卷六禮或問六卷參讀禮志疑二卷孝經章句一卷
樂經律呂通解五卷樂經或問三卷讀陰符經一卷讀參
同契一卷讀近思錄一卷讀讀書錄一卷儒先晤語一卷
琴譜一卷皆鈞及見者又有易經詮義十五卷山海經存
九卷理學逢源十二卷詩韻析六卷物詮八卷策略四卷
讀困知記一卷讀問學錄一卷醫林集略探源十卷戊笈

談兵若干卷六壬數論若干卷大風集四卷文集六卷詩集六卷先生且卒顧書而嘆曰著書如此而不傳乎元遴謹收錄而藏之於家至是乃獻嗚呼先生非元遴則書亦不傳也先生生平不爲應試學然嘗以制義教子弟年五十餘諸兄弟强之試受知於故禮部侍郎筠座師諱嵩壽公持其卷歎曰是當焚香煎茶讀之自是文詞稍稍稱於人然竟死無知其學者先生見客莊坐無俗語有所質必更端盡其意游藝之餘畫山水松竹尤工熟精篆書及於摹印閒自刻一印其文曰天下多名山其人安在家貧歲

饑無米市豆屑炊之作食未嘗告人曰士人輒語人貧人
縱憐我我可受耶遘疫作囈語侍疾者聽之皆說經也飲
酒累數十杯不醉接人以和逮臧獲惟恐傷之初先生聘
於江客閩久不相聞江之兄嫂欲改議江聞以死誓乃不
敢言比歸先生先生年三十二江二十八矣先生舁自外
歸呼江曰某娘江謹答曰先生歸矣江生女嫁余而死有
遺女撫於江與之卧起他日先生宿客於書館而入居內
幼女駭曰豈有男子與婦人同牀者乎鄰人傳以爲語江
嘗語諸弟子曰吾歸汝師三十餘年未嘗聞一怒言見一

怒色然後知先生之居室果克敬以和也先生以乾隆二
十四年九月卒距生於康熙三十一年七月年六十有八
子思謙縣學增生讀書能文章應省試歸後先生没一日
毁卒一孫先三月殤思謙妻詹刲股肉以療舅竟不能起
思謙將卒嘆曰天道如此耶其臘竟自經以殉先生從孫
文藻乃與門人詹大山壻余熊照等共議卜葬先生於里
中陽邊山麓而子婦附其旁云系之以銘曰
先生嘗試於鄉作詩言其傷貧也吾分吾身無得喪間升
高俯屋曰屋多人少孰自直自匡信乎以仁任已而古之

人頡頏厥子死而示夢言來卧虎山歸打麥城厥言其荒
唐毋乃其生其死如蘇氏所詳胡父子孫忽焉而五世斬
以殃天乎鬼之餒兮善人不長配食文公兮春秋祀嘗我
躬事兮先生亨是訓是詁兮經之光刻石表墓道兮此邦
之士斐然其不忘

乾隆三十有八年癸巳秋九月　　日　立石

徽州府志儒林傳

汪紱一名烜字燦人別號雙池尚書應蛟之元孫父士極負才不羈貧而善遊紱少不能從師母江氏博通經史授以四書諸經數年皆成誦年八歲戲折竹枝排八卦江見之曰卦畫有斷有連汝所排皆連誤也對曰兒以仰體爲陽俯體爲陰其穎悟多類此江後得末疾臥床第者數載紱事之備極勞瘁既没往省士極於金陵遣之歸無以自給往景德鎮畫碗爲傭以居喪不御酒肉羣傭交笑侮之尋入閩有陳總兵者延爲子師執禮甚恭浦城學者爭受

業焉已而奔父喪旅葬於鳳臺門外迎精而返與江合葬時年逾三十卓然有成復之浦城館舍益肆力問學以斯文爲已任治經則博綜疏義窮理則剖析精微而皆折衷於朱子毎有獨得往復發明撰述等身悉歸純正自星歷地志樂律兵制陰陽醫卜以至彈琴彎弓篆刻繪事無所不通顧以高介違俗且久客時人鮮知之五十後始就試補邑庠生名譽日起究未有能窺其牆仞者獨汜川余元遴師事之得聞爲學要領踰年紱病終子思謙庠生以毀卒元遴往收紱遺書藏弆唯謹乾隆壬辰

詔徵天下羣書明年學使朱學士筠按試徽州元遴抱紱書十餘帙以獻筠嘉賞命學官繕寫上四庫館且檄有司建木主偕儒碩十五氏附祀紫陽書院而親撰墓道之文以闡揚之世謂紱雖無後而不亡差可無憾云所著有易書詩四書詮義春秋集傳禮記章句或問六禮或問樂經律呂通解樂經或問孝經章句理學逢源讀近思錄讀讀書錄讀困知記讀問學錄參讀禮志疑讀陰符經讀參同契儒先晤語山海經存琴譜詩韻析物詮文集詩集大風集孝經或問易經如話四書引蒙開口講策畧共若干卷

道光己丑奉
旨崇祀鄉賢祠

是書之行吾婺和源振文單翁朝議志也翁藎好義君子生平持大體能禮師儒所志尤在濟世嘗於姻戚見是書寫本讀之肅然起謂醫家言能闡內經之蘊發後學之矇者無如是編吾當梓之志未逮而歿以屬其嗣人道光己酉翁仲子佩綸季子佩蘭時長子翰臣三傑夫四又春皆已歿及孫徤行翰臣長子等議奉遺命鳩工付梓佩綸於南爲世好寓書語及之南大喜謂翁之志有大義二能表先賢能蘇人命今佩綸等又能成其先志一舉而三善備行見讀是編者皆可以窺軒岐及古大家之奧凡一切病原治法及古方劑藥物

皆得以明其理而知其所以然將亦善其術者比比而活人無算則皆翁之大力而佩綸等與有功焉

道光庚戌春二月朔同邑王　曜南　跋

婺城程理源游冠英鐫